OS NOVOS GRÁFICOS EM
RADIESTESIA

António Rodrigues

OS NOVOS GRÁFICOS EM
RADIESTESIA

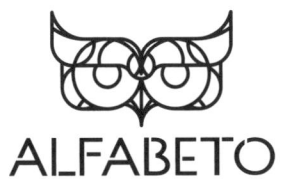

ALFABETO

© Direitos Reservados à Editora Alfabeto 2014.

Supervisão geral: Edmilson Duran
Diagramação: Décio Lopes
Revisão de texto: Ivane S. Ferreira e Luciana Papale

DADOS INTERNACIONAIS DE CATALOGAÇÃO DA PUBLICAÇÃO

Rodrigues, António

Os Novos Gráficos em Radiestesia / António Rodrigues – 10ª edição.
São Paulo, Editora Alfabeto, 2025.

ISBN: 978-85-98307-13-8

1. Radiestesia 2. Medicina Alternativa 3. Radiônica I. Título.

Todos os direitos reservados, proibida a reprodução total ou parcial por qualquer meio, inclusive internet, sem a expressa autorização por escrito da Editora Alfabeto.

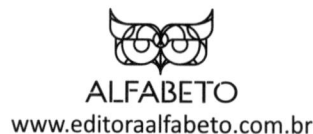

ALFABETO
www.editoraalfabeto.com.br

EDITORA ALFABETO
Rua Ângela Tomé, 109 - Rudge Ramos | CEP: 09624-070
São Bernardo do Campo/SP | Tel: (11)2351.4168
editorial@editoraalfabeto.com.br

SUMÁRIO

Os novos gráficos em radiestesia 6
Introdução 6

Gráficos para análise 11
Biômetro 12
Escargot-seletor 14
Escargot-seletor Modelo mini 18
Disco Escargot 20
Psicométrico de Bélizal 22
Psicométrico de La Foye 26
Disco Equatorial 28
Quadrado emissor 30
Campo Vital 32
Gráfico de Wood 34
Norte de Forma 36
Holo análise 38

Gráficos para dinamização,
valorização ou materialização radiestésica 41
Decágono 42
Hiranya 46
Alta Vitalidade 48
Ômega-Alfa 50
Quadrata 52

Gráficos para reequilíbrio, ambiental
e compensação de energias deletérias 55
Keiti 56
SCAP 58

Gráficos emissores 61
Tri-círculo 62
SCAP 64
Mesa d´Amiens 66
Turbilhão 68
Peggotty Board 70
Telerradiador 78
Cruz Atlante 80

Labirinto de Amiens 82
Vesica Piscis 84
Pirâmide Plana 86
Kit-Cromo 88
Baguá 90
Espiral 92
Shin 94
Duo 96
Placa Rad 98
Magnetron 100
Cruz de São Mauro 102
Srim – Hrim – Krim – Klim 104

Gráficos com aplicação em magia e proteção 109
IAVE 110
Antimagia 112
Nove Círculos 114
Escudo 116
Símbolo Místico 118
Quadrado Mágico 120
Tetractis 122
Escudo Mágico 124
Mandala 126
SCAP 128

Caderno especial de gráficos
para diagnóstico na área de saúde 129

Caderno especial de gráficos
para diagnóstico esotérico 161

Caderno especial de gráficos
para pesquisa em geobiologia 177

Caderno especial de gráficos
para pesquisa hídrica 205

Caderno especial de gráficos
para pesquisa em agricultura 221

Bibliografia 224

OS NOVOS GRÁFICOS EM RADIESTESIA

> "A forma é a envoltura da pulsão"
> (Antigo aforismo tântrico)

Os primeiros gráficos radiestésicos surgiram um pouco antes da Segunda Guerra Mundial. Eram, na maioria, semicírculos divididos num certo número de casas e serviam sobretudo para sintonizar cores, números, e certas aplicações em medicina ou em astrologia, sendo que boa parte desses gráficos caíram em desuso.

Na prática, para todo tipo de pesquisa que não seja a hidromineral em campo, o pêndulo terá como coadjuvantes obrigatórios os gráficos radiestésicos.

A maioria dos gráficos em uso derivam do trabalho de Chaumery-Bélizal e Morel, e ainda dos irmãos belgas Servranx, que durante duas décadas publicaram um opúsculo de aproximadamente quinze folhas, o EXDOCIN (Experiências – Documentação e Instruções sobre as ciências novas que interessam os Radiestesistas, revista mensal, salvo janeiro, fevereiro, julho e agosto). Alguns desses trabalhos foram reimpressos por seus herdeiros, que hoje exploram essa fonte obrigatória de consulta (à venda na Bélgica e França). Nos anos de 1970, Jean de La Foye, ao introduzir a radiestesia cabalística, injetou uma nova fonte de subsídios, permitindo novas abordagens ao tema.

Um gráfico para análise funciona como um separador de padrões vibracionais, emanados do testemunho e informados ao pêndulo pela mente do operador. Ainda que se opere por simples radiestesia mental, isto é, sem o uso de testemunhos, o gráfico sempre funcionará como um excelente facilitador do trabalho radiestésico.

Na prática, utlizamos círculos ou semicírculos, divididos em 100 ou 360 unidades, assim como réguas para obter uma avaliação aproximada, mesmo que este dado represente um conceito abstrato.

Todos os corpos e fenômenos da Natureza emitem vibrações que lhes são características.

Tudo, absolutamente tudo à nossa volta, vibra. Vivemos imersos em um mundo de vibrações das mais violentas e explícitas, tais como os sons, propagando-se através da vibração do ar, passando por todo o espectro das ondas de rádio e finalizando com as vibrações mais sutis, não explicadas pela física, mas presentes em nosso Universo.

Nessas vibrações estão moduladas as características dos elementos que as compõem; de suas propriedades; das famílias a que pertencem; da época de sua formação; de sua força, medidas e dimensões; de sua energia e das energias que lhe são afins, etc.

Os gráficos radiestésicos para análise têm, antes de tudo, uma finalidade simplificadora. Em vez de utilizarmos testemunhos naturais ou artificiais, usamos um gráfico que nos permitirá pesquisar todos os elementos que nos interessam. Como vantagem, um gráfico pode incluir fenômenos cujo testemunho – natural ou artificial – seria de dificílima obtenção. Além disso, pode-se deixar num gráfico para análise, setores vazios para colocação de elementos ainda não conhecidos ou um setor com a palavra "Outros"; com isso, poderemos saber se algum outro elemento (energia, cor, substância, etc.) é a resposta procurada ou faz parte dela. Quando se tem uma série grande de elementos, pode-se dividi-los em dois ou mais gráficos. Neste caso, convém incluir em cada um deles, além do setor "Outros", um setor com a palavra "Nenhum". Quando o pêndulo indicar o setor "Outros", muda-se para o gráfico seguinte da mesma série; se a resposta for "Nenhum", encerra-se a pesquisa em relação a esta série.

Os padrões energéticos dos corpos e fenômenos serão melhor sintonizados se o gráfico for específico.

Para criar um gráfico separador de vibrações, um determinado número de fatores devem ser considerados:

- As dimensões da figura, a escolha da forma mais adequada, a quantidade de divisões, a orientação eventual do gráfico acabado, padrão numérico ou alfabético a se adotar, possibilidades de amplificação, etc.

- O gráfico deve ser simétrico em sua forma, impresso em tinta preta sobre fundo branco, ter tamanho suficiente para se visualizar bem o que está impresso (letras, números, palavras ou símbolos) e qual a divisão apontada pelo pêndulo.

Um gráfico em madeira (serigrafada) é mais potente do que se feito em papel, também em função da massa. Já um gráfico de pequeno tamanho, tem sua capacidade de ação reduzida pela dimensão.

A menor dimensão para um gráfico radiestésico é que ele possa ser inscrito dentro de um quadrado de 15 x 15 cm. Sua dimensão ideal será se inscrever na área de um quadrado de 30 x 30 cm.

A título de referência, podemos citar que o Labirinto de Chartres, utilizado na França para pesquisa e emissão, tem uma dimensão que varia de 80 cm a 1 metro de diâmetro.

Gráficos em dimensões menores que as citadas acima não têm finalidade objetiva em radiestesia.

Gráficos circulares divididos em graus deverão ser orientados no eixo Norte-Sul, com o ponto zero ao Norte. Gráficos semicirculares serão orientados da mesma forma, ficando a parte reta alinhada Leste-Oeste. Réguas, como o Biômetro de Bovis, devem ser posicionadas sobre o eixo Norte-Sul. O zero da régua ao Norte.

É possível subtrair um gráfico da orientação magnética terrestre lhe impondo o Campo de Forma Artificial descoberto por Jean de La Foye. Aconselho, porém, a todo radiestesista cioso de uma execução perfeita e controlada de suas emissões radiestésicas, alinhar sempre seus gráficos para o Norte (Norte de Forma - 355º), com isto terá um resultado mais estável em sua emissão. O alinhamento subtrairá o gráfico das influências ambientais normais decorrentes de variantes arquitetônicas e telúricas.

Em suas múltiplas utilizações os gráficos permitem:
- Selecionar um corpo ou fenômeno entre uma série de outros: cores, vitaminas, hormônios, corpos simples, etc.
- Avaliar a ordem, a classificação, o grau, a força de uma coisa ou fenômeno: percentual, pH, voltagem, temperatura, pressão (arterial e outras), resistividade sanguínea ou do solo, etc.
- Relacionar um elemento a um fenômeno mais geral: corpos sutis, raios fundamentais, chakras, influências astrológicas, sete raios da Natureza (conceito esotérico), etc.

Determinados gráficos podem também ser emissores de influências sutis, tais como: EIFs, intenções, raios fundamentais de remédios, cores, pedras, ímãs, solenoides, luz e energias diversas.

Se esta é a primeira vez que está lendo um livro de radiestesia, neste momento deve estar se perguntando: mas como é que um simples desenho pode emitir algo a distância?

Associado às mais diferentes culturas, existe a prática de portar junto a si desenhos que se acredita que possam trazer influências benéficas para o portador, na forma de pingentes anéis, medalhas, tais como o Selo de Salomão, a cruz, o Ying Yang, as mandalas, etc. Da mesma forma, também é comum se levar para a própria residência o mesmo tipo de objetos na forma de quadros, painéis, etc. Podemos perceber que está presente no inconsciente coletivo a forte crença de que tais práticas possam ser benéficas. Ou que o homem de uma forma inconsciente as reconhece como positivas. Sabemos também que a teoria radiestésica do raio-testemunho ou raio-união nos diz que dois corpos da mesma natureza ou um corpo e sua representação icônica ou lexical mantêm entre si uma união energética, passível de ser detectada, analisada e transmitida a distância por meio de alguma onda portadora.

Talvez seja imperceptível para a maioria das pessoas, mas a natureza tem uma forma de organização absolutamente geométrica. Podemos constatar isso nas proporções fixas da espiral do DNA; no complexo desenho simétrico de doze arestas formado pela composição carbono, hidrogênio, nitrogênio e magnésio, responsável pela fotossíntese vegetal; na forma pentagonal de algumas flores e no arranjo logarítmico das sementes na corola. Maravilhados, percebemos a fantástica sinfonia da harmonia própria da vida presente nas estruturas cristalinas, nas relações entre a unidade e a seção áurea, nas proporções de animais e plantas.

Os Gráficos em Radiestesia, arranjos geométricos mais ou menos complexos, fazem uma mímica da natureza, entrando, assim, em sintonia com correntes energéticas em estado potencial e metamorfoseando-as em energias dinâmicas.

Na filosofia geométrica o círculo representa a unidade não manifesta, e o quadrado, a unidade serena prestes a se manifestar, ou ainda o plano espiritual e o plano físico. Talvez todos os outros arranjos geométricos que conseguimos conceber possam representar a multiplicidade de energias em estado latente à nossa volta.

Cada conjunto de formas, letras e suas medidas e proporções combinadas geram instrumentos radiestésicos (gráficos), cujas características intrínsecas os tornam aplicáveis para finalidades distintas, Por essa razão, propomos pela primeira vez o agrupamento dos gráficos por famílias:

- Gráficos para análise
- Gráficos para dinamização, valorização ou materialização radiestésica
- Gráficos para reeequilíbrio ambiental e compensação de energias deletérias
- Gráficos emissores
- Gráficos com aplicação em magia e proteção

Como dissemos anteriormente, um gráfico radiestésico deve espelhar o melhor possível a realidade que tenta representar. Suponhamos alguém a quem foram feitas cinco propostas diferentes de trabalho, e sobre as quais a pessoa em questão não tem nenhuma opinião formada. Ela pode resolver o impasse desenhando um gráfico semicircular dividido em cinco partes iguais. Usando um pêndulo sobre o mesmo, questionará qual das propostas é a mais interessante e, enfim, terá uma resposta radiestésica. Mas se o gráfico fosse mal desenhado e as divisões ficassem umas maiores do que as outras, as maiores seriam privilegiadas, pois representariam um *quantum* energético superior.

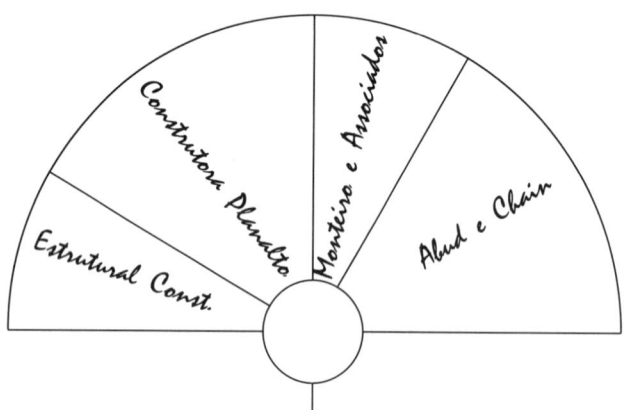

Desenho de gráfico incorreto.

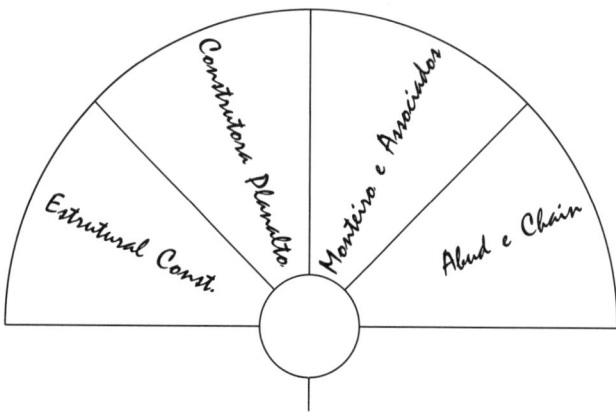

Desenho de gráfico correto.

Temos ainda casos diferentes de gráficos, cujo desenho contém em seu seio contradições energéticas. Dois casos conhecidos são:

A Cruz Ansata – a cruz projeta a energia do testemunho, o conjunto das quatro pilhas radiestésicas amplifica radiestesicamente e finaliza num decágono, cuja função é materializar, valorizar e concentrar energias. Não expandi-las, mas, sim, projetá-las, emiti-las. A figura final correta deveria ser um círculo solar.

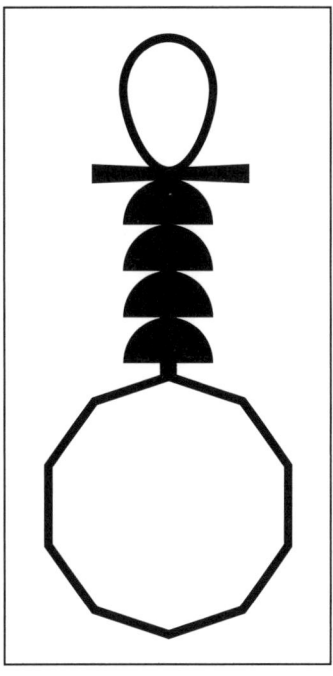

Cruz Ansata

O Desimpregnador – normalmente utilizado para limpeza de cristais. Constituído de quatro círculos e um decágono concêntricos, figuras geométricas conhecidas em radiestesia por concentrar, materializar, proteger e, finalmente, uma série de flechas destinadas a expandir, projetar para fora. O pobre do gráfico até hoje não sabe se concentra ou desconcentra. Você já usou algum deles e funcionou? Quem produziu ação foi sua energia psíquica inconsciente – e isso dá uma canseira! – e não é radiestesia, é psicotrônica.

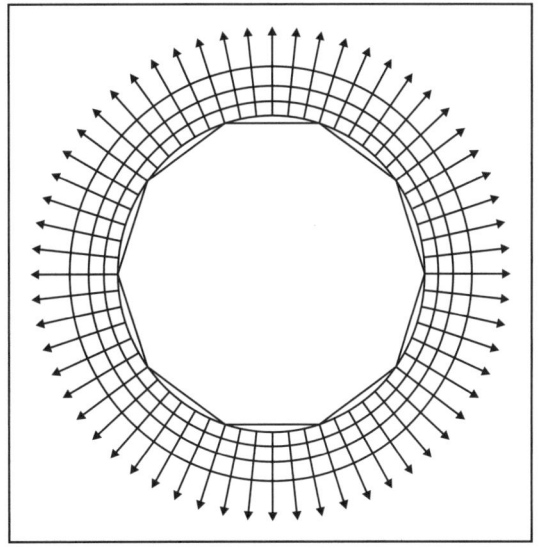

Desimpregnador

Os gráficos para aplicação em radiestesia podem ser confeccionados em qualquer material: pano, plástico, madeira, pedra, metal, sendo que os fatores preponderantes são a dimensão, a massa e o contraste das cores. Pequenos gráficos de 2 x 2 cm para colar em telefone celular ou na forma de adesivos transparentes de 6 x 6 cm, que invadiram nossa paisagem urbana, apenas têm contribuído para a manutenção da segunda mais velha profissão, a dos "vendilhões do templo". Gráficos firmemente colados sobre bases de madeira compensada têm maior potência que aqueles impressos sobre finas folhas de papel. As duas cores neutras de maior contraste são o preto e o branco, para que inventar?

Gráficos em cobre com base em fenolite ou fiberglass, tiveram origem em 1988, como uma opção na época para a fabricação de instrumentos mais duráveis em substituição aos frágeis papéis penosamente desenhados. Na década seguinte, vimos, com alguma surpresa, serem atribuídas qualidades "especiais" a tais gráficos. Os pais da "criatura"? Neuci da Cunha Gonçalves, António Rodrigues e Mauricio Damico, técnico em eletrônica e também o pomo do "imbróglio".

As fotos deste livro têm um caráter meramente ilustrativo, sua finalidade é ajudar o leitor a visualizar uma possível forma de utilização.

As aplicações dos gráficos diferem de caso para caso, resultando, assim, em montagens diferentes das presentes.

Todos os gráficos do presente livro podem ser copiados indefinidamente com a condição de que a cópia seja de boa qualidade. Quando o gráfico em papel que você está usando ficar velho, sujo e o papel deformado, jogue-o fora e faça uma nova cópia a partir do livro. As cópias podem ser feitas para uso pessoal ou coletivo, sem caráter comercial. Os direitos autorais dos gráficos de autoria de António Rodrigues são propriedade da Editora Alfabeto e têm registro de autoria na Biblioteca Nacional. Quaisquer cópias para fins comerciais, só com autorização da editora e por escrito.

Agradeço a amiga Aparecida Guerreiro pelo apoio nos testes de alguns gráficos, e pelas críticas, fruto de uma ampla experiências com as "coisas" da radiestesia.

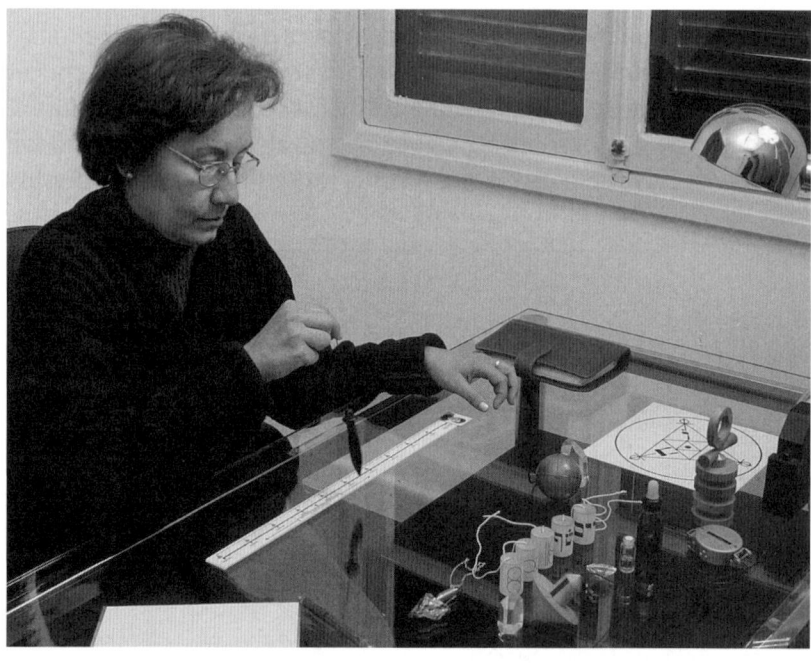

GRÁFICOS PARA ANÁLISE

Biômetro
Escargot-seletor
Escargot-seletor Modelo Mini
Disco Escargot
Psicométrico de Bélizal
Psicométrico de La Foye
Disco Equatorial
Quadrado Emissor
Campo Vital
Gráfico de Wood
Norte de Forma
Holo análise

BIÔMETRO

A régua biométrica foi criada pelo francês André Bovis, com a colaboração do engenheiro Simoneton, e foi utilizada como escala de mensuração o Angström, ou unidade de medida do comprimento de onda. 1 Å = décima milionésima de milímetro.

Na primeira dimensão do Biômetro, o nível físico vai de 0 a 10.000 unidades e mede a intensidade do lugar, a vibração que tem efeito sobre o elemento físico do ser humano. O uso do Biômetro permite maior acuidade na medida das vibrações sutis do mundo que nos cerca. Podem ser utilizados quaisquer tipo de testemunhos: biológicos (mecha de cabelos, gota de sangue ou saliva sobre papel filtro, unhas, etc.), fotos, mapas, textos manuscritos ou impressos, palavras, produtos, etc.

Considera-se como medida vital ótima, 6.500 unidades Bovis. Quando um lugar tem uma vibração superior (digamos 8.000 unidades), ele nos traz um aporte de energia vital. Isso ocorre em zonas neutras e livres de correntes telúricas e de contaminações diversas. Já um lugar que vibra abaixo de 6.000 produzirá uma desvitalização sobre qualquer ser vivo que aí permaneça.

Um estudo realizado por Simoneton estabeleceu que cada enfermidade e cada agente patogênico concreto se desenvolvem em um meio vibratório específico (o bacilo de Kock, responsável pela tuberculose, em 5.500 unidades Bovis, o câncer em vibrações próximas de 4.000, etc.). O que equivale a dizer que, se um local prospectado apresenta uma taxa vibracional próxima de 4.000 unidades Bovis, é provável que estejamos ante uma zona de câncer.

Em radiestesia é absolutamente indispensável o uso do Biômetro. Não basta encontrar uma resposta SIM ou NÃO, é preciso quantificar. Por exemplo, temos alguém doente: medindo seu índice de vitalidade poderemos ajuizar da gravidade da doença. Quando for aplicado um tratamento a essa pessoa, será novamente pela medida a vitalidade que saberemos avaliar suas condições de melhora ou não. Os alimentos que ingerirmos podem e devem ser medidos no Biômetro. É surpreendente vermos que frutas e verduras frescas e cultivadas naturalmente apresentam altas vibrações (entre 8.000 e 9.000 UB), porém, logo após a colheita, o índice vai decrescendo à medida que o tempo passa (até 3.000 ou 4.000 UB).

Alimentos refinados – farinha branca, arroz branco, açúcar, etc. chegam a emitir abaixo dos 2.000 UB.

Também em geobiologia, a régua biométrica nos ajuda a entender a dimensão dos fenômenos estudados e a avaliar o resultado das intervenções processadas. Temos visto com melancolia, ao longo dos anos de prática, inúmeras pessoas mensurando locais para chegarem à conclusão de que estão "positivos" ou "negativos", dado por demais subjetivo para representar a realidade energética ambiental.

Os modelos tradicionais de biômetros pecam pelo excesso de opções de medidas e pelas indicações dos vários padrões energéticos detectáveis, o volume de indicações acaba influenciando inconscientemente o resultado da pesquisa (não há mental que seja imune a tanta informação). Os testes com o modelo atual mostraram-se mais coincidentes com a realidade dos testemunhos.

MODO DE USAR

Coloque a régua sobre a mesa de trabalho. Este modelo não necessita de orientação espacial. Deposite o testemunho a analisar sobre a área indicada. Coloque o pêndulo sobre o gráfico, balançando transversalmente em qualquer ponto da escala. O pêndulo irá se orientar para um lado ou outro da escala. Desloque lentamente o braço no sentido em que o pêndulo balançou, até ao ponto em que o pêndulo apresentar um ângulo transversal em relação à escala.

Para avaliar o percentual de determinada coisa, faça a conversão mental dos valores.

No caso de usar um testemunho de doente à esquerda, é possível equilibrar a vibração deste pela escolha adequada do remédio, colocando-o no espaço à direita na régua. O ponto de equilíbrio perfeito está no centro da régua.

Dimensão do gráfico: 7,5 x 36 cm

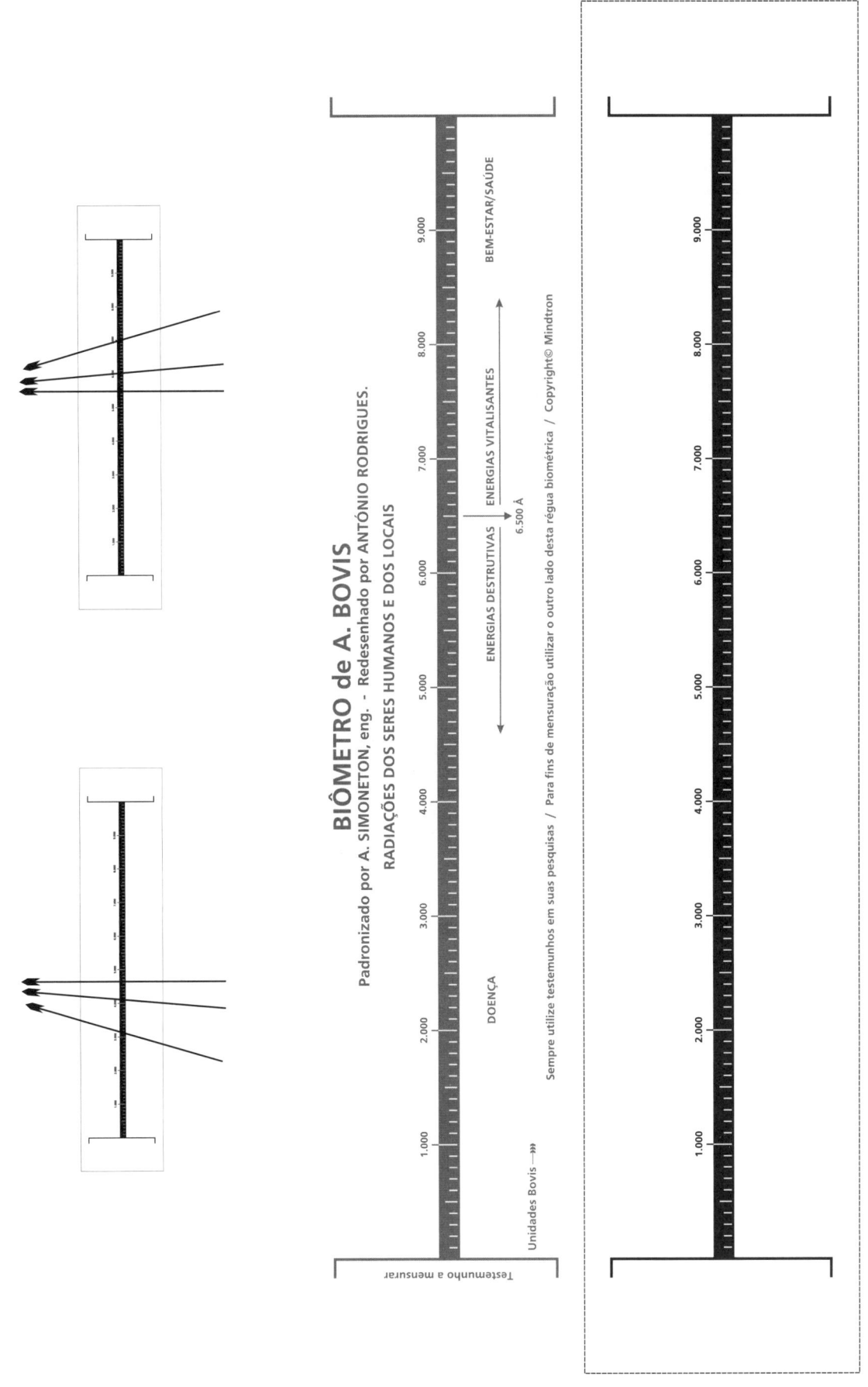

ESCARGOT-SELETOR

O Escargot-seletor pode ser considerado como uma ampliação do equador do Pêndulo Universal. Escalonado em 400 grados, permite, com um pêndulo de cone virtual, a detecção de qualquer onda-desequilíbrio a partir de um testemunho, e também a detecção da onda-corretora. Este aparelho foi realizado por Bélizal e Morel. Ele é composto de uma base em madeira, encaixada na qual se encontra uma forma de concha indiana (escargot) em zinco, uma bússola, uma segunda forma de concha em cobre – esta móvel, chamada seletor – e uma agulha de pesquisa presa num eixo sobre o qual é colocado ora um disco metálico, ora uma esfera cromada, segundo o objeto da pesquisa. Esta agulha serve para explorar a circunferência dividida em 400 grados e assim materializar a vibração detectada pelo pêndulo. São ainda necessários um pêndulo neutro e um pêndulo de cone virtual.

Baseado no estudo da concha indiana, este aparelho é uma régua de análise sofisticada, que permite também a emissão a distância. O Escargot-seletor pode ser usado como aparelho para emissão a distância quando for necessário um aparelho de baixa potência. Coloca-se o testemunho do paciente junto ao desenho do órgão a tratar, no prolongamento da linha da cor escolhida. No centro do aparelho, coloca-se um emissor ativo tipo areia radiante, ou outro. Como alguns outros aparelhos, o Escargot apresenta o inconveniente de emitir todo o espetro de vibrações-cor à volta do mesmo, podendo interferir nos demais instrumentos presentes no local.

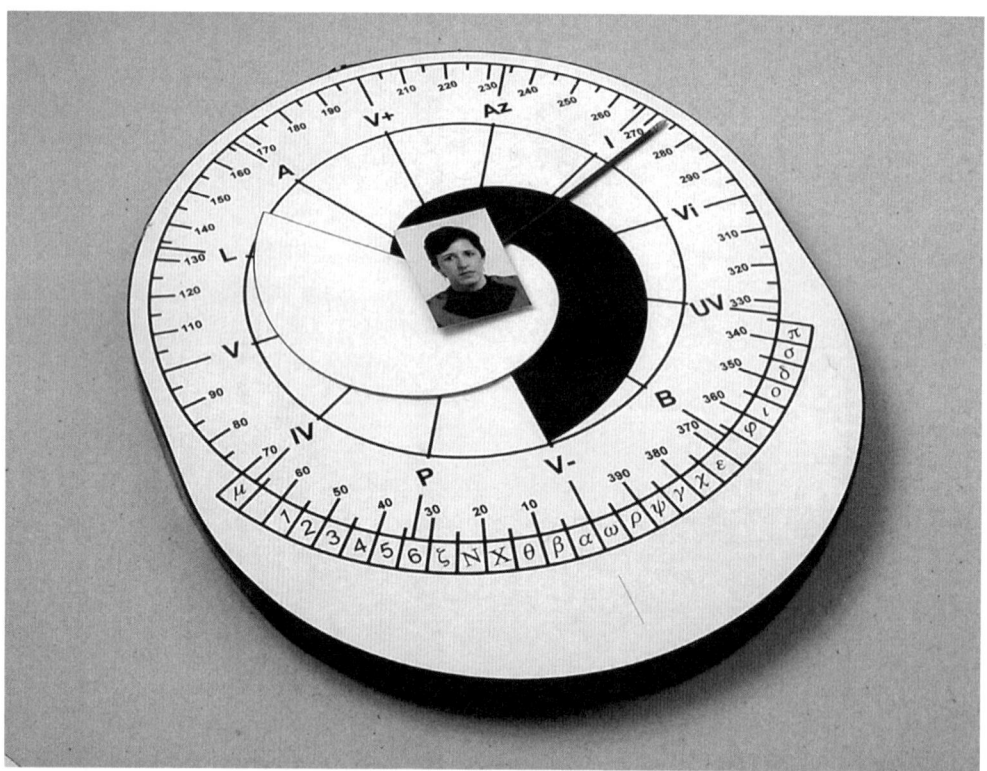

ÍNDICES PARA UTILIZAÇÃO COM OS APARELHOS RADIESTÉSICOS DE CHAUMERY-BÉLISAL

Grados	Testemunhos
31	Vitaminas
34	Glóbulos brancos
50	Hemoglobina
55	Sangue
57	Circulação venosa
60	Constituintes do organismo
61	Sistema ósseo
63	Veias
66	Glândula mamária
67	Aparelho circulatório
68	Esqueleto
69	Vértebras
70	Ossos
80	Coração
85	Artérias
90	Miocárdio
92	Ventrículo
93	Aorta
96	Endocárdio
98	Aurículo
100	Defesas do organismo
101	Glóbulos vermelhos
102	Pericárdio
120	Traqueia
125	Pleura
128	Próstata
129	Química do organismo
130	Brônquios
132	Trocas do organismo
134	Aparelho respiratório
135	Amídalas
139	Laringe
140	Pulmões
150	Mucosa nasal
154	Apêndice
155	Estômago

Grados	Testemunhos
157	Aparelho digestivo
159	Cecum
160	Mucosa estomacal
163	Língua
170	Duodeno
171	Funções da nutrição
175	Cárdia
184	Reto
185	Pepsina
186	Piloro
189	Colon
190	Esôfago
193	Intestino delgado
194	Timo
195	Parótida
196	Baço
197	Suprarrenais
199	Circulação linfática
200	Sistema glandular
201	Glândula linfática
202	Vesícula biliar
203	Fígado
204	Paratreoides
205	Hipófise
206	Córtico suprarrenal
207	Pineal
208	Glândula salivar parótida
209	Tireoide
210	Glândula intersticial
211	Glândula salivar submaxilar
212	Glândula salivar sublingual
213	Uretra
220	Bexiga
233	Aparelho urinário
234	Aparelho sensitivo
240	Audição

Grados	Testemunhos
245	Pele
250	Paladar
252	Retina
254	Olfato
257	Diafragma
260	Peritônio
266	Sistema muscular
270	Músculo estriado
275	Parede abdominal
285	Testículos
288	Epidídimo
300	Órgãos genitais
305	Vagina
307	Ovários
308	Útero
310	Espermatozoides
312	Trompas de Falópio
339	Nervo ciático
340	Sistema nervoso simpático
343	Nervo simpático
346	Sistema nervoso raquidiano
349	Nervo raquidiano
350	Medula espinal
358	Nervo ótico
359	Coluna vertebral
360	Sistema nervoso periférico
367	Sistema nervoso vago-simpático
385	Nervo vago
390	Sistema nervoso central
392	Cérebro
395	Bulbo
398	Cerebelo
399	Meninges

COMO USAR

Pesquisar sobre as costas da mão do paciente com um pêndulo de cone virtual, regulado em "biometria", a onda-astral ou onda-fundamental do mesmo. Uma vez encontrada a cor, apontar o escargot móvel para a mesma. Pesquisar a onda de base no aparelho, apontar a agulha do escargot sobre ela.

Colocar sobre o centro do gráfico o testemunho do paciente em análise. Proceder à pesquisa de órgãos relacionados com o problema do paciente. A agulha do seletor sobre o ritmo de base, o Pêndulo de Cone Virtual na cor astral do paciente ou, caso preferir, um pêndulo neutro, tipo pêndulo cilíndrico despolarizado. A operação se fará por sintonia mental para cada órgão pesquisado, e o pêndulo responderá com giro horário no momento da sintonia.

		Eficiência	Deficiência
Vibração de base	270 grados		
Vibração rins	215 grados	$\dfrac{215 \times 100}{270} = 79{,}6\%$	23,4%

Se o índice correspondente a cada órgão for superior ao ritmo vibratório de base, indicará uma superatividade do órgão. Pesquisar imediatamente as causas relacionadas.

Na utilização como emissor, pesquisar com a agulha qual a onda apropriada. No momento da sintonia o pêndulo utilizado terá seu giro invertido pela mudança de polaridade.

O Escargot-seletor é uma sensível e sofisticada régua de análise. Bélizal a utilizava também para análise climática e detecção na área hoje denominada geobiologia.

Caso deseje montar um dispositivo semelhante, copie e cole sobre uma cartolina a forma escargot branca anexa, faça o mesmo com o gráfico, faça um fino furo no cruzamento central, que será o eixo de uma agulha de cobre feita a partir de um fio elétrico grosso descascado, será também o eixo do escargot branco.

Diâmetro total do círculo: 20 cm

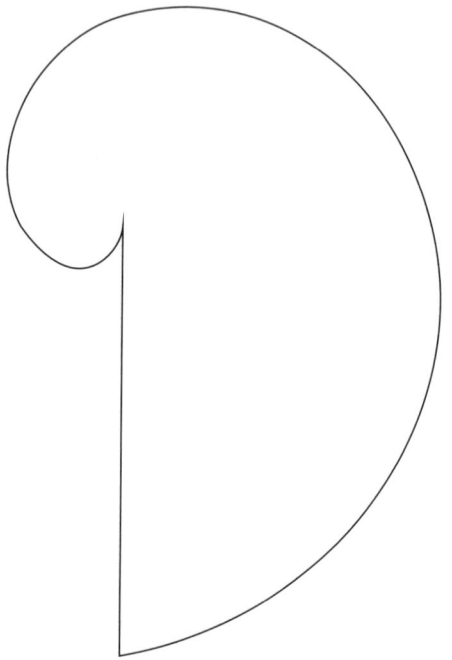

Caso deseje montar o Escargot-seletor, recorte esta forma, mantendo-a na mesma proporção do círculo.

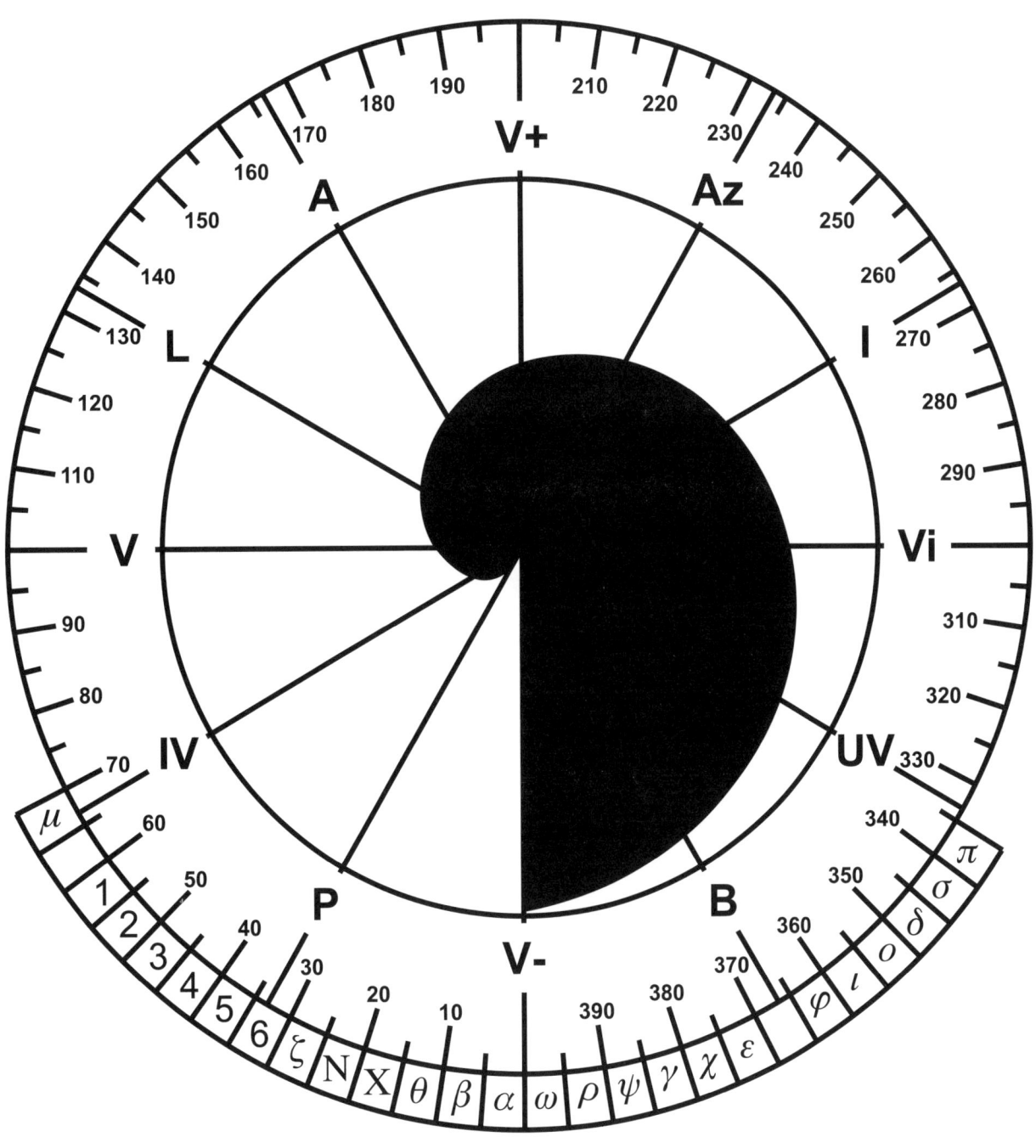

ESCARGOT-SELETOR MODELO MINI

O modelo mini é uma simplificação do tradicional Escargot-seletor, sem, no entanto, perder suas qualidades devido ao uso do grafismo escargot, construção baseada na forma da concha indiana, animal que apresenta a razão áurea em seu desenvolvimento.

O escargot é talvez a mais potente forma gráfica radiestésica.

Para proceder a uma análise, primeiro alinhe o gráfico com o V+ para o Norte, mantenha o escargot móvel apontado para o V+, coloque o testemunho no local indicado na foto. Lance o pêndulo no eixo Norte-Sul, o desvio indicativo de um distúrbio normalmente é superior a 90°.

Para promover um "tratamento" aponte o escargot móvel na direção oposta à vibração encontrada, coloque o testemunho agora fora do gráfico frente aos 180°. Pendule qual o tempo de exposição.

Periodicamente controle tudo. No tempo final da exposição refaça a análise, é possível encontrar novo distúrbio, agora numa angulação diferente.

A tabela da página 20 permite variados diagnósticos.

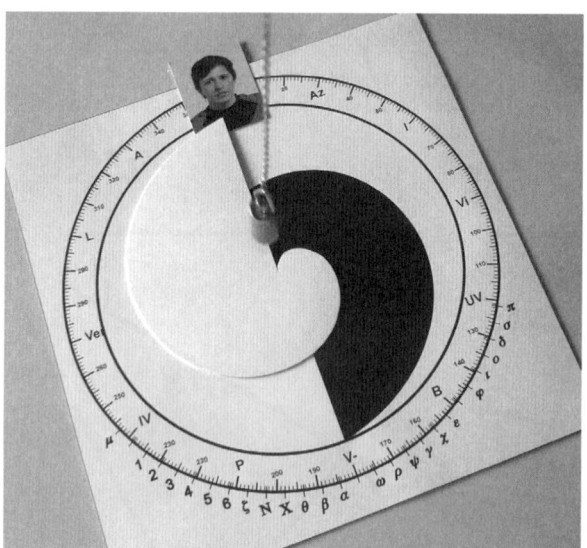

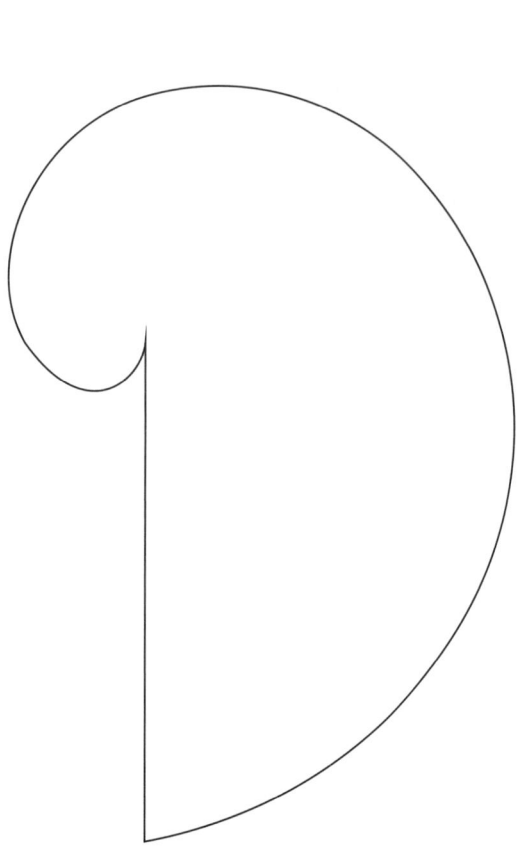

Caso deseje montar o Escargot-seletor, recorte esta forma, mantendo-a na mesma proporção do círculo.

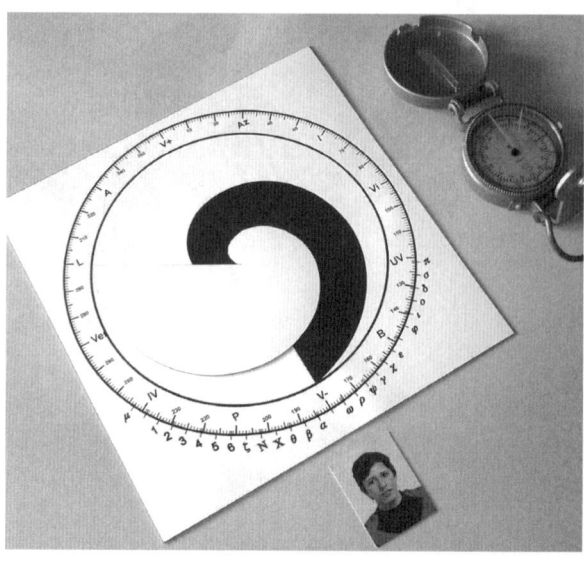

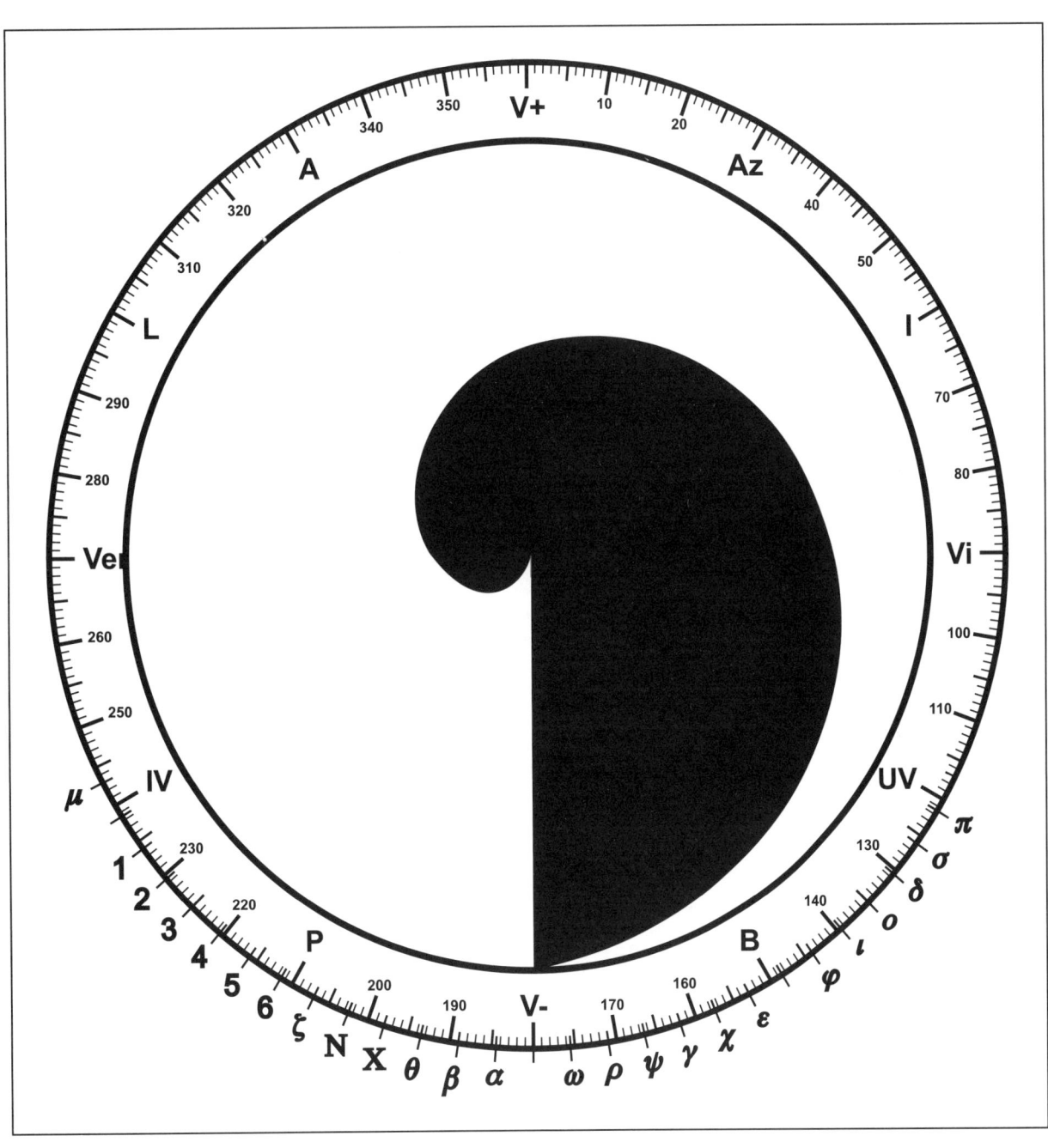

DISCO ESCARGOT

O Disco Escargot é uma simplificação do tradicional Escargot-seletor, sem, no entanto, perder suas qualidades devido ao uso do grafismo escargot, a construção baseada na forma da concha indiana e o animal que apresenta a razão áurea em seu desenvolvimento.

O escargot é talvez a mais potente forma gráfica radiestésica.

Para proceder a uma análise, primeiro alinhe o gráfico com o V+ para o Norte, mantenha a agulha móvel apontada para o V+, coloque o testemunho no local indicado na foto. Lance o pêndulo no eixo Norte-Sul, o desvio indicativo de um distúrbio normalmente é superior a 90º.

Para promover um "tratamento", aponte a agulha móvel na direção oposta à vibração encontrada, coloque o testemunho agora fora do gráfico, frente aos 180º. Pendule qual o tempo de exposição.

Periodicamente, controle tudo. No tempo final da exposição refaça a análise, é possível encontrar novo distúrbio, agora numa angulação diferente.

A tabela a seguir permite variados diagnósticos.

ÍNDICES PARA UTILIZAÇÃO COM ESCARGOT-SELETOR MODELO MINI E DISCO ESCARGOT

Graus	Testemunhos	Graus	Testemunhos	Graus	Testemunhos
0	Sistema glandular	125	Nervo ciático	268	Aurículo
1	Glândula linfática	126	Sistema nervoso simpático	270	Defesas do organismo
2	Vesícula biliar	129	Nervo simpático	271	Glóbulos vermelhos
3	Fígado	131	Sistema nervoso raquidiano	272	Pericárdio
4	Paratreoides	134	Nervo raquidiano	288	Traqueia
4,5	Hipófise	135	Medula espinal	292,5	Pleura
5	Córtico suprarrenal	142	Nervo ótico	295	Próstata
6	Pineal	143	Coluna vertebral	296	Química do organismo
7	Glândula salivar parótida	144	Sistema nervoso periférico	297	Brônquios
8	Tireoide	150	Sistema nervoso vago-simpático	299	Trocas do organismo
9	Glândula intersticial	166,5	Nervo vago	300	Aparelho respiratório
10	Glândula salivar submaxilar	171	Sistema nervoso central	301,5	Amídalas
11	Glândula salivar sublingual	173	Cérebro	305	Laringe
12	Uretra	175,5	Bulbo	306	Pulmões
18	Bexiga	178	Cerebelo	315	Mucosa nasal
30	Aparelho urinário	179	Meninges	317	Apêndice
32	Aparelho sensitivo	208	Vitaminas	319,5	Estômago
36	Audição	225	Hemoglobina	321	Aparelho digestivo
40,5	Pele	229,5	Sangue	323	Cecum
45	Paladar	231	Circulação venosa	324	Mucosa estomacal
47,8	Retina	234	Constituintes do organismo	327	Língua
50	Olfato	211	Glóbulos brancos	333	Duodeno
51	Diafragma	235	Sistema ósseo	334	Funções da nutrição
54	Peritônio	237	Veias	337,5	Cárdia
59	Sistema muscular	239	Glândula mamária	346	Reto
63	Músculo estriado	240	Aparelho circulatório	346,5	Pepsina
67,5	Parede abdominal	241	Esqueleto	347	Piloro
76,5	Testículos	242	Vértebras	350	Colon
79	Epidídimo	243	Ossos	351	Esôfago
90	Órgãos genitais	252	Coração	354	Intestino delgado
94,5	Vagina	256,5	Artérias	355	Timo
96	Ovários	261	Miocárdio	355,5	Parótida
97	Útero	263	Ventrículo	356	Baço
99	Espermatozoides	264	Aorta	357	Suprarrenais
101	Trompas de Falópio	266	Endocárdio	359	Circulação linfática

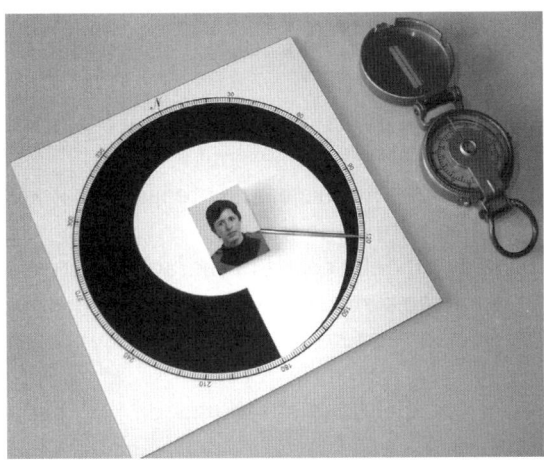
Aparelho montado e alinhado, em processo de análise

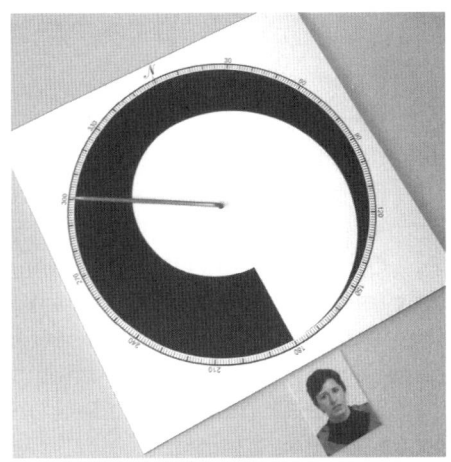
Aparelho emitindo para o testemunho

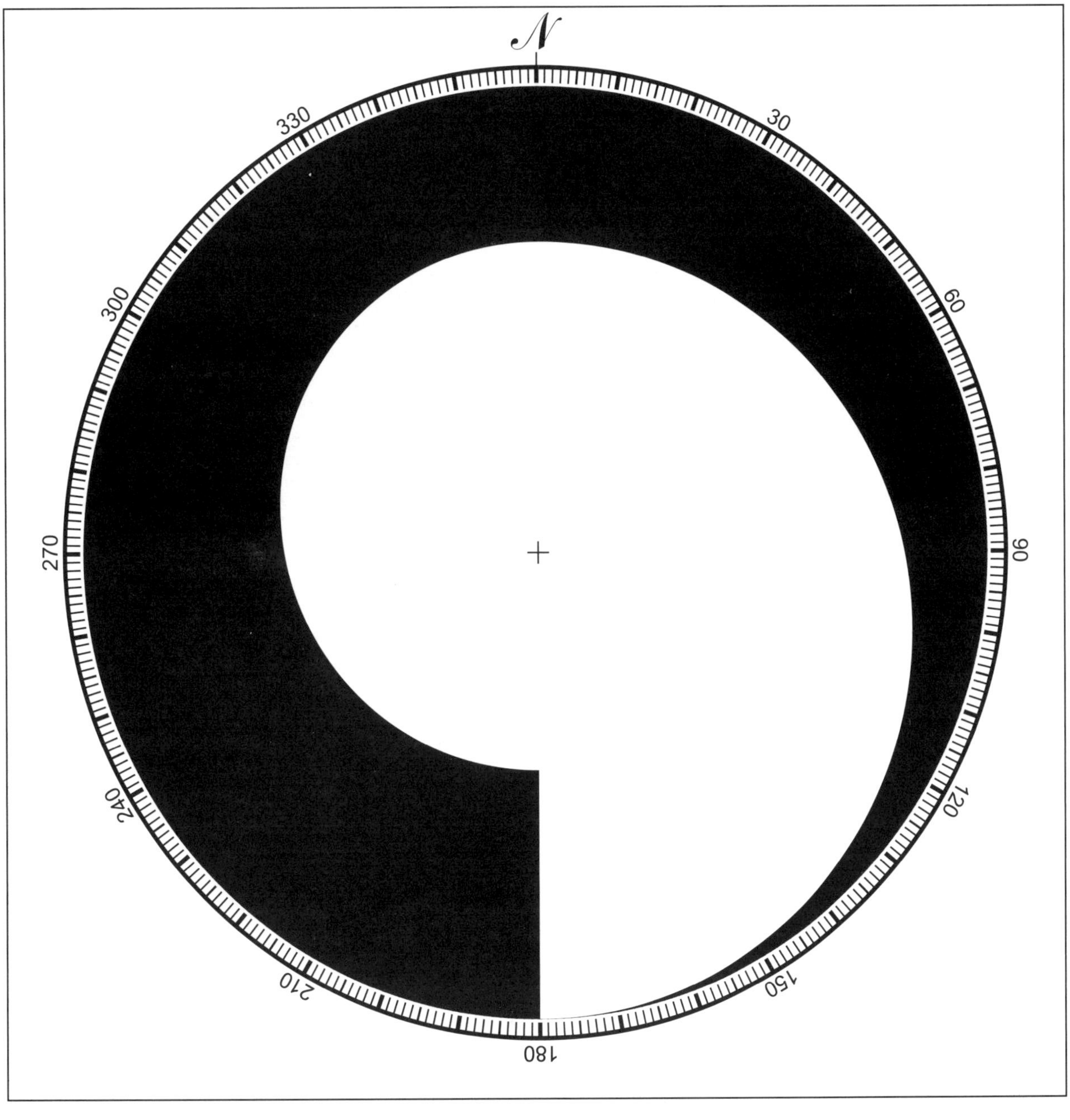

PSICOMÉTRICO DE BÉLIZAL

De autoria de André de Bélizal, publicado no livro *Física Micro-Vibratória*, o gráfico Psicométrico deveria ser utilizado por todos aqueles que têm como atividade a seleção de pessoal.

Ele permite testar o vigor físico de uma pessoa, suas qualidades morais e sua inteligência. Pode ser usado para medições biométricas, teste de remédios, horário para tomá-los, etc.

O gráfico original de Bélizal tinha a forma de uma prancha de madeira com a numeração impressa em preto e o pequeno disco embaixo à direita era em prata, ligado ao centro do gráfico por um fino fio. O gráfico impresso anexo pode ser usado da mesma maneira, não requerendo modificações, porém os mais detalhistas poderão introduzi-las com benefícios.

Seus 270° representando a Unidade ternária se encontram divididos em leques de 90°, cada leque valendo 1 mícron.

Cada mícron é dividido em décimos.
De 0 a 1 mícron se testa o valor físico de uma pessoa.
De 1 a 3 mícrons se testa o valor psíquico.

O aparelho deve ser obrigatoriamente alinhado Norte-Sul. Após colocar o testemunho sobre o disco de prata, carregue o detector com um pêndulo egípcio fazendo rodar voluntariamente sobre o disco por alguns instantes.

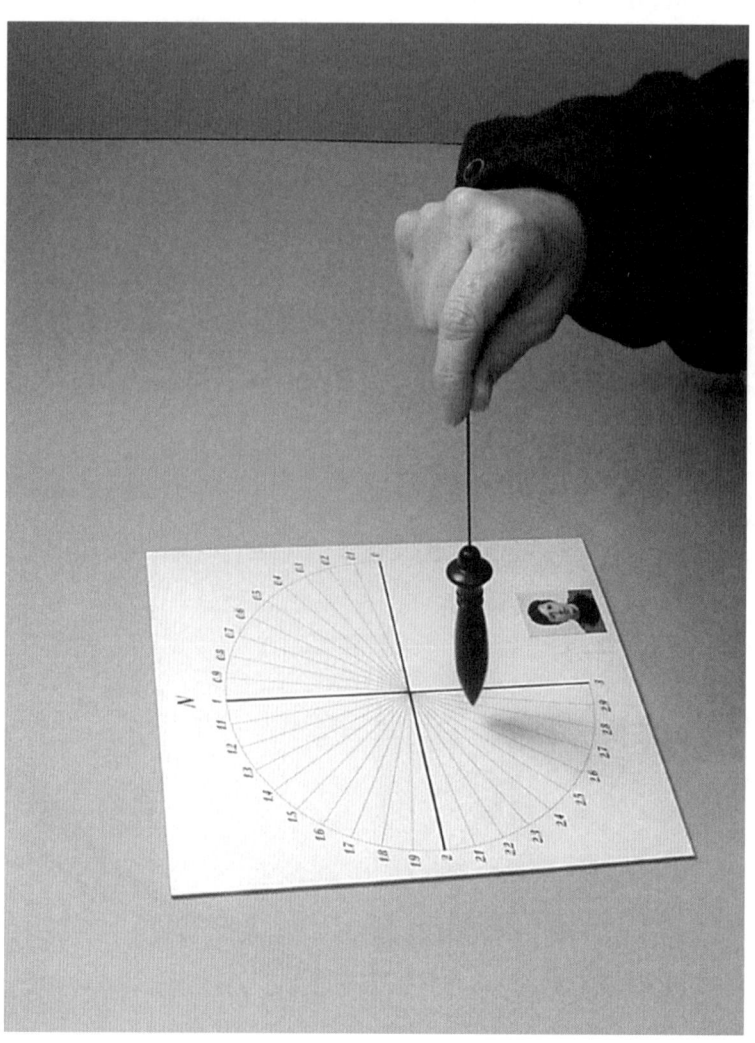

Coloque o testemunho a analisar sobre o disco, mantenha o pêndulo em balanço sobre o centro do gráfico enquanto mentaliza a interrogação do aspecto físico do analisado. Lentamente, o pêndulo tomará um ângulo de oscilação para a direita.

Um trabalhador braçal obrigado a um exercício constante deverá apresentar de 0,6 a 0,8 mícrons. Uma atividade de escritório necessitará de 0 a 0,6 mícrons, e um vendedor de rua, uma média de 0,8 a 0,9 mícrons.

Para a pesquisa Psíquica, o pêndulo oscilará à esquerda entre 1 e 2,5 mícrons, que é geralmente o máximo atingido. De fato, para passar 2,5 mícrons, é necessário possuir uma elevação espiritual e moral sem falha.

Mas o testemunho de alguém morto com certa aura de santidade, tal como é considerada pela Igreja, marca 3 mícrons, índice seguro de que o Espírito se uniu à Unidade e de seu retorno à Fonte.

No entanto, se num teste psíquico o pêndulo oscilar à direita ente 1 e 0 mícrons, isto nos diz muito claramente que as qualidades morais do indivíduo em teste são mais do que suspeitas e que ele não é merecedor de confiança.

Trabalhadores sob vigilância podem apresentar índices de 1,3 a 1,4 mícrons e 1,5 a 1,6 mícrons para atividades normais de comércio, já para um caixa de Banco e pessoas em atividades de confiança é exigido um mínimo de 1,7 a 1,8 mícrons.

No gráfico Psicométrico a inteligência é medida na escala que vai de 0,8 a 1,9 mícrons.

Para um trabalhador braçal algo entre 0,8 e 1 mícron é suficiente.

Pessoas com funções intermediárias, de 1,2 a 1,4 mícrons.

Para atividades de venda e comércio, entre 1,3 e 1,5 mícrons

Técnicos com formação superior, entre 1,5 e 1,7 mícrons.

Dirigentes e administradores, de 1,5 a 1,8 mícrons.

Atividades artísticas e de grande sensibilidade é necessário um valor entre 1,9 e 2,1 mícrons.

Em cada patamar valores mais baixos indicam talvez pessoas mais adaptáveis e cordatas, o lado oposto, o dos índices mais elevados, está relacionado com aqueles mais difíceis de dirigir e de "condicionar".

Em biometria, um bom estado de saúde vai de 0,6 a 0,9 mícrons, raramente 1,00 mícron.

Abaixo dos 0,5 é recomendável atenção com a saúde, 0,4 de mícron indica uma saúde medíocre. Uma medida inferior a 0,3 é sinal seguro de doença. Em caso de câncer, o pêndulo oscilará imediatamente sobre 0 mícrons.

Remédios ou seus testemunhos colocados sobre o disco ao lado da foto em análise poderão ser analisados; se aumentarem o índice inicial de leitura, serão considerados adequados.

Este procedimento também é válido para teste de diluições homeopáticas. Por convenção mental pode ser testada a duração do tratamento, horários para tomar, etc.

Dimensão do gráfico: 20 x 23 cm

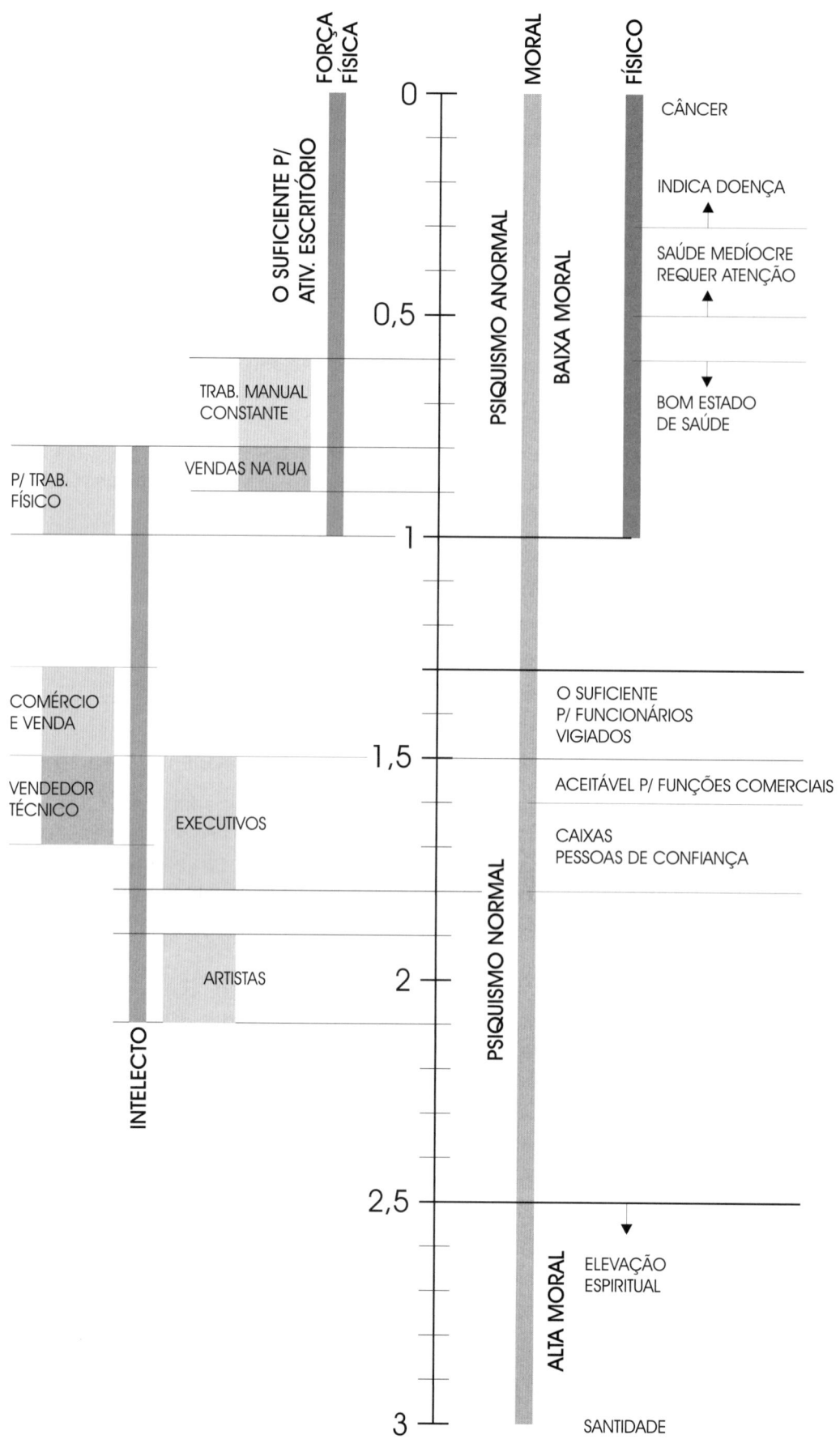

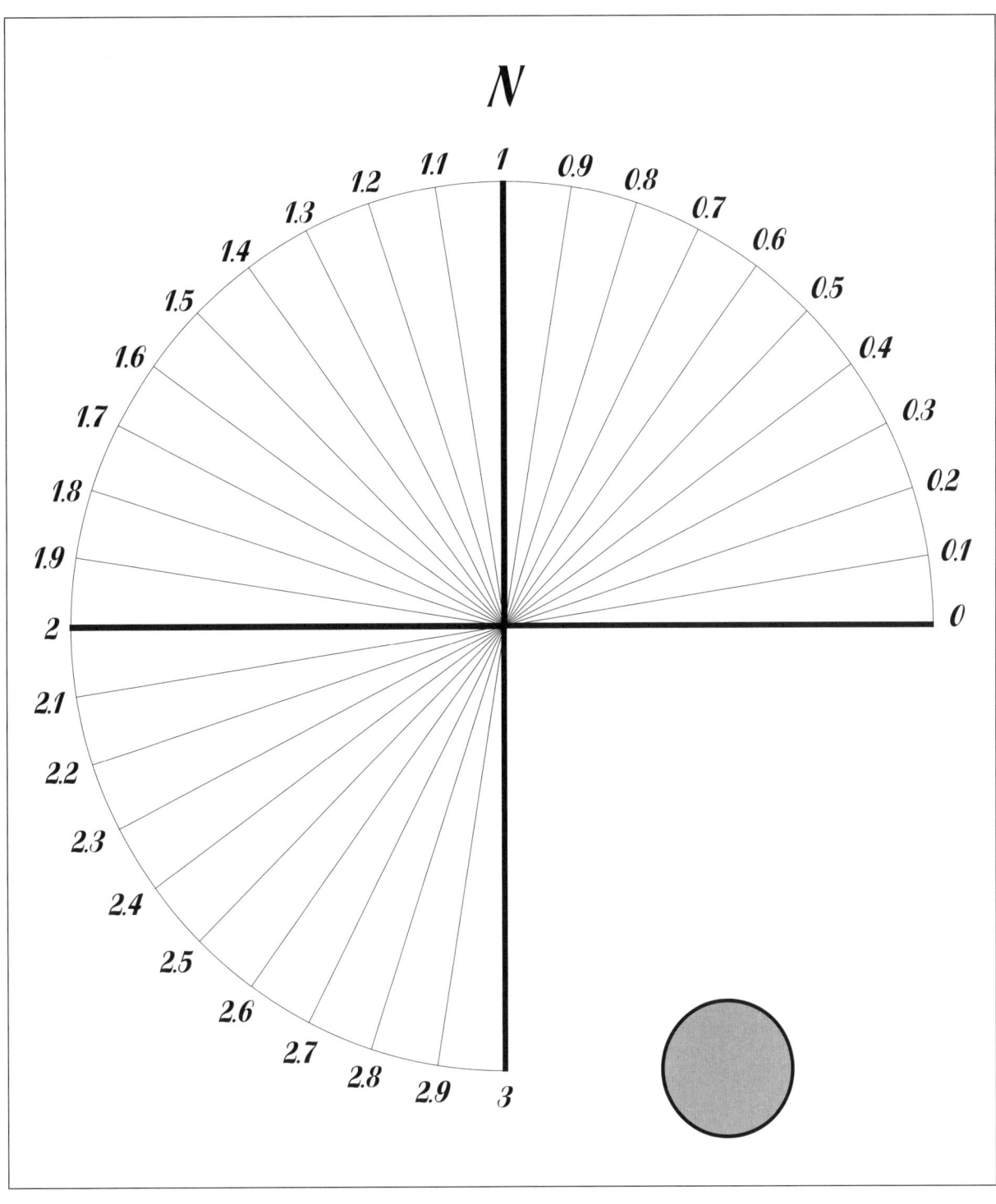

PSICOMÉTRICO DE LA FOYE

Este gráfico foi desenvolvido pelo radiestesista francês Jean de La Foye, publicado no livro *Ondas de Vida Ondas de Morte,* e é uma decorrência de um gráfico semelhante criado por André de Bélizal.

Neste dispositivo foi mantida deliberadamente a emissão em R W cH (espiritual) com todos os seus riscos. A finalidade principal deste gráfico é testar a vitalidade de uma pessoa, sua honestidade, assim como suas faculdades intelectuais.

MODO DE USAR

O gráfico deve ser orientado com o 90° para o Norte, ou colocado opcionalmente dentro de um Campo de Forma artificial.

Colocar o testemunho da pessoa a ser pesquisada no centro do círculo menor.

De 0° a 90°, estamos em L N Ph Sh cH Y H, – O Sopro de Vida – para as emissões em Vital. Uma pessoa em boa saúde se encontra abaixo de 50, mas o mais perto possível. À medida que nos aproximamos de 0, a vitalidade diminui.

De 90° a 270°, apresenta-se o R W cH – Nível de equivalência espiritual. De 180° a 90°, apresenta-se a mentira. Desconfiar dos indivíduos que apresentarem este índice. De 180° a 270°, temos a franqueza, a honestidade. As pessoas normais se encontram situadas no meio do quadrante.

Para testar a inteligência nos servimos da palavra hebraica hA W R (Haour), Luz, colocada ao norte do gráfico.

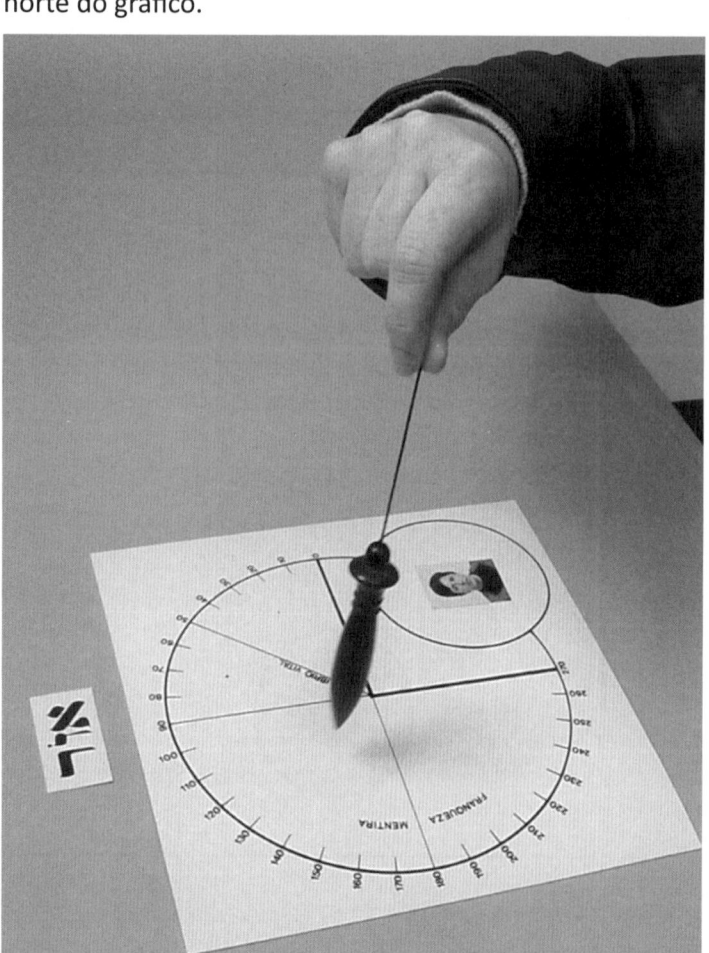

Uma inteligência média vai de 80° a 90°. Acima de 120°, a inteligência é superior.

Coloque um pêndulo neutro sobre o centro do grande círculo, ele acabará por se orientar em relação à graduação desejada. Faça a separação dos níveis com nós no fio de suspensão.

Para uma maior precisão, podemos percorrer o perímetro do círculo com um ponteiro. Na graduação pesquisada o pêndulo roda.

Nunca se sirva do GRÁFICO PSICOMÉTRICO como emissor, dado que ele apresenta o efeito bumerangue!

Dimensão do gráfico: 22 x 22 cm

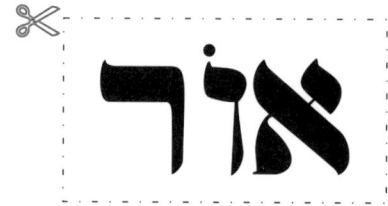

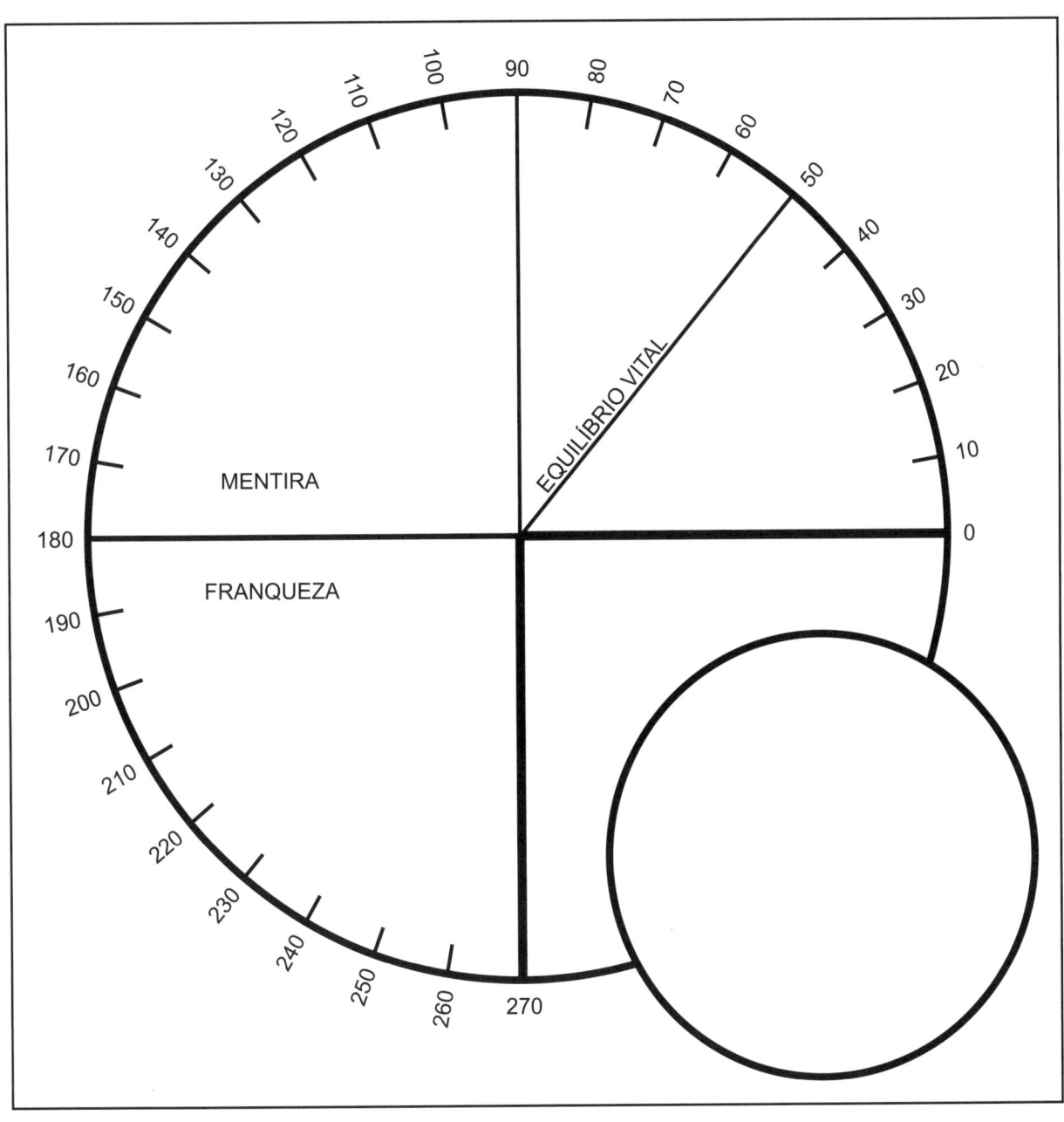

DISCO EQUATORIAL

Criação de Jean de La Foye publicado em *Ondas de Vida Ondas de Morte*, na forma de um gráfico desenhado sobre papel, como o anexo, ou num disco recortado em madeira, neste caso os eixos diretores do campo de forma serão ranhurados (ver mais em *Radiestesia Prática e Avançada*, de António Rodrigues).

1. O diâmetro Norte-Sul artificial, o Yod, 0°-180°.
2. O diâmetro do Waw, 140°-320°.
3. O diâmetro dos He, 105°-285°.
4. O diâmetro perpendicular dos Verdes Negativos, 90°-270°, para anular as emissões em nível espiritual.
5. O raio do UV Elétrico, 60° (que La Foye verificou ser o orientador do campo).
6. Um furo vazante no centro do disco na interseção dos eixos.

O Disco Equatorial de Jean de La Foye funciona com uma agulha de cobre dobrada em "L" e encaixada no furo central. Quando esta agulha é do tamanho do raio do disco ou um pouco menor, ocorre uma emissão no 180°, relativa à vibração para a qual a agulha aponta, esta emissão é a do espectro diferenciado. No entanto, se a agulha for igual à metade do raio do disco ou um pouco menor, a onda enviada será do espectro indiferenciado. Vejamos algumas características do disco: com o Disco Equatorial é possível detectar a vibração emitida por uma forma ou um testemunho colocados diante do Verde Positivo Magnético (180 graus). Pode-se, deste modo, conhecer a onda-doença e a onda-curadora de um doente. Para tratar um ser vivo (homem, animal ou planta) basta submeter seu testemunho à ação de sua onda-curadora, obrigatoriamente em fase magnética. Com o tratamento pelo Disco Equatorial não existe nenhum perigo, porque a emissão cessa automaticamente sempre que ocorre uma saturação.

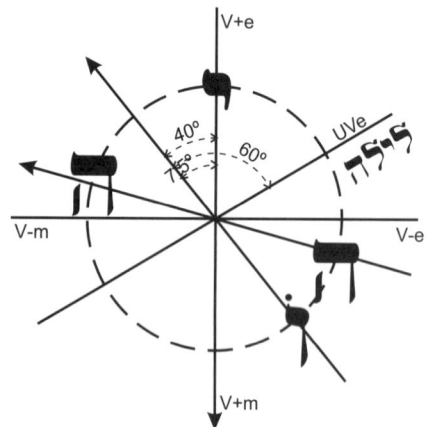

Com a agulha em repouso em qualquer ponto do disco, e um testemunho colocado frente aos 180°, detecta-se sobre o centro do disco polaridade (-) e no eixo 0°/180° polaridade (+).

A detecção da onda-doença em fase elétrica obrigatória nos dará polaridade (-) sobre o testemunho e (+) embaixo do mesmo. A emissão-cura em fase magnética nos dará o oposto nas polaridades e o Shin na vertical do testemunho.

A análise de qualquer forma mágica nos dará na ressonância (+) sobre a forma o oposto embaixo, rotação de 180° nas cores do espectro, a aura permanecendo estável.

No disco equatorial, uma agulha sobre o 320° anula as polaridades. O 320° é o ponto de equilíbrio do conjunto de Ondas de Forma. No entanto, detectável com artifício.

O Disco Equatorial é um sofisticado instrumento de detecção para todos os que trabalham dentro da especialidade Ondas de Forma. Porém, falta-lhe potência para que possa ser utilizado com eficiência enquanto instrumento de emissão. Torna-se absolutamente indispensável o uso de qualquer artifício amplificador.

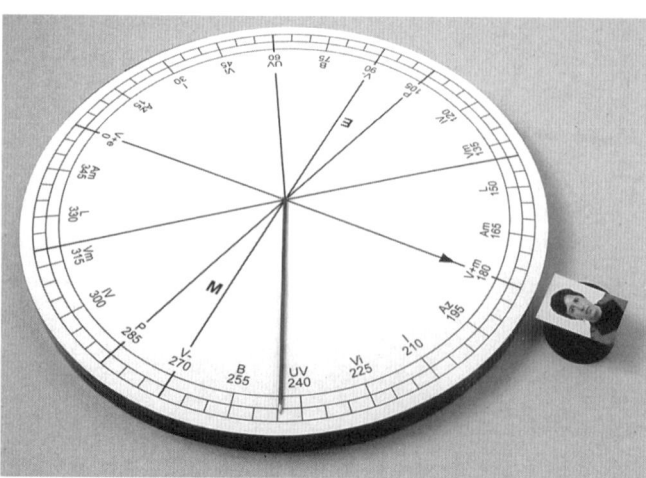

Emissão do espectro diferenciado

Por exemplo, um solenoide de bom tamanho na saída e, para a entrada, ao Norte, alguma pilha radiestésica fora de uso, a tábua com o acorde maior sobre algumas pranchas, ou ainda a ligação nos 110 Volts. Escolha radiestesicamente sua opção.

A vantagem de ranhurar os Eixos Diretores do Campo de Forma é que permite construir aparelhos independentes dos campos naturais.

Diâmetro do gráfico: 30 cm

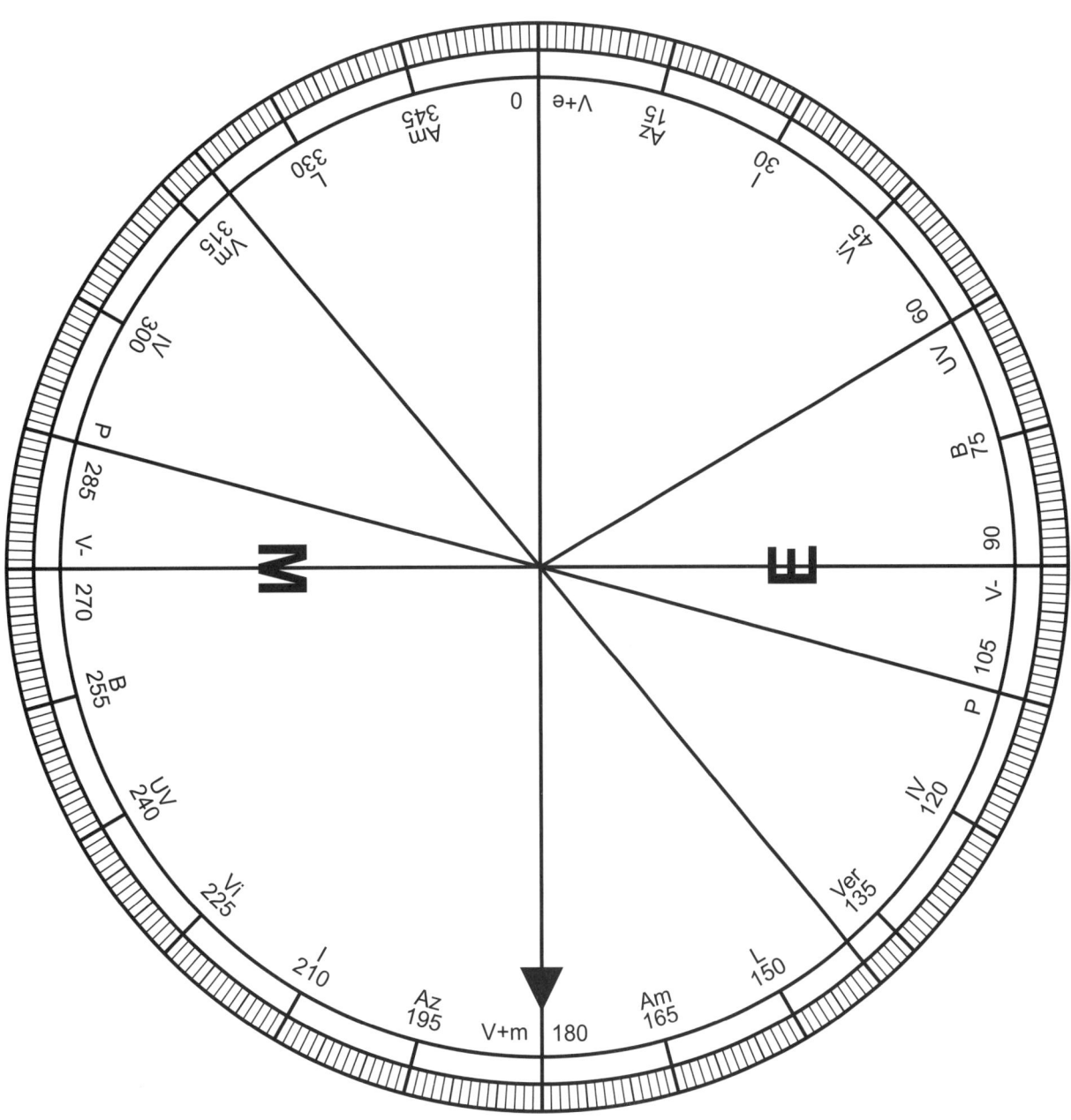

QUADRADO EMISSOR

O Quadrado Emissor é dividido em graus e orientado segundo os pontos cardeais, o Norte situado no 0/360°. O Quadrado é dividido em duas partes: uma parte elétrica a Leste, de 0 a 180°, e uma parte magnética a Oeste. As graduações em graus correspondem às "cores", situadas a todos os 15°. O sentido da palavra cor não corresponde ao sentido físico do termo. Uma cor corresponde a um intervalo entre vários comprimentos de "onda". As cores assinaladas são as seguintes:

Verde positivo (V+), Azul (Az), Índigo (I), Violeta (Vi), Ultravioleta (UV), Branco (B), Verde negativo (V-), Preto (P), Infravermelho (I), Vermelho (Ver), Laranja (L), Amarelo (A).

Cada uma destas cores é representada duas vezes sobre o Quadrado, uma vez do lado elétrico e outra do lado magnético.

O Quadrado Emissor permite codificar tudo o que é detectável no plano vibratório em leitura radiestésica (com um pêndulo comum), o testemunho a analisar é colocado ao Sul, no 180°, uma agulha fixada no furo central é deslocada ao redor do perímetro, o pêndulo reage sobre o testemunho quando a agulha passa sobre a zona de reação do produto. Os pêndulos Equatorial Unidade e o Universal têm os mesmos códigos que o Quadrado Emissor. Suas cores representadas sobre o equador, assinaladas pelo cursor, detectam as duas fases: a elétrica e a magnética. Qualquer um dos dois pêndulos e o Quadrado Emissor são complementares, o Quadrado indicando a cores nos graus perfeitos.

Para realizar uma mensuração vibratória de um objeto/testemunho, use um pêndulo comum, quanto mais simples melhor. Quando a agulha se encontra ao Norte ou ao Sul, obtém-se um movimento do pêndulo alternativo, 3 ou 4 giros num sentido e em seguida no outro sentido, empurrando a agulha para a direita na fase elétrica, o pêndulo colocado sobre o testemunho ao Sul a 180°, vai rodar no sentido inverso dos ponteiros de um relógio (sentido levógiro), trazendo agora a agulha para o lado esquerdo magnético, o pêndulo inverterá a rotação para o sentido horário (sentido dextrógiro). Colocando o pêndulo na frente da ponta da agulha que está no lado esquerdo, ele girará anti-horário. Com a agulha sobre o lado direito do Quadrado o pêndulo girará para a direita frente à ponta e para a esquerda sobre o testemunho.

MODO DE USAR

Por exemplo, para um testemunho de vinagre de maçã colocado no Sul, teremos uma reação do pêndulo quando a agulha passar sobre o IV (Infravermelho).

Um pó de silício dará ao pêndulo um movimento alternativo quando a agulha estiver sobre o 180°, que é a fronteira entre a fase elétrica e a magnética.

Sobre os produtos, frutos ou legumes tratados com produtos químicos, teremos uma reação em fase elétrica (giro à esquerda) que indica a poluição, normalmente entre IV (infravermelho) e L (laranja). Para os produtos que foram estocados em locais poluídos teluricamente em elétrico, teremos uma reação em UVe.

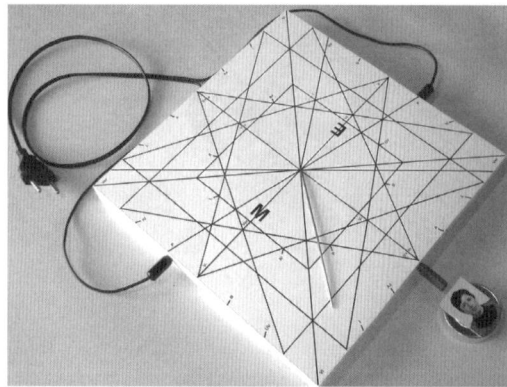

Como emissor de Ondas de Forma emitindo uma "cor" em fase magnética.

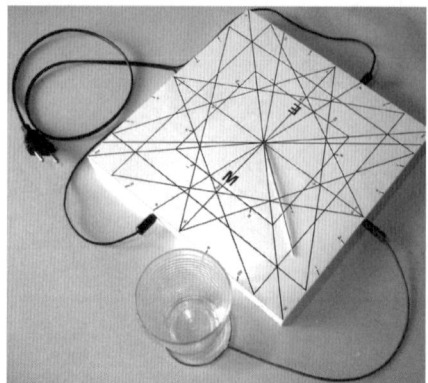

Dinamizando um líquido numa "cor" específica. É possível conseguir uma amplificação ligando os dois Pretos a uma tomada 110 v.

Os produtos de tratamento químico terão sua assinatura no lado direito em elétrico. A radioatividade detecta-se em Pe (preto elétrico), o V-e é descrito como a Onda de Morte no livro *Ondas de Vida Ondas de Morte,* de Jean de la Foye.

Sobre os produtos biológicos teremos uma neutralidade ou, em certos casos, uma reação quando a agulha passar sobre Vi (violeta em fase magnética) giro à direita; os legumes de uma cultura orgânica emitem vibrações em fase magnética em Az, Vi, A, e V+, entre outras.

O testemunho de uma pessoa em boa saúde apresentará uma reação em fase elétrica entre 45º e 55º, e também em fase magnética em 220º e 225º, estágio que denota normalidade. Se o testemunho der uma reação em elétrico entre 55º e 105º, isso denota uma anomalia, teremos bons resultados com uma intervenção sobre uma frequência em magnético para obter uma correção. As infecções e febres darão uma reação perto do Ver (elétrico). Se testar beladona homeopática teremos uma reação quando a agulha passar sobre Ver em fase magnética. Pessoas angustiadas detectáveis em fase elétrica próximo de UV farão reagir o pêndulo quando a agulha passar sobre o A (amarelo), local indicador também da Ignatia homeopática.

As medidas aqui indicadas podem variar para mais ou menos 2 a 3 graus. Os produtos obtidos a partir de cultivo orgânico ou ainda tratados com determinadas vibrações podem ser finalmente evidenciados pela cristalização sensível.

Dimensão do gráfico: 30 x 30 cm

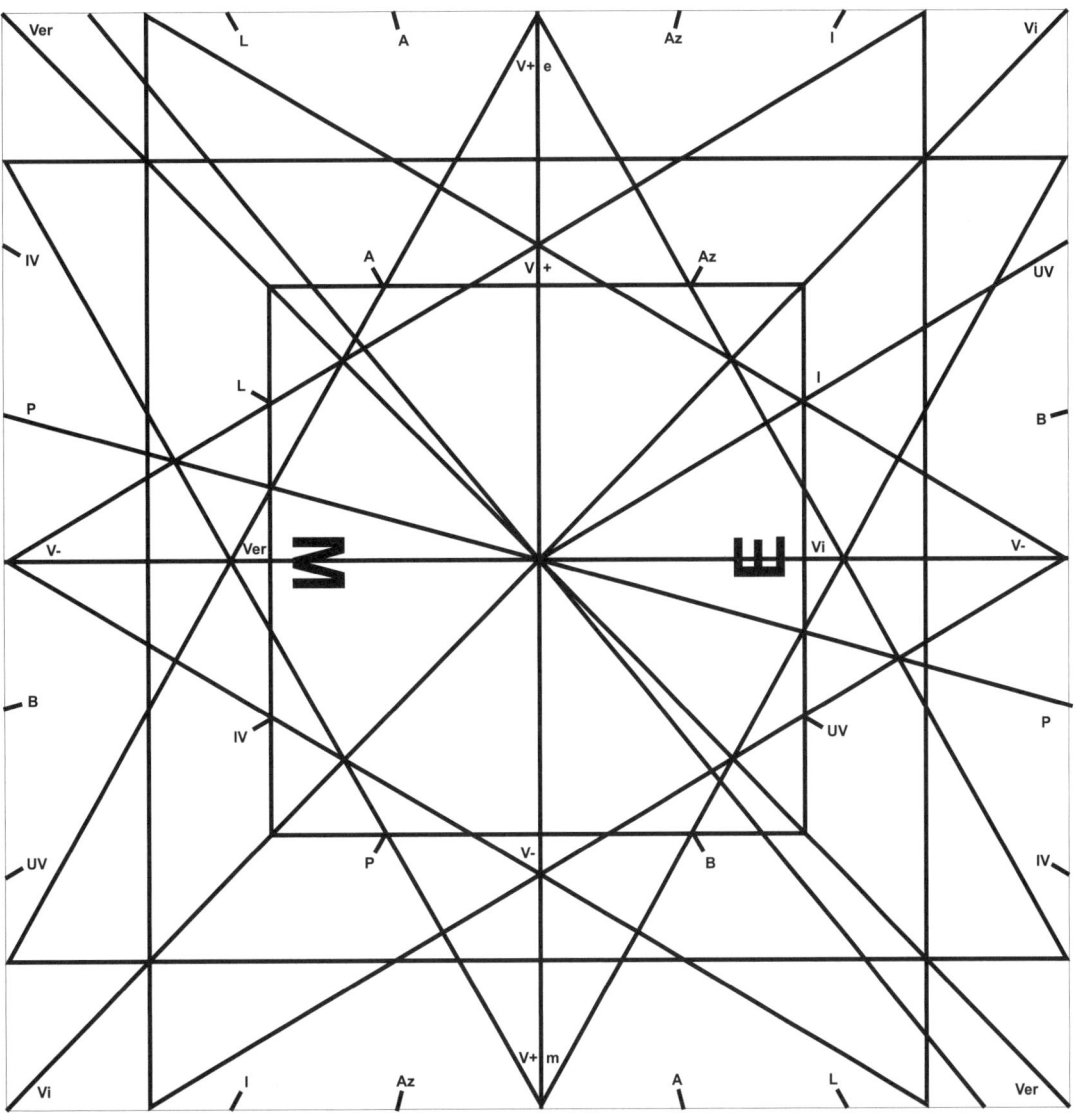

CAMPO VITAL

O Campo Vital é característico dos sistemas vivos. Este campo é perfeitamente orientado (Norte de Forma) por um sistema vivo em perfeita saúde (humano, animal, vegetal).

Este gráfico tem como finalidade facilitar a pesquisa do Campo Vital a ser efetuada com os pêndulos cilíndricos portadores das camisas com os grafismos adequados. Finalmente, caso seja encontrada alguma anomalia, deve-se tentar alcançar um reequilíbrio colocando os mesmos pêndulos à volta do testemunho em seus locais originais. Desta maneira, os grafismos emissores imporão a energia equilibrada do Campo Vital no testemunho. Claro que isto é só uma técnica terapêutica energética a ser aplicada em paralelo com a terapia principal.

ATENÇÃO: no ser vivo em equilíbrio, o Campo Vital encontra-se somente em estado potencial. Para a detecção, é necessário utilizar um artifício: apoiar o polegar sobre o dedo mínimo dobrado.

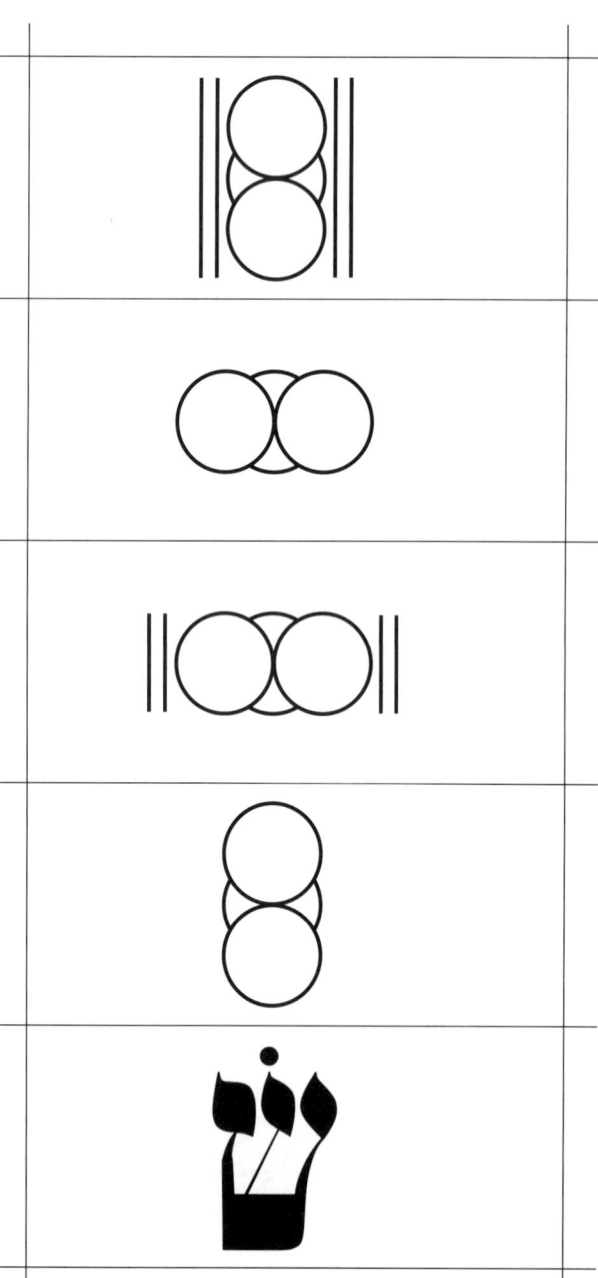

Recortar as figuras para "encamisar" os pêndulos.

Qualquer posição das emissões deslocadas, em relação a esse sistema apresentado, representa um campo vital perturbado e poderá se traduzir em doenças mais ou menos graves.

As doenças mais graves podem inverter os componentes do campo vital, o Shin pode até se apresentar invertido (segurando o fio de suspensão do pêndulo pela outra ponta).

Para maiores informações, reporte-se aos livros *Ondas de Vida Ondas de Morte*, de Jean de La Foye, e *Radiestesia Prática e Avançada*, de António Rodrigues.

Dimensão do gráfico: 21 x 30 cm

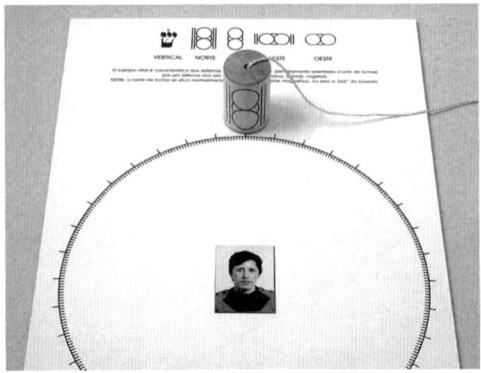

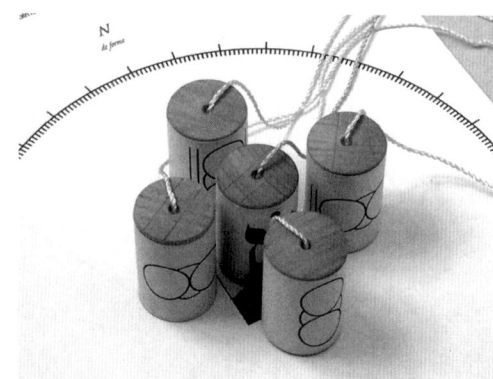

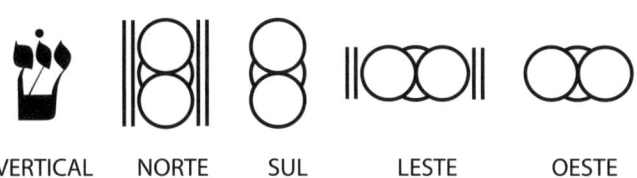

| VERTICAL | NORTE | SUL | LESTE | OESTE |

O campo vital é característico dos sistemas vivos. Este campo é perfeitamente orientado (Norte de Forma) por um sistema vivo em perfeita saúde (humano, animal, vegetal).

NOTA: o Norte de Forma situa-se normalmente a 5º a Oeste do Norte Magnético, ou seja a 355º da bússola.

N
de forma

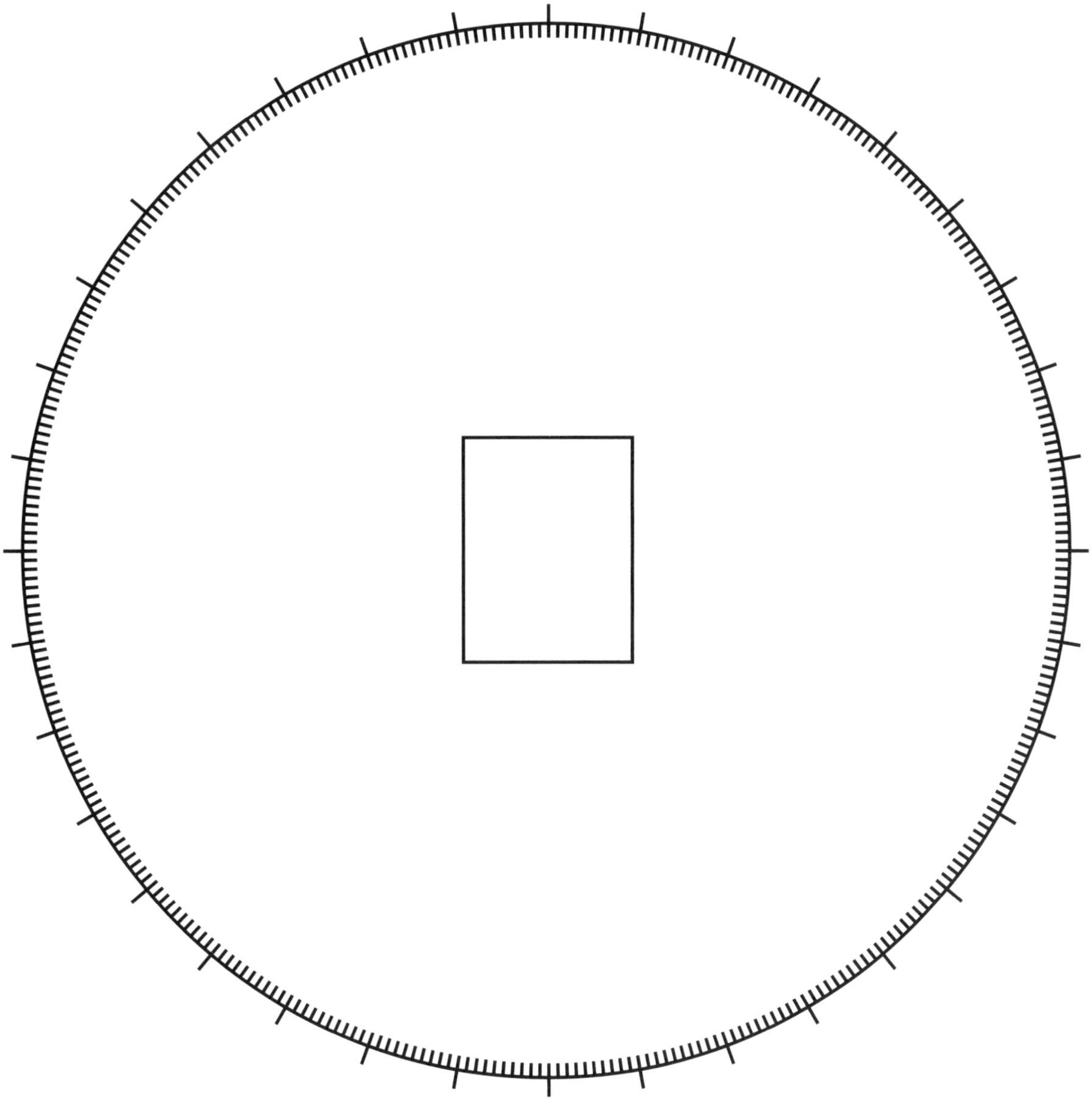

GRÁFICO DE WOOD

Gráfico clássico para utilização em medicina psiônica. O gráfico original da autoria de W. O. Wood, que era em sua essência um gráfico para pesquisas genéricas em radiestesia, foi adotado pelo Dr. George Lawrence em sua medicina psiônica. Esta é uma versão melhor elaborada gráfica e esteticamente. Este instrumento permite ao terapeuta pesquisar a doença e os remédios mais indicados para tratá-la.

MODO DE USAR

Coloque o gráfico sobre sua mesa de trabalho, o ponto 0 alinhado para o Norte. O radiestesista ao Sul, frente ao vértice inferior do triângulo. O testemunho do paciente será colocado fora do círculo, no vértice superior direito do triângulo. No lado oposto, no vértice esquerdo, será colocado o Índice de Turenne da doença ou órgão (testemunhos artificiais de órgãos ou doenças produzidos segundo método do radiestesista francês Louis Turenne).

O pêndulo lançado sobre o eixo Norte-Sul terá um desvio acentuado, para a direita ou para a esquerda, quando o Índice de Turenne correspondente à doença for colocado no vértice correspondente. Proceda a seguir à seleção do ou dos remédios, colocando um a um no vértice inferior. Aquele remédio que resultar numa maior correção do pêndulo sobre a linha Norte-Sul será(ão) os remédio(s) indicado(s) para o caso em estudo.

Radiestesistas experientes poderão substituir os Índices de Turenne, difíceis de achar, por equivalentes criados a partir de testemunhos lexicais valorizados no decágono, seguindo as orientações deste livro no item Decágono.

Dimensão do gráfico: 21 x 21 cm

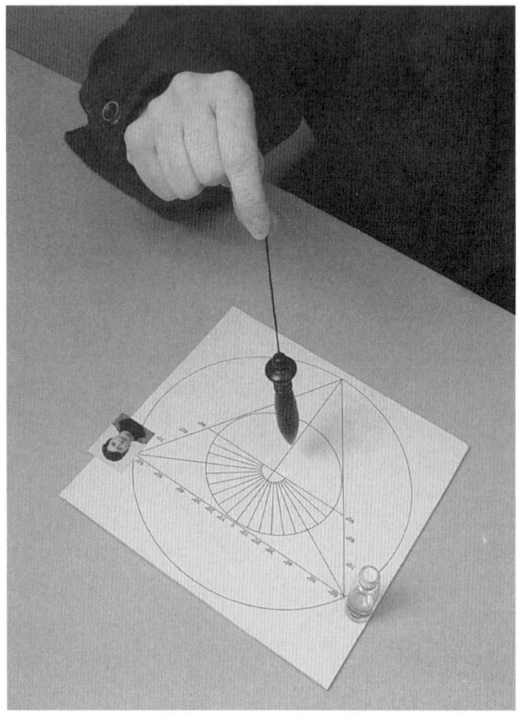

Detecção da patologia.

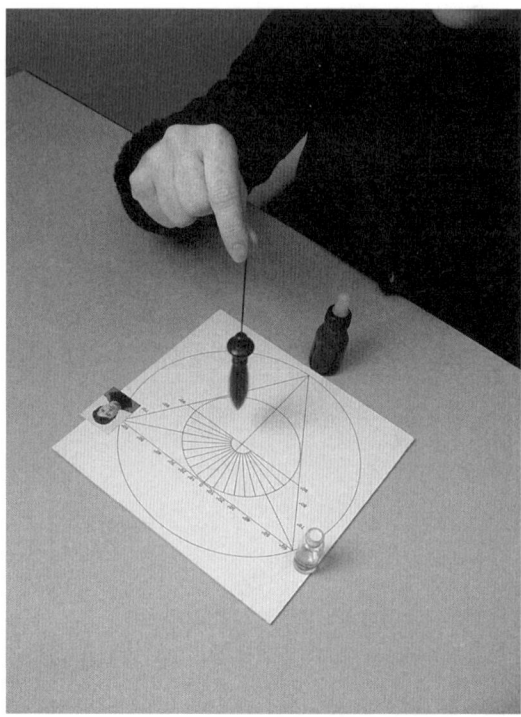

Seleção dos remédios.

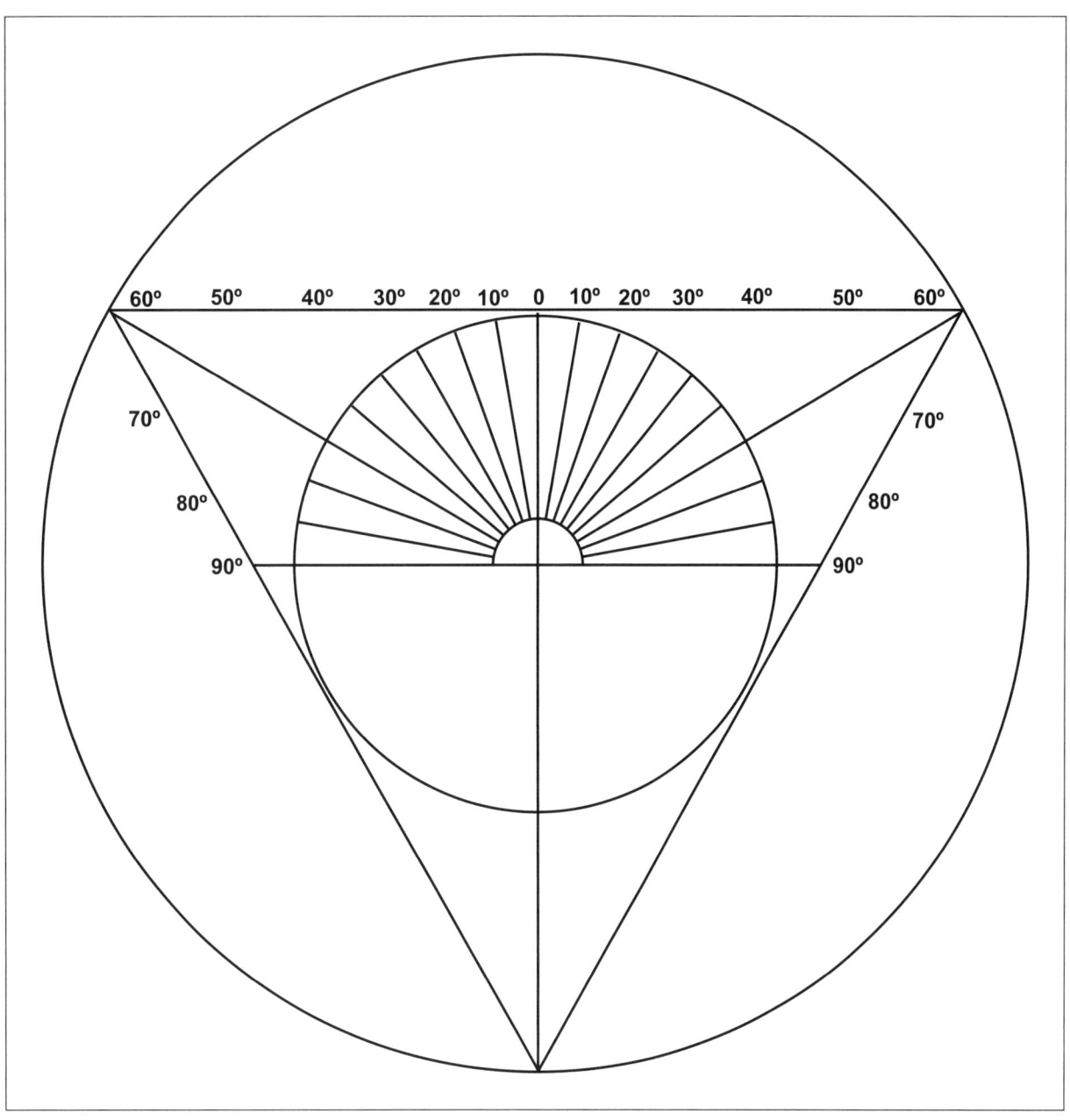

NORTE DE FORMA

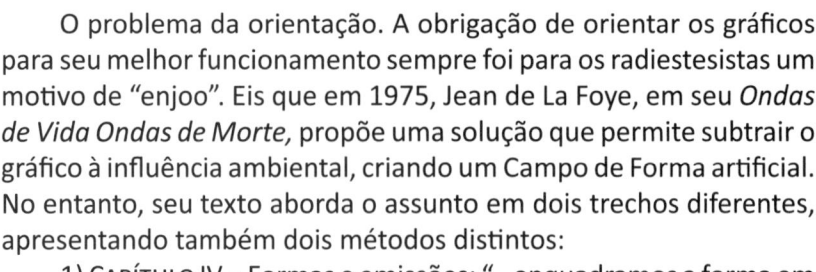

Fig. 1

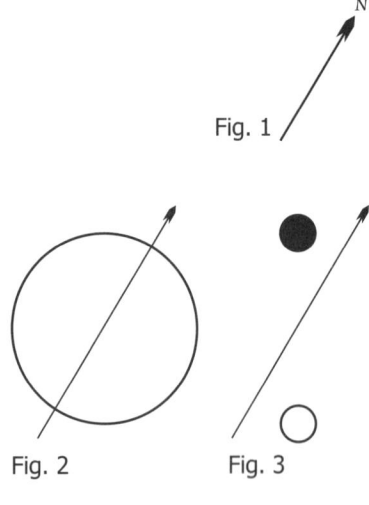

Fig. 2   Fig. 3

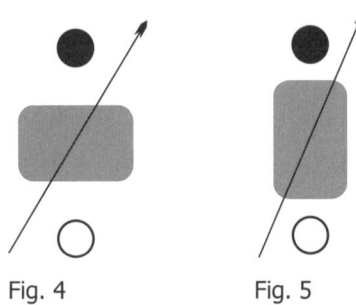

Fig. 4   Fig. 5

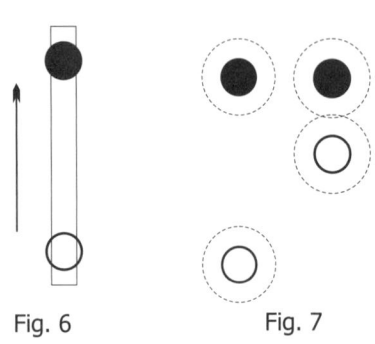

Fig. 6   Fig. 7

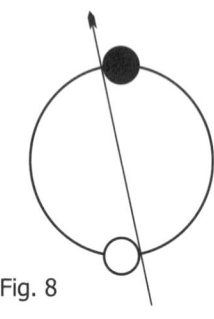

Fig. 8

O problema da orientação. A obrigação de orientar os gráficos para seu melhor funcionamento sempre foi para os radiestesistas um motivo de "enjoo". Eis que em 1975, Jean de La Foye, em seu *Ondas de Vida Ondas de Morte,* propõe uma solução que permite subtrair o gráfico à influência ambiental, criando um Campo de Forma artificial. No entanto, seu texto aborda o assunto em dois trechos diferentes, apresentando também dois métodos distintos:

1) Capítulo IV – Formas e emissões: "...enquadramos a forma em seu eixo Norte-Sul com dois pequenos círculos, um ao Norte pintado de preto em toda a sua superfície, o outro ao Sul deixado em branco. Assim é criado um minicampo de forma que basta para isolar a forma do campo ambiental...".

2) Capítulo VI – O espectro de equilíbrio: "...estes corpos podem ser representados no plano por círculos sobre os quais colocamos os pequenos círculos polares do Campo de Forma, diametralmente opostos, um preto para o Sul, um branco para o Norte, ao inverso daqueles que enquadram uma forma para a subtrair ao campo ambiente, pois não esqueçamos que os contrários se atraem.

Contentemo-nos, por exemplo, com um planeta e um satélite. Entre estes dois corpos celestes, a uma distância de cada um em relação com suas dimensões respectivas...".

Todo o mundo ávido pelo "prato pronto", só leu a primeira introdução ao assunto, passando por cima da segunda que contém um dado fundamental.

Bom, vamos aos testes:

a) Vamos considerar um Norte Magnético a um ângulo qualquer, a Nordeste da nossa página (Fig. 1).
b) Ao se detectar a orientação do campo sobre um círculo, vamos encontrá-la na direção Norte Magnético aproximadamente (Fig. 2).
c) Fazendo a mesma análise sobre os clássicos dois círculos do Campo de Forma, de novo encontramos a mesma direção do teste anterior. Os dois círculos não desviam o Campo de Forma (Fig 3).
d) Colocando um objeto qualquer retangular entre os dois círculos, orientando sua maior dimensão para o Leste-Oeste, detectamos de novo a orientação do Campo para o Norte Magnético aproximadamente (Fig. 4).
e) Girando o objeto anti-horário 90°, podemos perceber um pequeno desvio do Norte Da Forma, qualquer coisa entre 5 e 15 graus, segundo as variantes (Fig 5).
f) Se colocarmos sobre os dois círculos uma vareta de madeira ou uma pequena régua de acrílico, vamos finalmente encontrar o Norte Da Forma na direção do eixo central da orientação dos círculos (Fig. 6).
g) Se medirmos a aura de qualquer dos pequenos círculos, vamos encontrá-la na razão do dobro do raio. Pela lógica, a influência se estabeleceria a uma distância um pouco inferior a um diâmetro (Fig. 7).

h) Finalmente, vamos pesquisar a orientação do Campo sobre o gráfico tal como está representado no capítulo VI do *Ondas de Vida Ondas de Morte*. Agora sim, o Campo de Forma segue a orientação dos dois círculos polares, criando um Campo de Forma artificial, qualquer que seja a orientação do eixo dos pequenos círculos. Para nossa surpresa, a orientação do Campo é tangente aos diâmetros opostos dos círculos, mas funciona! (Fig. 8).

Querem saber mais?

Tudo isto já estava definido por La Foye no teste ao redor da nogueira no primeiro capítulo do *Ondas de Vida Ondas de Morte*.

A Radiestesia é uma técnica maravilhosa que permite perceber os mais variados aspectos do oculto.

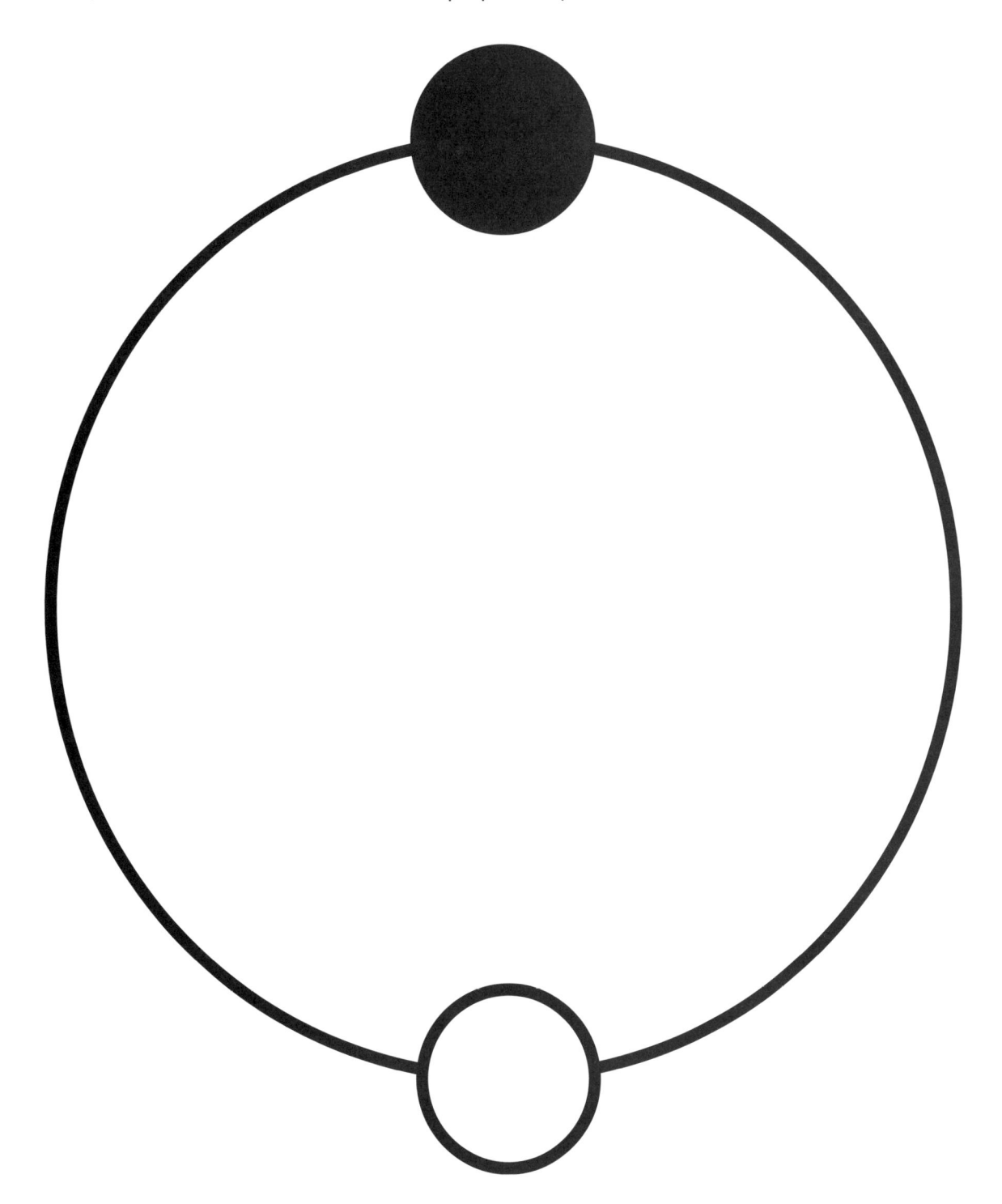

HOLO ANÁLISE

Este gráfico permite franquear a etapa mais difícil da pesquisa radiestésica, a primeira abordagem, quando ainda não há um caminho, uma opinião inicial, seja qual for a origem do testemunho. Válido para testemunhos biológicos ou de locais para pesquisas em geobiologia ou para fins mágicos.

Alinhe o gráfico para o Norte, coloque o testemunho no centro, concentre-se e coloque uma a uma as questões apropriadas. Dê preferência a um pêndulo simples, com ponta, tipo pruminho.

Uma vez obtidas as respostas iniciais, passe então para outros gráficos ou caderno de gráficos. Não esqueça de quantificar tudo o que encontra por meio do biômetro.

Dimensão do gráfico: 18 x 18 cm

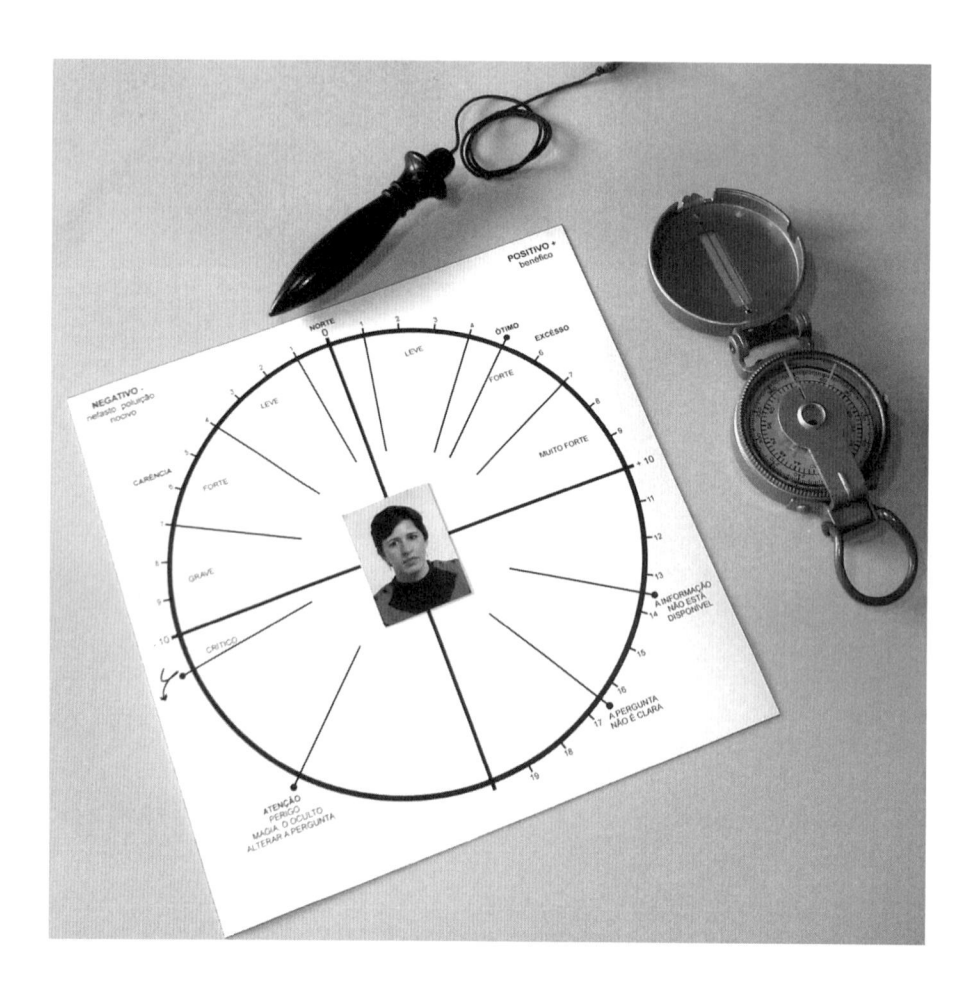

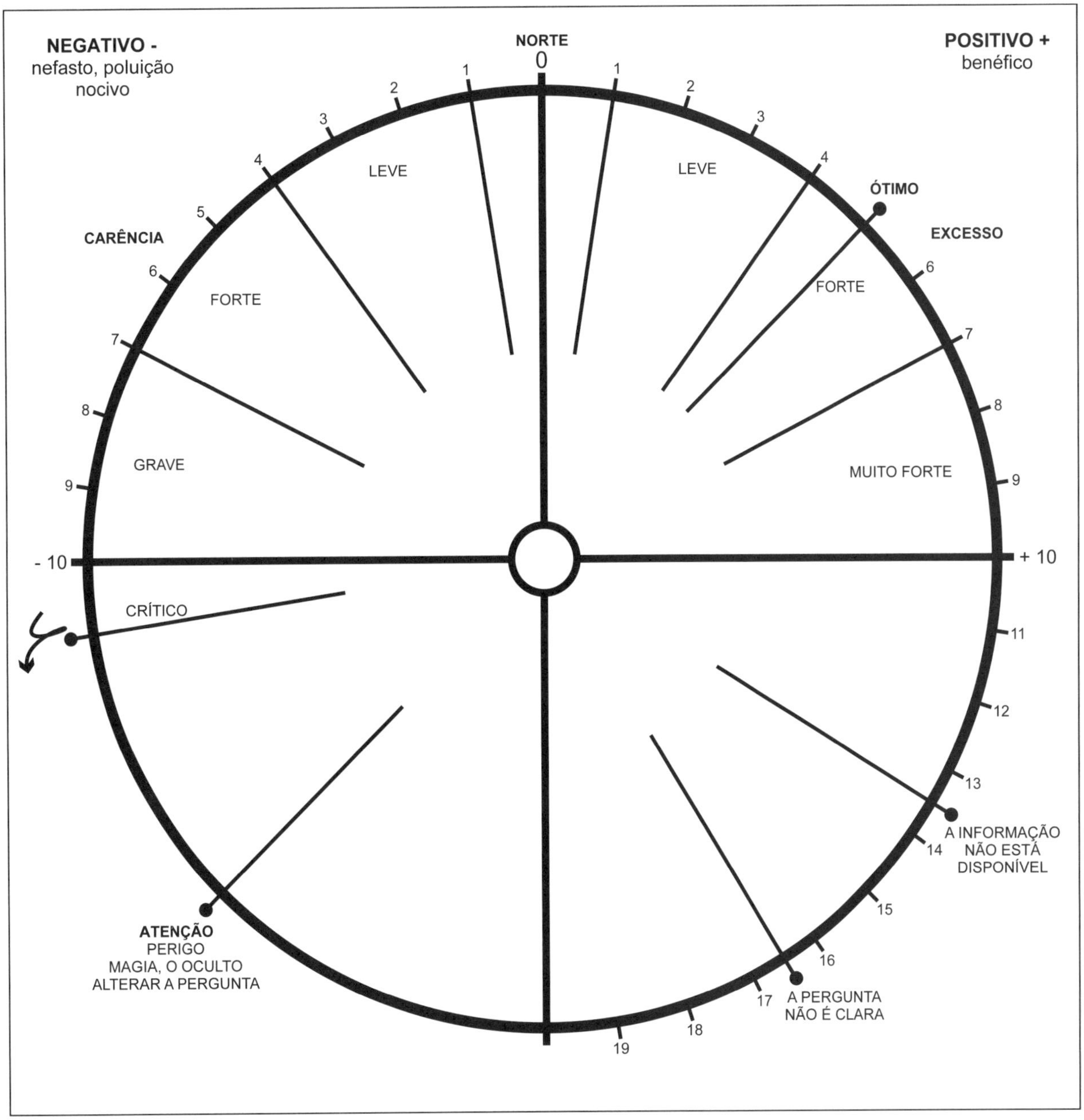
NEGATIVO -
nefasto, poluição
nocivo
NORTE
0
POSITIVO +
benéfico
LEVE
LEVE
CARÊNCIA
FORTE
ÓTIMO
EXCESSO
FORTE
GRAVE
MUITO FORTE
- 10
+ 10
CRÍTICO
A INFORMAÇÃO
NÃO ESTÁ
DISPONÍVEL
ATENÇÃO
PERIGO
MAGIA, O OCULTO
ALTERAR A PERGUNTA
A PERGUNTA
NÃO É CLARA

GRÁFICOS PARA DINAMIZAÇÃO, VALORIZAÇÃO OU MATERIALIZAÇÃO RADIESTÉSICA

Decágono

Hiranya

Alta Vitalidade

Ômega-Alfa

Quadrata

DECÁGONO

A palavra como testemunho daquilo que ela designa.

Desde 1946 a revista *La Radiesteshie Pour Tous* publica artigos sobre a possibilidade da utilização de palavras como testemunhos e meios de ação radiestésica. No entanto, todos os radiestesistas da época puderam constatar que as palavras recém-grafadas não possuíam o *quantum* energético daquilo que designavam, e que este *quantum* era adquirido progressivamente ao longo de três dias, como se a energia circundante fosse lentamente depositada no suporte de papel. Isto impedia a utilização imediata da palavra-testemunho. Este foi o tema para a pesquisa dos radiestesistas belgas, os irmãos Servranx. Eles perceberam que pequenas fichas de cartão com palavras, quando colocadas no interior de um círculo desenhado a nanquim, tinham o processo de impregnação da palavra-testemunho acelerada, diminuindo assim a longa espera de 3 dias.

Toda forma geométrica, regular ou irregular, pode saturar de forças (ainda mal definidas), não importando que testemunho sejam usados. Mas raras são as formas que dão à palavra-testemunho exatamente o que lhe falta para ser comparável à amostra natural.

Pesquisando nesta via, os Servranx encontraram várias formas-testemunho dessas forças de materialização, sem contar a maioria dos amplificadores radiestésicos que constituem excelentes testemunhos materiais dos fenômenos.

Com insistência, o pêndulo designava entre todas as formas examinadas e entre os dispositivos mais diversos, o DECÁGONO, quer dizer, o polígono regular de dez lados.

O Decágono é uma destas formas privilegiadas que materializa as influências de uma palavra-testemunho, um símbolo da materialização das coisas, seus dez lados correspondem:

- Ao pensamento que presidiu à realização.
- Ao verbo que o evoca (os nomes, símbolos, etc.) à substância.
- Às energias que aglomeram esta substância.
- Ao magnetismo (e raio fundamental, número, série).
- À espécie à qual pertence a coisa, seu caráter.
- Ao caráter e propriedades próprios da coisa.
- Às impregnações, as sintonias, as ressonâncias.
- Ao estado passado da coisa.
- Ao estado futuro desta mesma coisa.

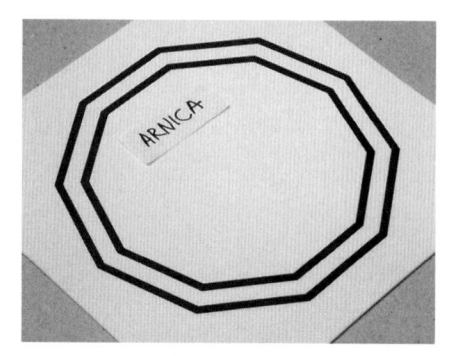

Valorização lexical.

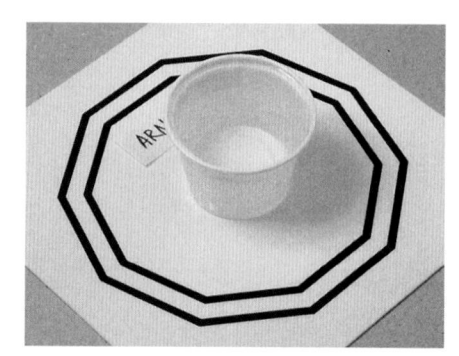

Impregnação de um líquido com a energia de uma palavra.

Partindo da ideia de valorizar as palavras-testemunho no decágono, F. e W. Servranx foram levados a pesquisar decágonos tendo efeitos de materialização ainda mais potentes, como o duplo decágono, de raios 50 e 60 mm. Com isso se reduziu, e muito, a duração da valorização. Rapidamente se aperceberam que um tal dispositivo permitia impregnações a partir de uma simples palavra-testemunho, impregnações que podiam ser utilizadas com sucesso como remédios! O resultado destes trabalhos foi publicado no EXDOCIN de maio de 1958 e abril de 1959, e também editado na forma de livro com o título *Materializações Radiestésicas*, no ano de 1958.

MODO DE USAR

Suponhamos que você deseje produzir um remédio homeopático com urgência. Escreva sobre uma tira de papel, com qualquer tinta preta, o nome e a dinamização do remédio necessário; coloque este papel sobre o decágono, mais ou menos paralelamente a um dos lados, coloque no centro do decágono um pequeno vidro redondo (copo de licor de 10 a 20 cm^3), no centro e perto do testemunho, não sobre o testemunho. Deixe tudo no lugar o tempo necessário (pesquisar com o pêndulo). Esse tempo será tanto mais breve quanto a diluição for mais elevada: aproximadamente 5 minutos de impregnação para as altas diluições, de dez a 15 minutos para as diluições médias, de 20 a 30 minutos para as baixas diluições. O melhor é determinar o tempo com o auxílio do pêndulo. Depois, pode-se servir do remédio significado pela palavra; a dosagem é absolutamente crítica. Se o pêndulo indicou, por exemplo, 5 gotas a cada 3 horas, e a pessoa ingere uma única gota por dia ou um copo de uma só vez, o resultado será absolutamente nenhum, nem positivo nem negativo. As dosagens podem variar de algumas gotas num pouco de água até à metade do copo, ou seja, 5 a 10 cm^3. Os efeitos serão aproximadamente os do remédio normal.

Esta técnica é válida quando o nome da coisa DESCREVE A COMPOSIÇÃO DA COISA!

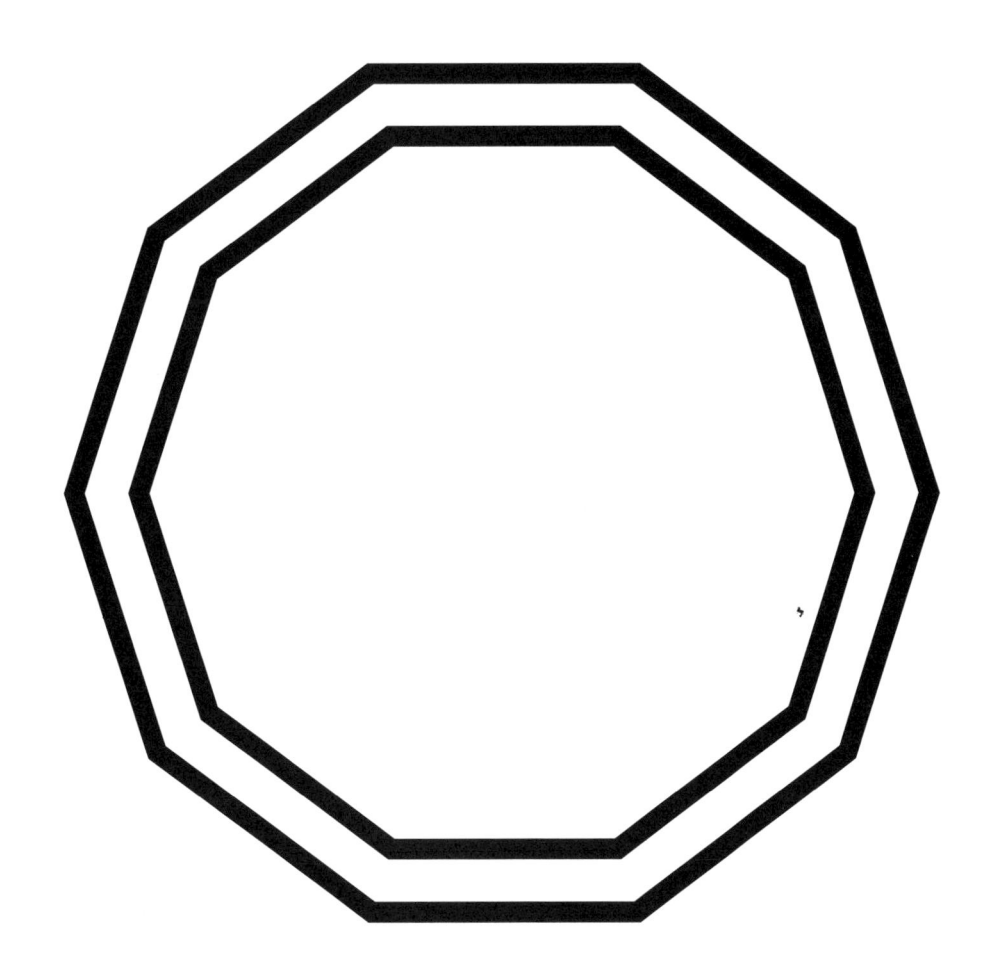

Podemos assim obter impregnações de:

- Uma substância, como ferro, cobre, etc.
- Uma cor, verde, azul, etc.
- Um remédio, Arnica, Súlfur, etc.
- Força ou energia, vida, pensamento, som, luz, etc.
- Pessoal ou animal: Sr. José da Silveira, o cachorro Zulu de Francisco Mendes, etc.
- Uma quantidade, 2 Kg, 1 Km, 1 mícron, etc.
- Um atributo ou qualidade, bom, honesto, afável, etc.
- Um gênero, macho, fêmea, negativo, etc.

Tanto pode ser utilizado o suporte de papel sobre o qual foi escrita a palavra, quanto um líquido ou um pó neutro. Os vidros contendo as substâncias devem permanecer abertos durante a impregnação, após o que deveram ser fechados. A exemplo da homeopatia, os líquidos devem conter algum conservante para assegurar sua durabilidade.

A técnica varia quando se deseja impregnar algo com múltiplas influências, ou quando o nome da coisa não reflete precisamente sua composição ou, ainda, quando designa algo do passado ou de existência incerta.

Neste caso, o decágono será simples e as palavras serão colocadas no PERÍMETRO EXTERIOR; o suporte a impregnar será colocado normalmente no interior do decágono.

A Valorização ou Materialização Radiestésica só pode ser obtida através de testemunhos lexicais!

Dimensão do gráfico – Decágono duplo: tamanho natural.

Decágono simples: 25 x 25 cm

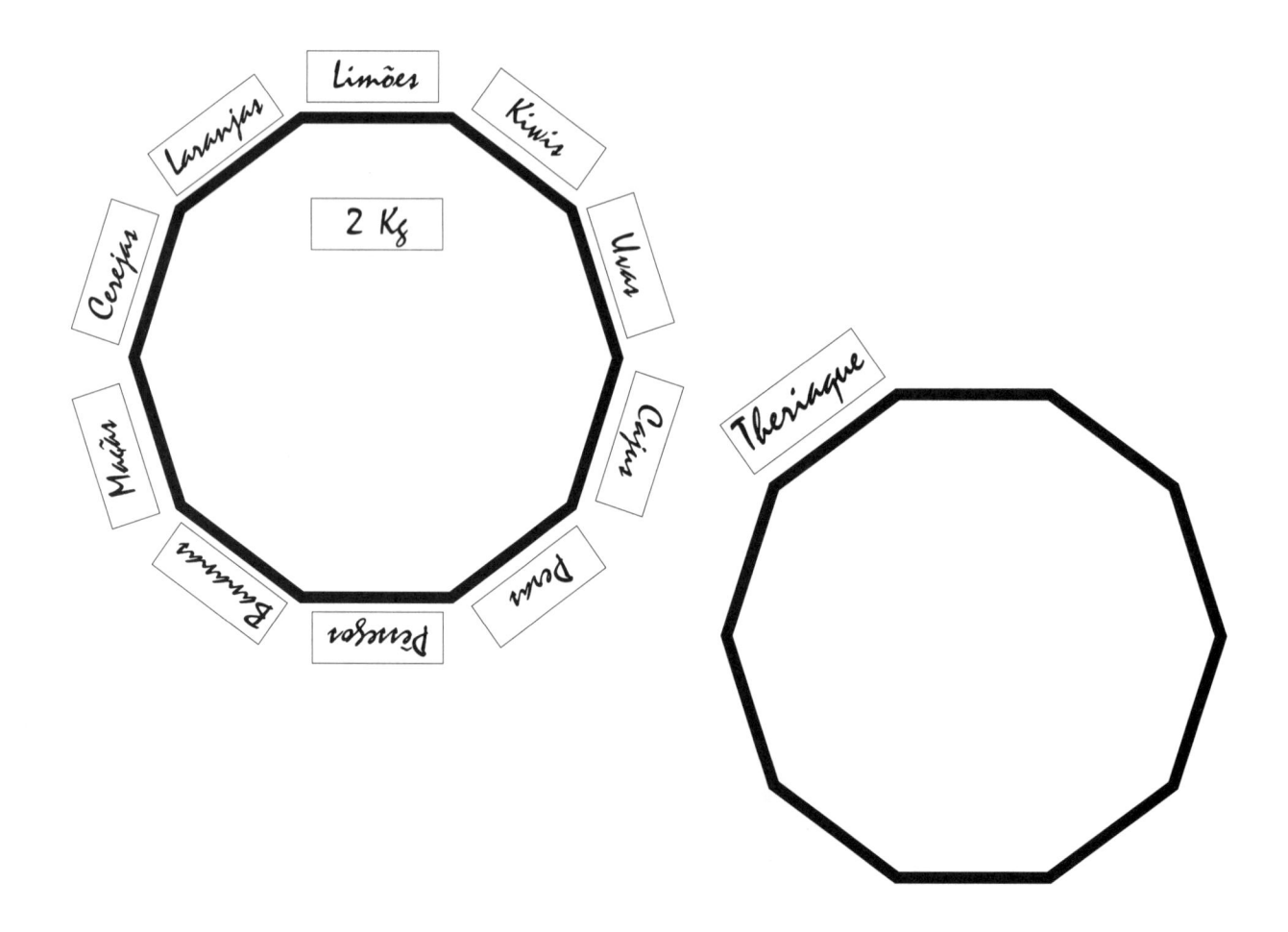

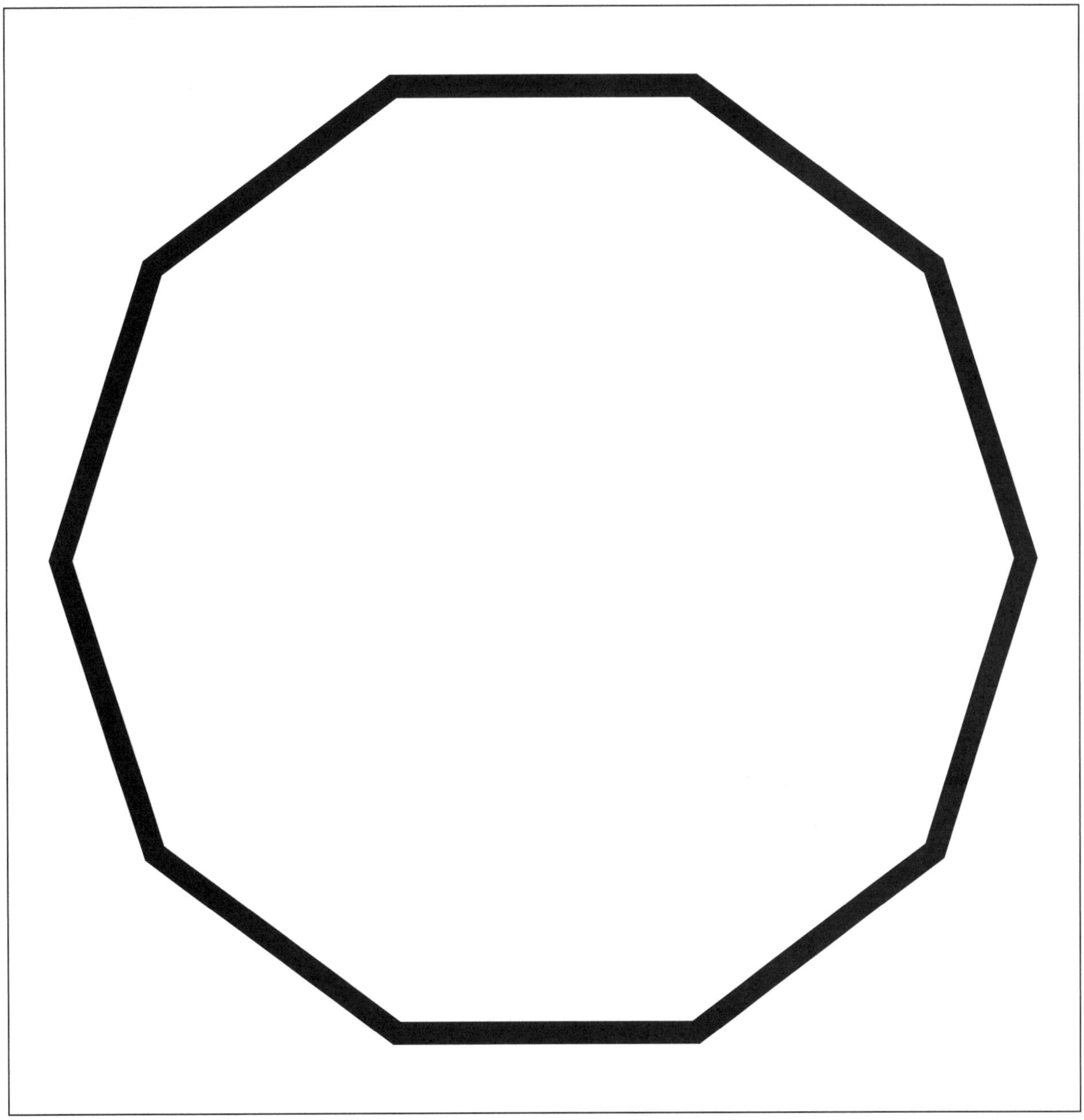

HIRANYA

(Cosmic & Biotic Energies Radiesthesics Generator)

Este poderoso gráfico pode ser usado como um Yantra. Ele é a representação no plano da famosa bobina Hiranya. Estes dispositivos são bastante populares no Japão. Sua utilização é semelhante às bobinas de Lakhovsky, cuja forma mais popular é o circuito oscilante aberto, comercializado na forma de pulseira de cobre.

Como outros gráficos, são múltiplas as possibilidades de uso do Hiranya. Experimentalmente, a placa Hiranya pode ser utilizada para preservar determinados alimentos por períodos acima do normal. Quando em exposição, "filtra" o ambiente, reequilibrando as energias de origem psíquica ou física.

Para aumentar seu campo de atuação, pode utilizar este gráfico com pedras preciosas ou com cristais de quartzo. Use também para programar pedras ou cristais para finalidades específicas.

O gráfico radiestésico é de autoria de António Rodrigues.

Dimensão do gráfico: 22 x 22 cm

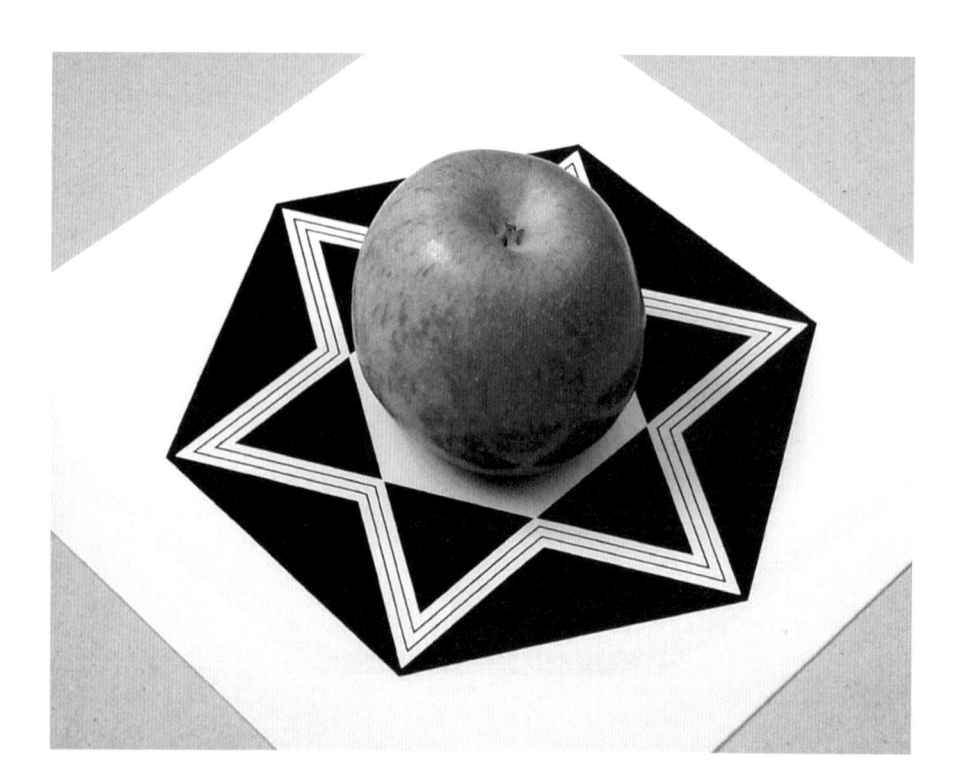

Os Novos Gráficos em Radiestesia | 47

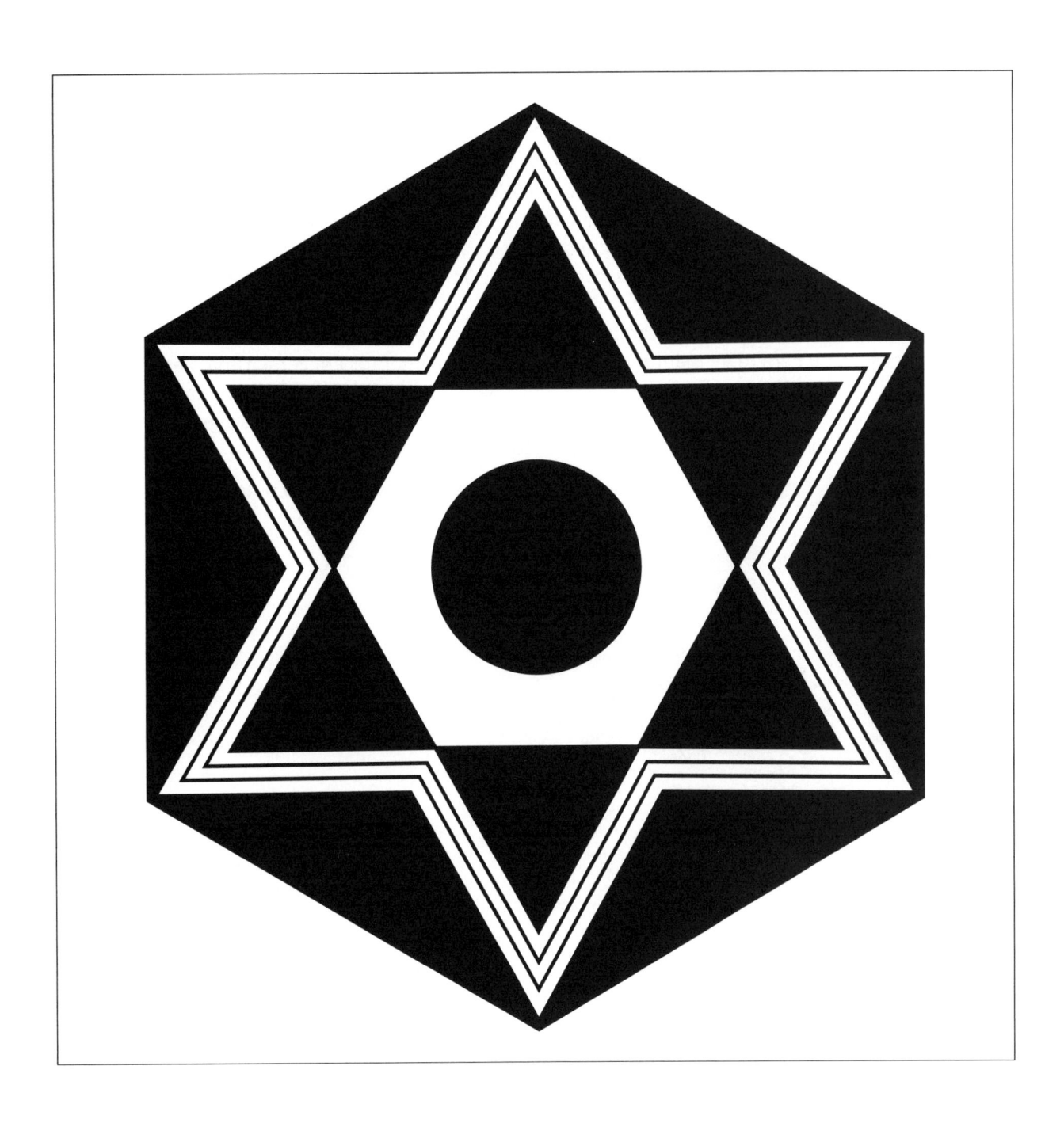

ALTA VITALIDADE

A criação dos gráficos compostos de números no interior de círculos se deve a H. O. Busby. Este trabalho foi divulgado na Europa, pela *La Radiesthesie Pour Tous,* de julho de 1959. Num artigo de revista publicado na Austrália, ele escreve: "Não tive a oportunidade até agora de vos manter ao corrente de todas as observações feitas pela acumulação e o emprego de certas energias. Detectei uma, sem dúvida de origem cósmica, que denominei de *Alta Vitalidade*, dado seus efeitos. Ela é representada pelos números 9797979 escritos no centro de círculos concêntricos. Minha técnica consiste em energizar pedras roladas de rio com a ajuda deste gráfico. Para isso, coloco as pedras sobre este disco e faço girar o pêndulo em cima, até à saturação (o que eu constato pela parada do pêndulo). Uma dessas pequenas pedras basta então para obter grandes efeitos. Simples exemplo: coloquei uma pequena pedra assim energizada encostada na parede externa de uma casa construída em alvenaria. Com o pêndulo acompanhei o que acontecia: em alguns dias toda a construção estava impregnada, depois isso se estendeu até ao jardim que se encontra todo à volta. Bom, todas as plantas do jardim se puseram a crescer de uma maneira assaz vigorosa..."

O gráfico de Alta Vitalidade pode também ser usado para energizar água, que depois pode servir para a alimentação ou para regar plantas e energizar frutas e alimentos em geral. Uma planta em vaso colocada sobre este gráfico apresenta um crescimento significativo. Também flores cortadas mantidas em água têm seu tempo de duração aumentado. Acreditamos que estas são apenas algumas sugestões entre as muitas possíveis para aplicação deste gráfico.

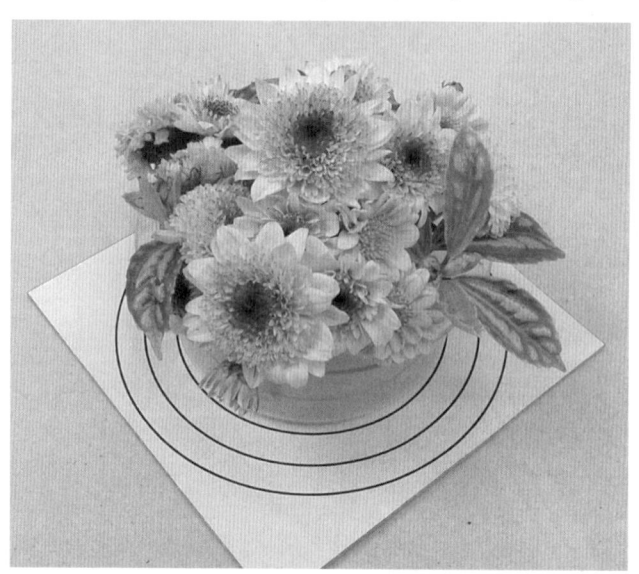

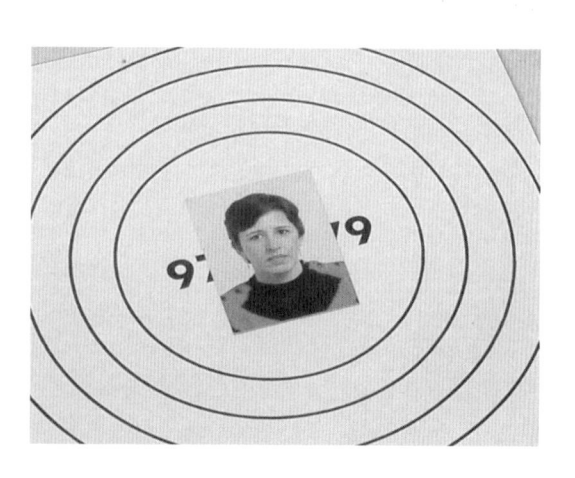

Dimensão do gráfico: tamanho natural

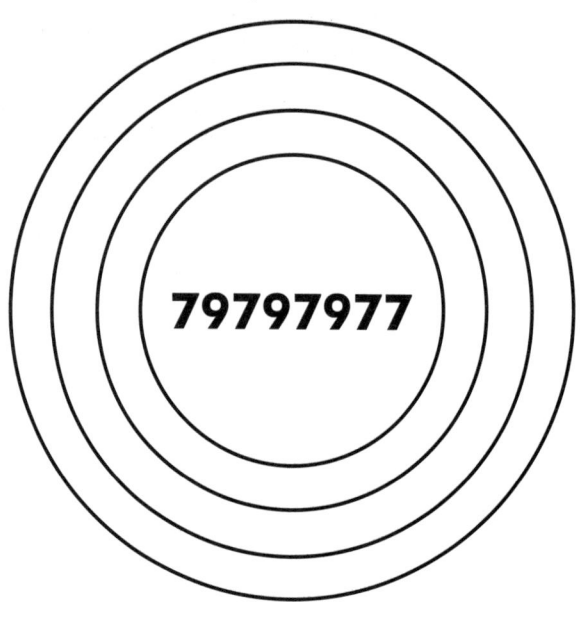

9797979

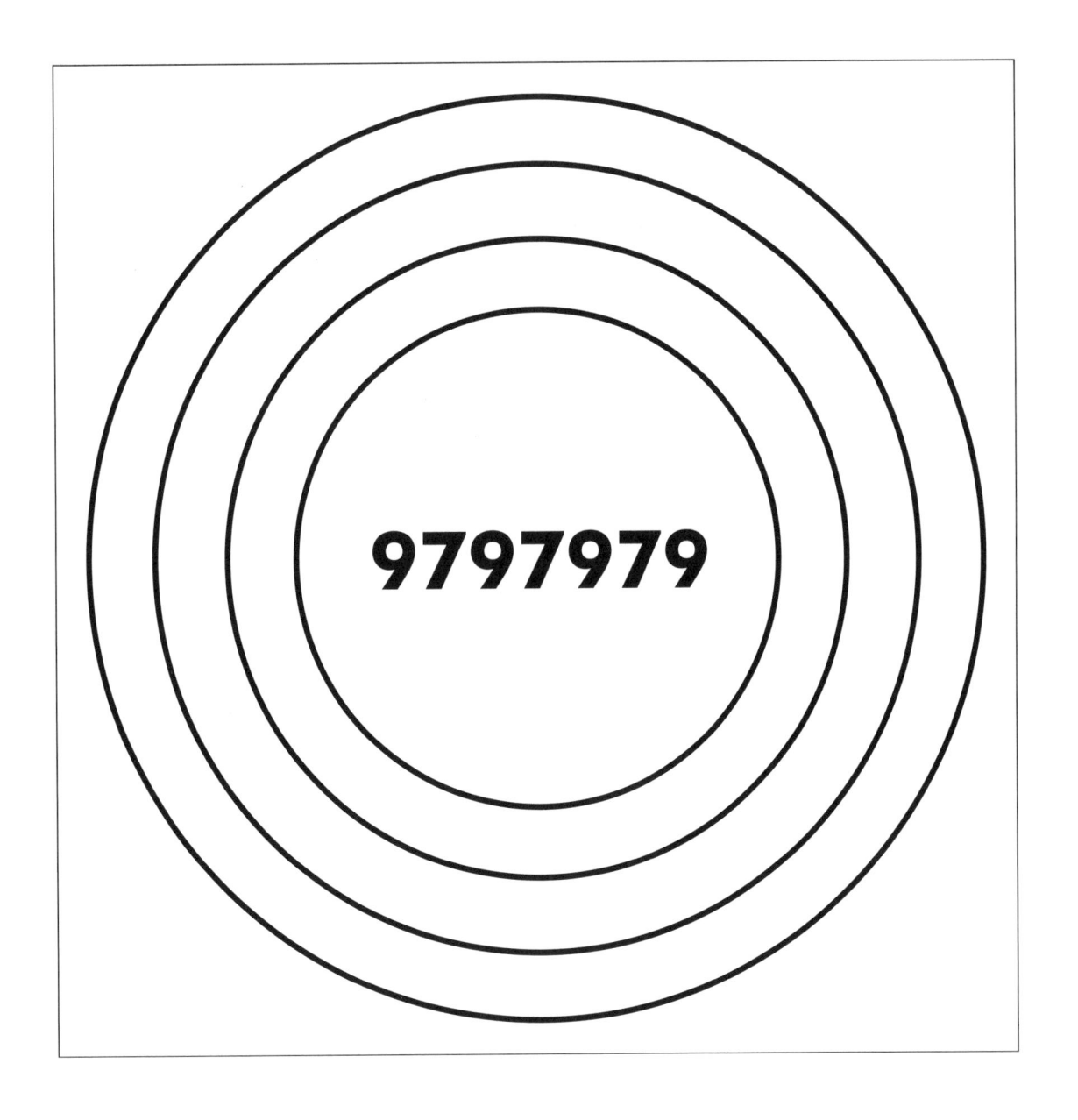

ÔMEGA-ALFA

Este gráfico foi desenvolvido pelos os irmãos Servranx, radiestesistas belgas, e publicado na *La Radiesthesie Pour Tous* de junho de 1963. Sua finalidade é pesquisar a sequência numérica e a quantidade de círculos para realizar gráficos radiestésicos segundo a técnica de H. O. Busby, autor do gráfico Alta Vitalidade. Vamos tomar este último como exemplo para demonstrar sua realização.

Sabemos que a técnica permite gerar sequências de algarismos que ficaram circunscritos a um determinado número de círculos, capazes de captar e transmitir determinada força (energia) cósmica apropriada a um fim específico. Por este processo, pode-se exprimir uma energia benéfica sutil, um remédio energético especial para um determinado fim.

Vamos escrever sobre uma pequena tira de papel a expressão a ser pesquisada. Chamamos a isto "referência visual" já que não tem o *quantum* energético próprio de um testemunho lexical, mas permite estabelecer um foco visual e, consequentemente, fácil mentalização do fim em vista.

1. Coloque o pêndulo no meio da linha Ômega-Alfa, sobre a separação das casas 15 e 9 e formule a seguinte pergunta: por esta técnica é possível exprimir numericamente a força cósmica apropriada a esta finalidade?
2. Se a resposta for positiva, coloque a "referência visual" sobre a letra Ômega e questione de quantos algarismos é composta a sequência numérica procurada com o pêndulo sobre o Ômega.
3. Coloque a "referência visual" e o pêndulo sobre a letra A, enquanto coloca o dedo indicador da mão livre, ou um ponteiro, sobre a primeira casa do setor Ômega. O pêndulo indicará o primeiro algarismo do número procurado. Coloque agora o dedo na casa 2 e repita o processo, sucessivamente, até chegar ao número de algarismos previamente definidos.
4. Obtido o número, escreva-o em uma pequena tira de papel e o coloque sobre a linha Ômega-Alfa, entre as casas 15 e 9. Pesquise se este é o número realmente procurado, caso não seja, repita o processo desde o início até atingir o número desejado.
5. Confirmado o número, coloque-o sobre o Ômega e, com o pêndulo, descubra quantos círculos comporão o gráfico final.
6. Trace os círculos e escreva o número em seu centro. As dimensões não são críticas, no entanto, o diâmetro mínimo do círculo externo deverá ser de 12 centímetros, e os algarismos escritos em letra grossa. Sabemos que, em radiestesia, gráficos menores que esse tamanho não têm o aporte energético suficiente para produzir resultados satisfatórios.

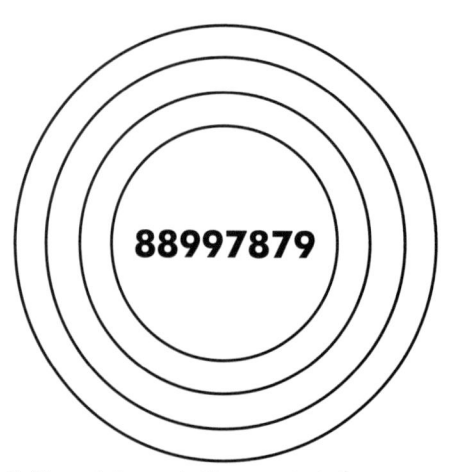

Dimensão do gráfico: tamanho natural

88997879

Gráfico anti-dor, produzido por meio do Ômega-Alfa.

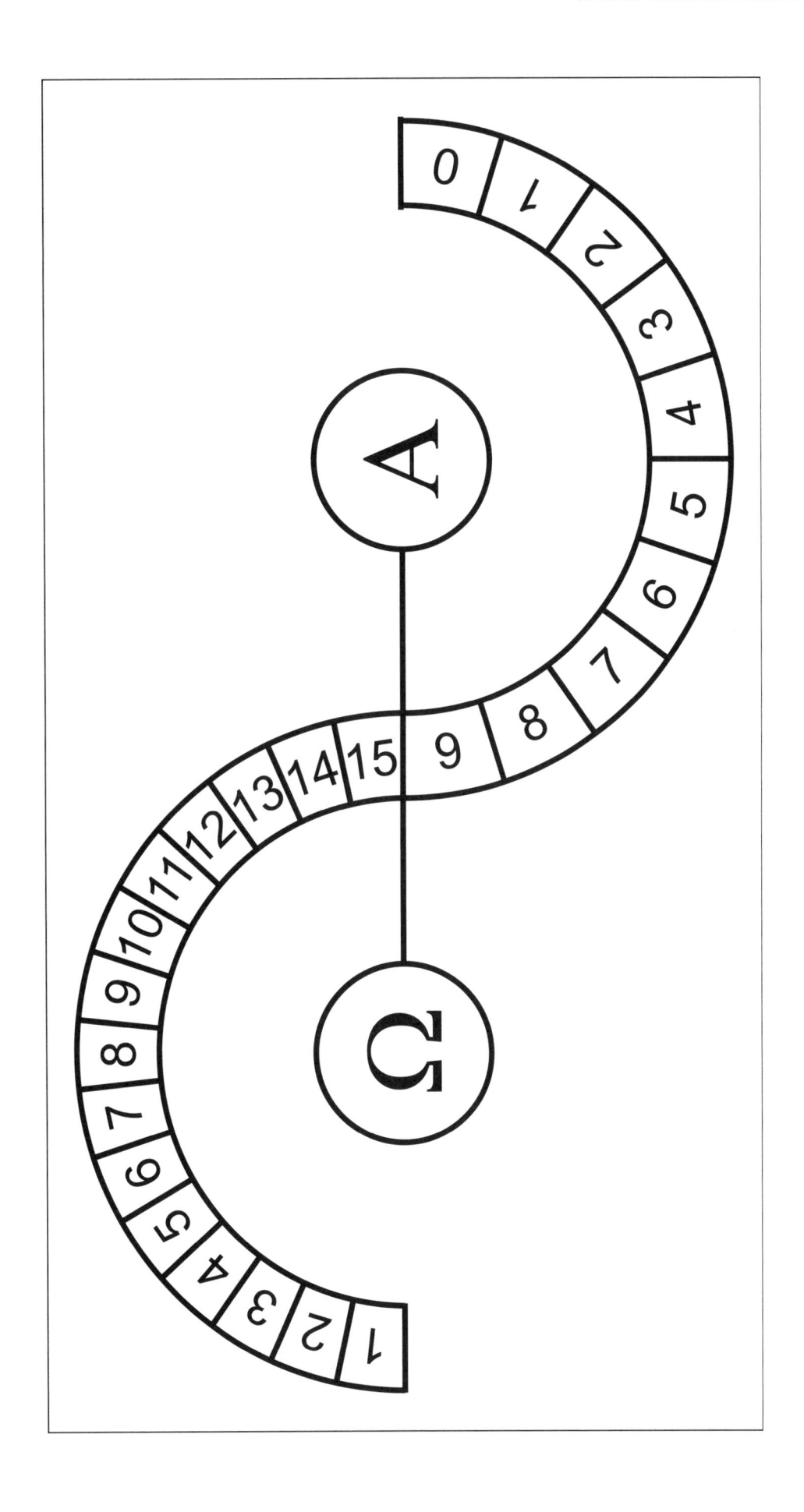

Os Novos Gráficos em Radiestesia | 51

QUADRATA

Este é um gráfico de materialização, de objetivação de coisas materiais, pode ser usado para o valor energético de determinados testemunhos. Testemunhos lexicais orientados para a aquisição de bens materiais podem ser aí deixados, em conjunto com metais ou minerais relacionados com o tema. Pode ser utilizado também para consolidar relacionamentos, use em conjunto com as fotos e testemunho lexical do objetivo. Como para os demais gráficos, pendule para avaliar tempo de exposição.

Dimensão do gráfico: 18 x 18 cm

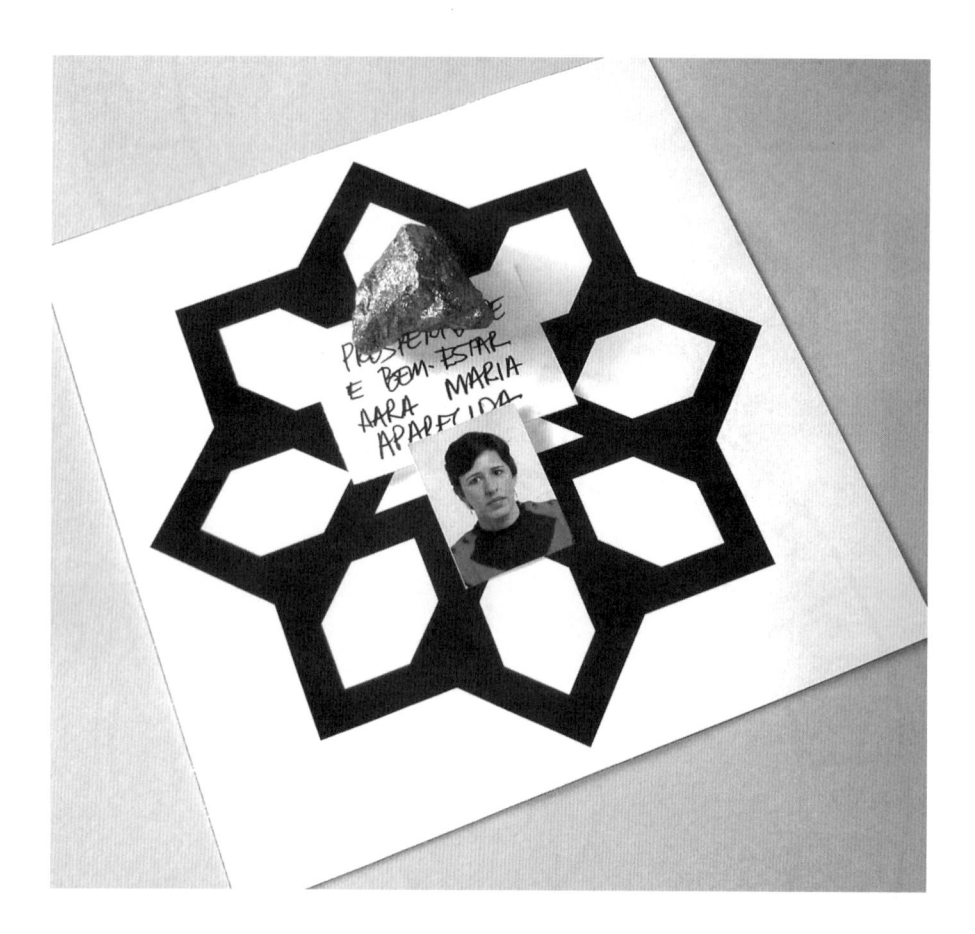

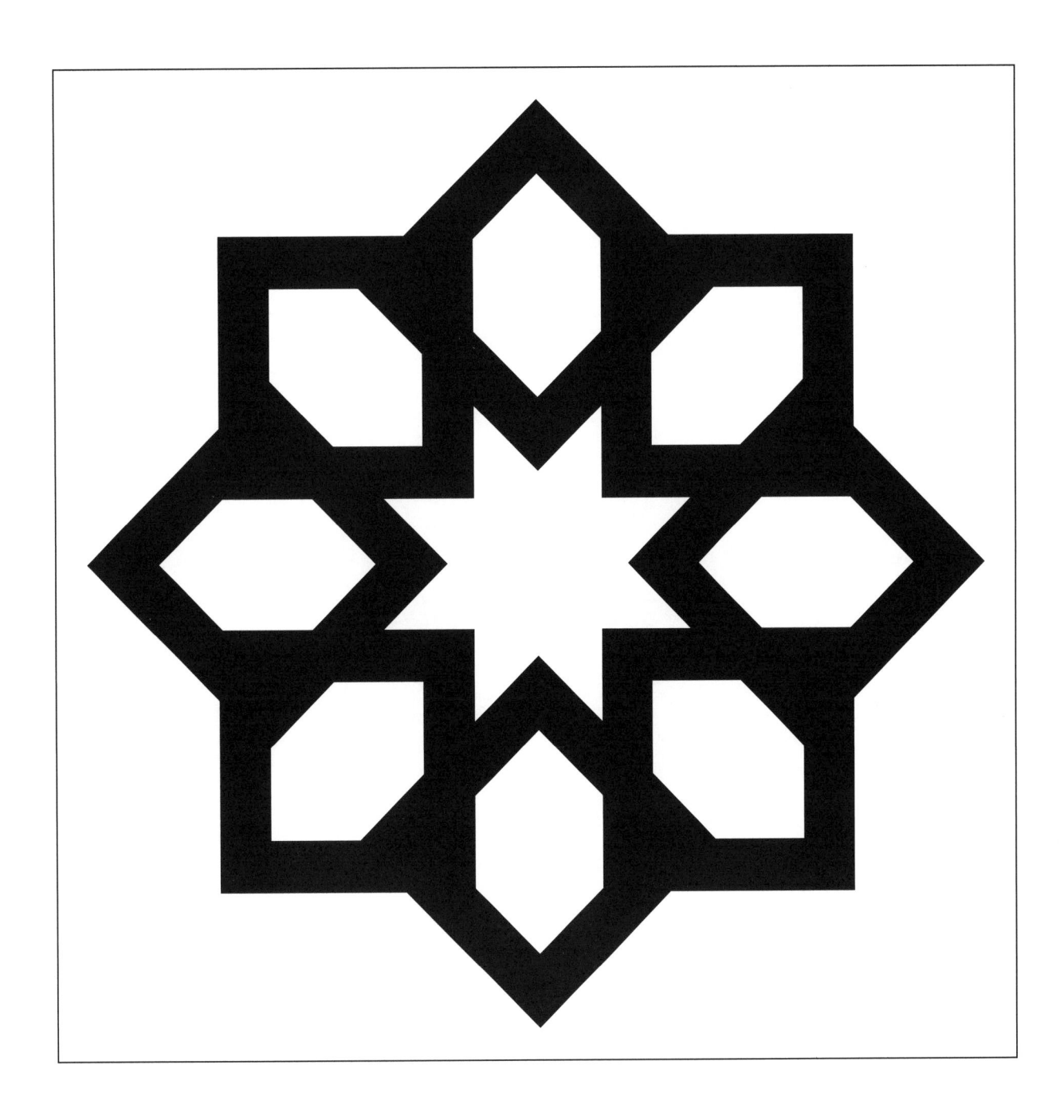

GRÁFICOS PARA REEQUILÍBRIO, AMBIENTAL E COMPENSAÇÃO DE ENERGIAS DELETÉRIAS

Keiti

SCAP

KEITI

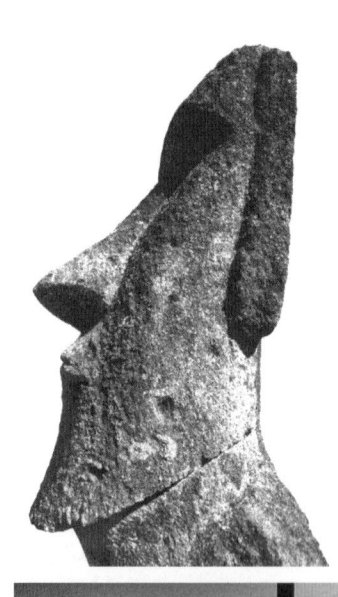

A primeira referência sobre a utilização dos Keiti para fins de reequilíbrio ambiental surgiu em 1936, no primeiro livro de Chaumery-Bélizal, *Ensaio de Radiestesia Vibratória*. Segundo pesquisa realizada por André de Bélizal, as estátuas da Ilha de Páscoa teriam como função afastar os intrusos ou invasores da ilha, já que elas projetam uma forte emissão de Verde Negativo do espectro de Ondas de Forma. Esta emissão produz um profundo mal-estar, e acaba debilitando seus alvos vivos. Para poder circular pela ilha sem serem afetados por estas emissões, os pascoenses criaram tábuas protetoras.

Existiam dois tipos de tábuas, chamadas *Keiti*, uma de grandes dimensões, expostas na frente dos abrigos, e outras de volume reduzido. Um espécime desta última foi oferecida a Mr. Janssen, vigário apostólico do Taiti. Esta tábua lhe foi presenteada pelos indígenas, rodeada de numerosos cabelos femininos. Isto permitia supor que os Pascoenses colocavam os Keiti na cabeleira, a fim de deixar livres os movimentos do corpo, preservando, no entanto, o indivíduo. Eles podiam assim enfrentar impunemente as zonas perigosas, tanto sobre mar como em terra, sem sentir os efeitos nocivos.

Uma cópia destas tábuas presa no teto de um apartamento faz desaparecer as ondas nocivas do solo. As tábuas originais com os caracteres gravados de forma imutável conservam indefinidamente suas propriedades.

A escrita rongorongo era composta de 120 pictogramas, que podiam ser combinados em mais de 1.000 maneiras. Cada imagem representava uma palavra. O material parece ser todo ritualístico. Eles trabalhavam linhas de caracteres em tábuas de madeira. As linhas iam *boustrophedon* ("como o boi ara"), isto é, as palavras de uma linha eram escritas da esquerda para a direita e as da linha seguinte em oposição à anterior, de cabeça para baixo.

As placas Keiti funcionam como um eficientíssimo neutralizador de energias nocivas. Sabe-se atualmente que, aparelhos eletrodoméstico tais como TV, radio-relógio, etc., emitem certos tipos de ondas nocivas. Estas ondas podem ser neutralizadas ao se colocar uma placa Keiti sob os aparelhos.

Os pontos de confluência de linhas de força oriundos do subsolo, chamados de pontos de Tensão Geopática, muitas vezes se constituem em fortes emissores de energias nocivas, que desequilibram o estado energético dos seres vivos e, por isso, tornam-se causadores de doenças. Essas ondas telúricas, emissoras de Verde Negativo do Espectro das Ondas de Forma podem ser eliminadas com o uso de uma placa Keiti, colocada sobre o ponto, ou então afixada no teto do cômodo.

Em certos casos, podemos constatar com resultados positivos a utilização do gráfico Keiti no reequilíbrio de seres vivos através de testemunho.

O Keiti não se satura e não requer orientação espacial, podendo, assim, ser colocado nas paredes, no teto, sobre os móveis ou ainda sob aparelhos geradores de emissões. Dependendo do volume da sala, será necessário a aplicação de um número superior de gráficos.

Dimensão do gráfico: 11 x 23,5 cm ou 20 x 45 cm.

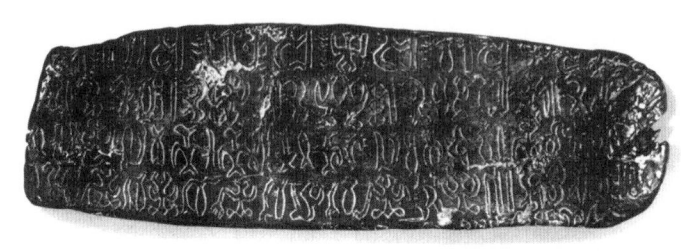

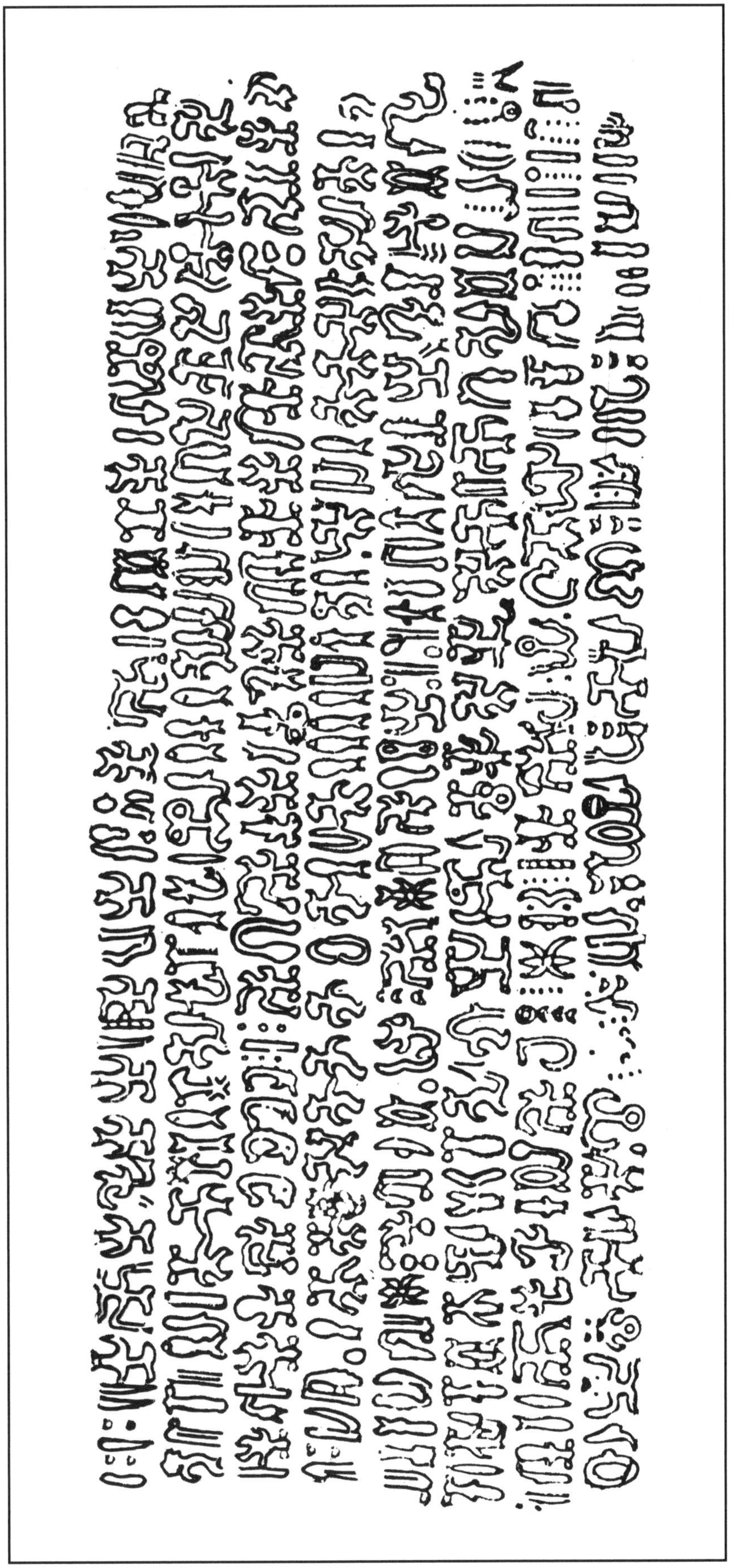

SCAP

(Símbolo compensador de André Philippe)

Gráfico introduzido no Brasil em 1989, por Dr. Neuci da Cunha Gonçalves, obtido por correspondência particular mantida com André Philippe, engenheiro eletrônico e radiestesista, ex-colaborador de Jean de La Foye.

Em nossa opinião, este é provavelmente mais um fruto da pesquisa de La Foye, sobre o qual André Philippe trabalhou durante um longo período, tendo, no entanto, cometido o erro de transformar os caracteres originais hebraicos, próprios da expressão Jeová (IAVE), em seus correspondentes latinos. E é aí que a coisa "pega", já que, como sabemos, os caracteres latinos não emitem o valor da palavra escrita. Assim, passaram a ser meros grafismos incapazes de aportar o fenômeno da imposição energética característica do Tetragrama hebraico. Não gostamos também da expressão *Símbolo*, pouco própria da linguagem técnica radiestésica; *Gráfico* seria bem mais apropriado. Em uma segunda versão, André Philippe acrescentou alguns elementos gráficos que melhoraram a versão inicial, no entanto, ao inserir no centro o Sh latino do Shin hebraico, próprio da emissão da vida, demonstra mais uma vez ainda não ter aprendido a lição do mestre de La Foye. Vamos tentar consertar a coisa...

- Retornemos às origens, recolocando as letras hebraicas no lugar que lhes é próprio.
- Troca-se o Sh, incapaz de emitir aquilo que não possui pelo grosso ponto transformador do círculo protetor, em círculo solar emissor, muito mais adequado a um gráfico, cuja finalidade é projetar, emitir suas qualidades intrínsecas.

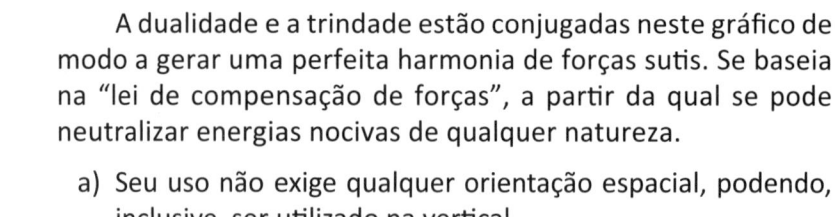

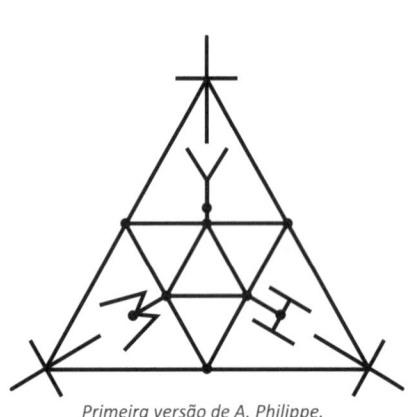

Primeira versão de A. Philippe.

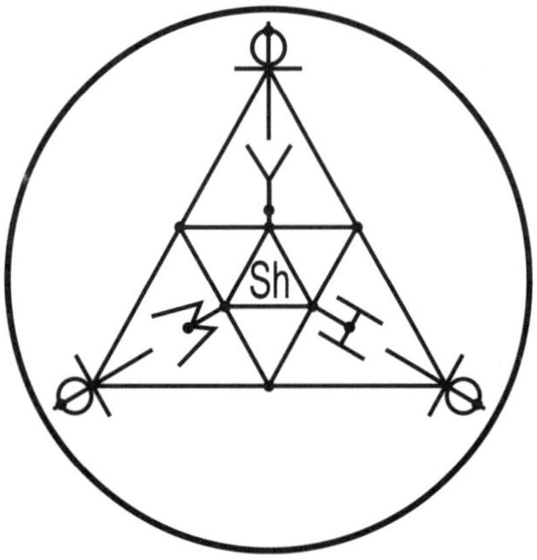

Segunda versão de A. Philippe.

A dualidade e a trindade estão conjugadas neste gráfico de modo a gerar uma perfeita harmonia de forças sutis. Se baseia na "lei de compensação de forças", a partir da qual se pode neutralizar energias nocivas de qualquer natureza.

a) Seu uso não exige qualquer orientação espacial, podendo, inclusive, ser utilizado na vertical.

b) Sua potência de compensação e seu raio de ação são diretamente proporcionais ao seu tamanho e à massa do material com o qual é feito.

c) Suas emissões ocorrem, simultaneamente, nos níveis físico, vital e espiritual.

d) Todo o espectro das energias de forma (espectro Chaumery-Bélizal) é emitido a um só tempo nas fases magnética e elétrica.

e) Seu uso regula automaticamente a(s) quantidade(s) da(s) energia(s) de forma (em fase magnética ou elétrica) necessária(s) ao equilíbrio perfeito de um ambiente, aparelho, alimento, bebida, planta, animal ou pessoa.

f) Quando o foco nocivo for muito potente, poderá ser necessário o uso de dois ou mais Símbolos Compensadores no ambiente.

Obs.: é conveniente que um radiestesista conhecedor de Geobiologia faça um estudo especializado no local afetado.

g) Não é preciso desimpregná-lo, pois é impossível a sua saturação.

A versão final apresentada à direita é o resultado das modificações impostas por António Rodrigues.

Dimensão do gráfico: 21 x 21 cm

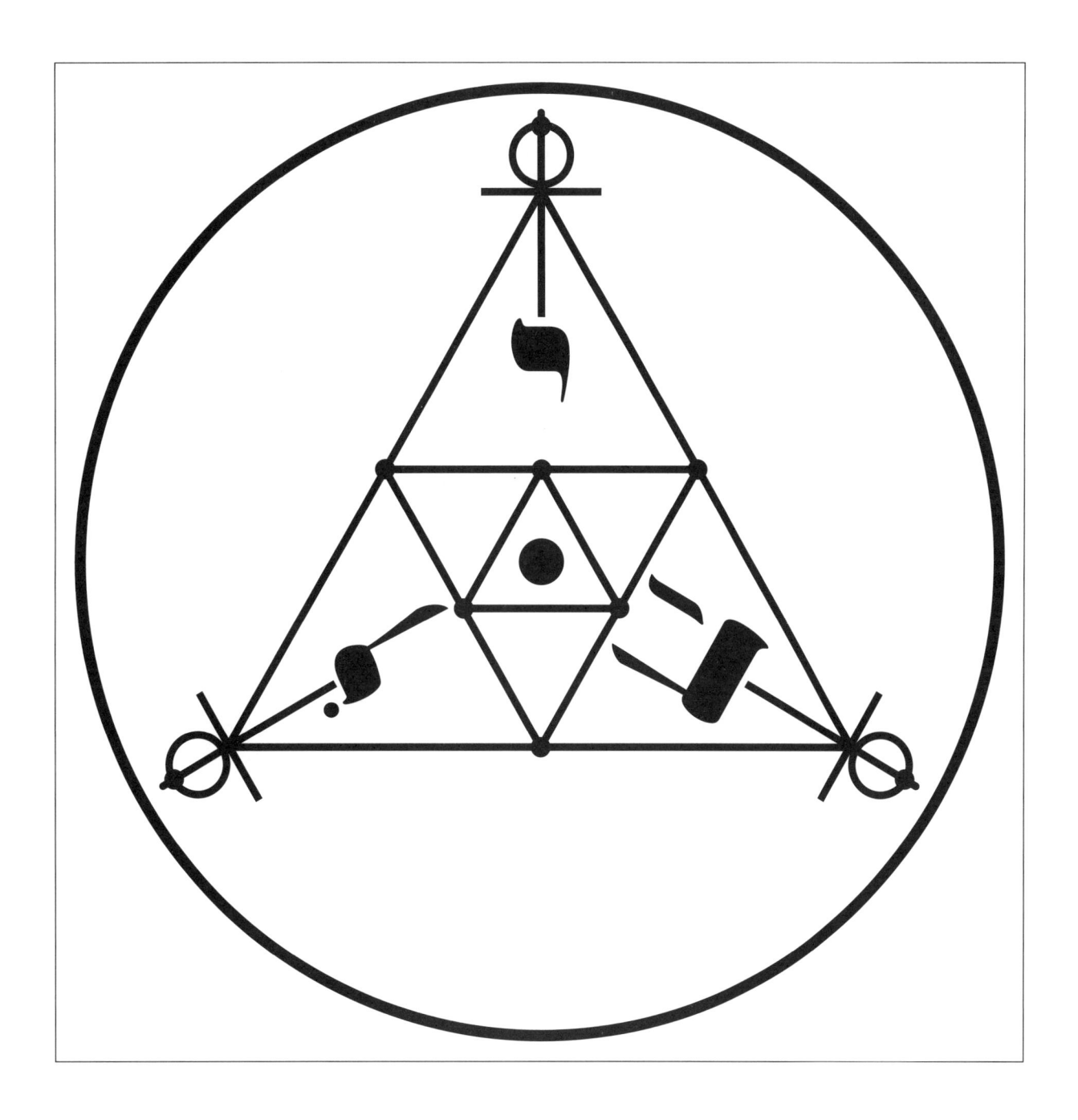

USOS E POSSIBILIDADES

a) Colocado sobre um ponto geopatogênico (cruzamento da malha geomagnética denominada rede de Hartmann), ou sobre qualquer outro foco de energias nocivas, ele anula a sua nocividade.
b) Colocado sob/sobre a televisão, elimina todas as energias nocivas que ela emite, tais como os raios alfa, beta e gama, raios X, Verde Negativo elétrico e Vermelho elétrico.
c) Colocado sobre um relógio de luz, elimina o Verde Negativo elétrico e o Vermelho elétrico veiculados pela corrente elétrica.
d) Colocado sob aparelhos elétricos, eletrônicos ou radiônicos, elimina toda e qualquer energia nociva, de natureza física ou sutil, que eles possam emitir.
e) Colocado sob a cama, proporciona um sono tranquilo e reparador.
f) Colocado em seu centro um testemunho (cabelo ou foto) de uma vítima de magia negra, ele anula todo o processo mágico.
Obs.: os controles devem ser feitos com os pêndulos especiais usados em Radiestesia Cabalística.
g) Colocados sobre seu centro, os alimentos (sólidos ou líquidos), tornam-se mais saudáveis a partir do equilíbrio de todo seu espectro de energia sutil e vital.

Obs.: convém usar tal prática com os alimentos que sofreram refrigeração, pois sua vitalidade é reduzida a cerca de 50% pelo Verde Negativo elétrico existente dentro da geladeira. Após o equilíbrio, pode-se aumentar a vitalidade dos alimentos com o uso do Gráfico de Alta Vitalidade, criado pelo radiestesista australiano H. O. Busby.
h) É usado terapeuticamente como auxiliar do tratamento de toda e qualquer doença, pois toda cura (de planta, animal ou pessoa) pode ser conseguida pelo equilíbrio do espectro de energias sutis do organismo doente.

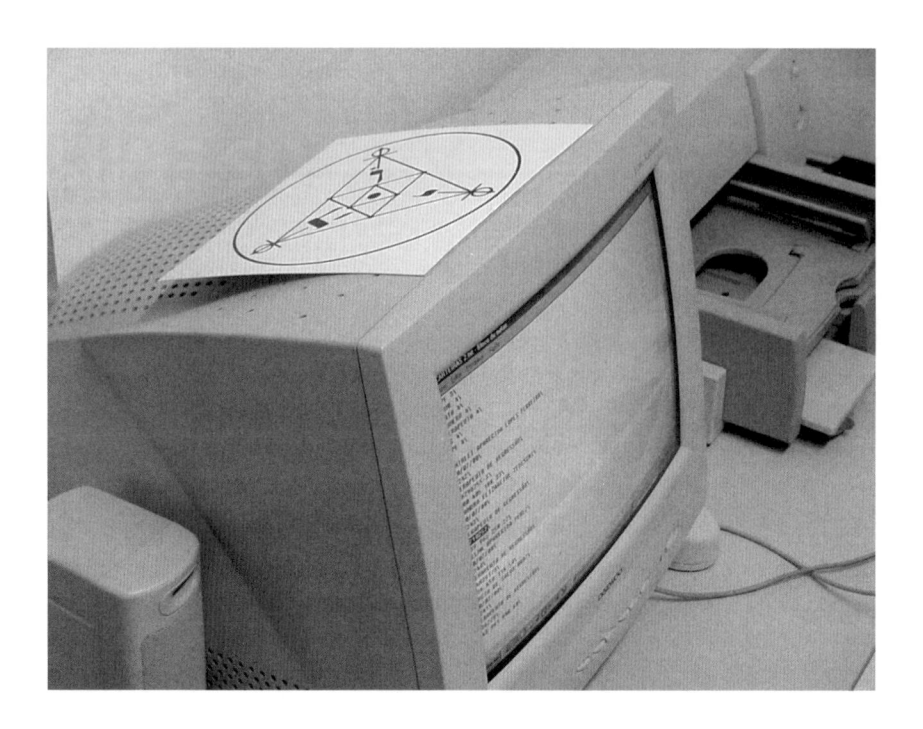

GRÁFICOS EMISSORES

Tri-círculo

SCAP

Mesa de Amiens

Turbilhão

Peggotty Board

Telerradiador

Cruz Atlante

Labirinto de Amiens

Vesica Piscis

Pirâmide Plana

Kit-Cromo

Baguá

Espiral

Shin

Duo

Placa Rad

Magnetron

Cruz de São Mauro

Srin – Hrim – Krim – Klim

TRI-CÍRCULO

O Tri-círculo criado por Jean de La Foye é um gráfico de emissão, cuja característica é a possibilidade de emitir a energia própria de coisas físicas, assim, podem ser utilizados como corretores:

- Pedras energizadas
- Cristais variados
- Desenhos ativos
- Símbolos vários, hexagramas do I Ching, signos zodiacais, figuras geométricas, etc.
- Remédios homeopáticos, florais, fitoterápicos
- Cores
- Testemunhos combinados

A utilizar obrigatoriamente alinhado para o Norte, bastando colocar no círculo do Norte o corretor e no círculo do Sul o testemunho a irradiar.

Como sempre, tanto a análise preliminar quanto os tempos de exposição serão controlados radiestesicamente.

Dimensão do gráfico: 12 x 31 cm

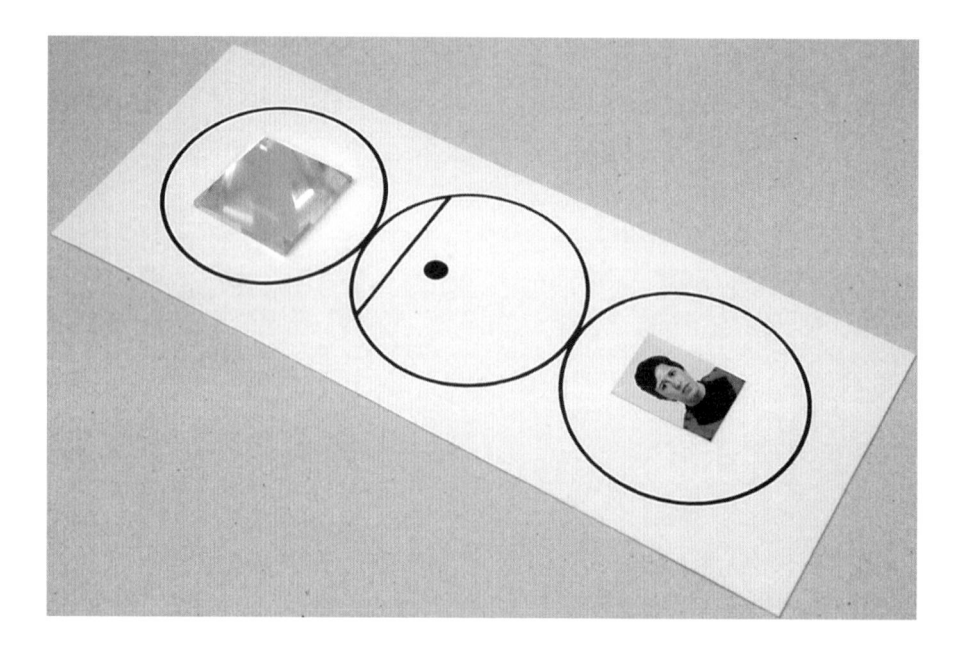

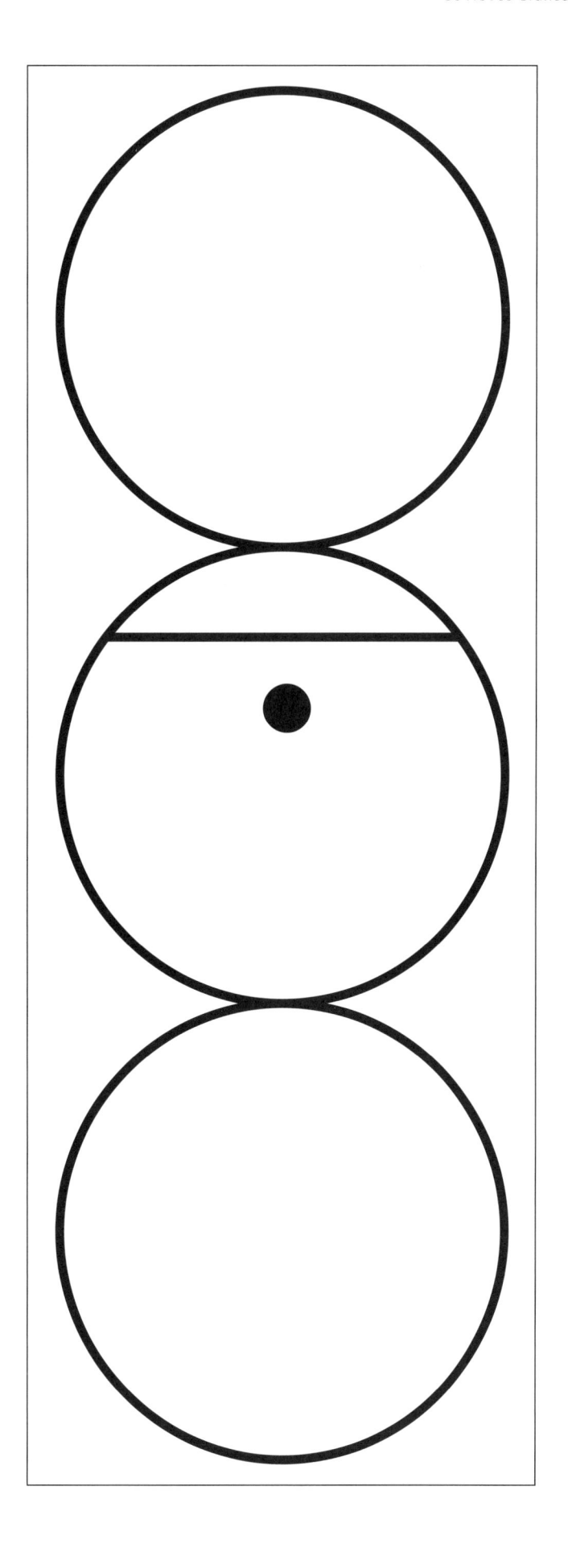

Os Novos Gráficos em Radiestesia | 63

SCAP

(Símbolo compensador de André Philippe)

(Versão finalizada por António Rodrigues)

Gráfico introduzido no Brasil em 1989, por Dr. Neuci da Cunha Gonçalves, obtido por correspondência particular mantida com André Philippe, engenheiro eletrônico e radiestesista, ex-colaborador de Jean de La Foye.

Ver mais detalhes sobre este gráfico no grupo "Gráficos para reequilíbrio ambiental e Compensação de energias deletérias".

Todos os gráficos baseados em expressões sagradas não necessitam de orientação espacial, ainda assim, se possível, oriente-o com o Yod para o Norte.

Além da ação de emissão própria da figura geométrica, o SCAP projeta os efeitos benéficos da energia da expressão: saúde, bem-estar, proteção contra entidades de qualquer esfera e voltes.

Como nos demais gráficos, todos os controles serão efetuados por radiestesia, corretor e testemunho unidos sobre o ponto central, qualquer tipo de testemunho e qualquer tipo de corretor.

Como já foi dito anteriormente, os gráficos em radiestesia são uma aplicação da chamada Radiestesia de Ondas de Forma, e quem trabalha com esta área deverá possuir toda uma série de gráficos para o mesmo fim, sendo que sua escolha depende de caso para caso, sem que haja uma explicação plausível para o fato, provavelmente compatibilidade energética.

Dimensão do gráfico: 21 x 21 cm

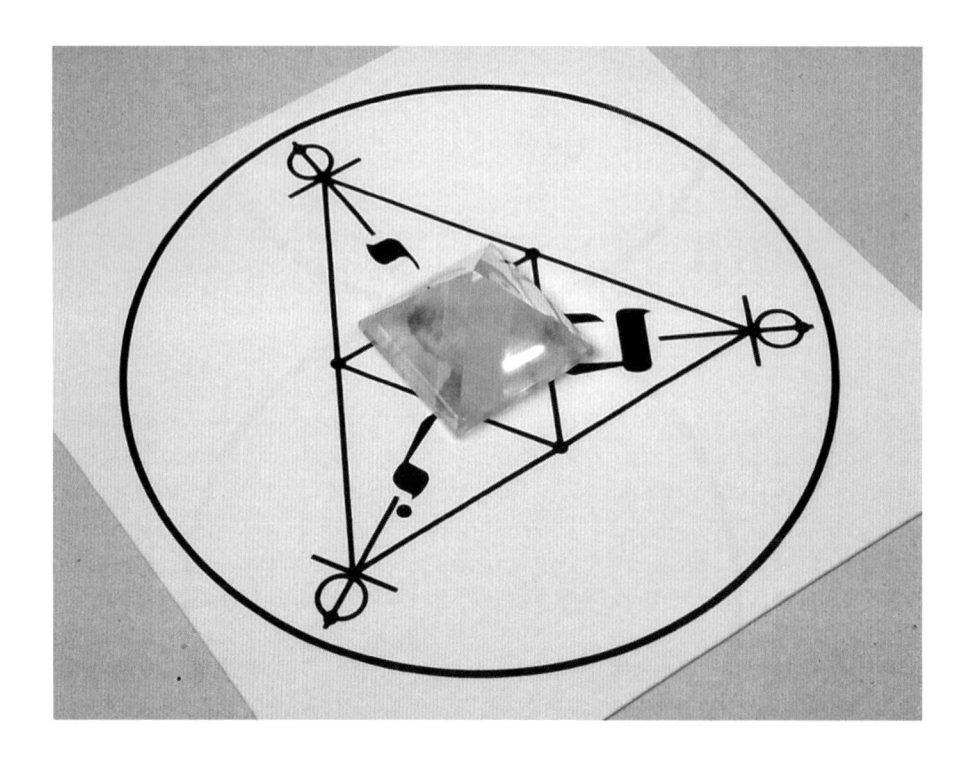

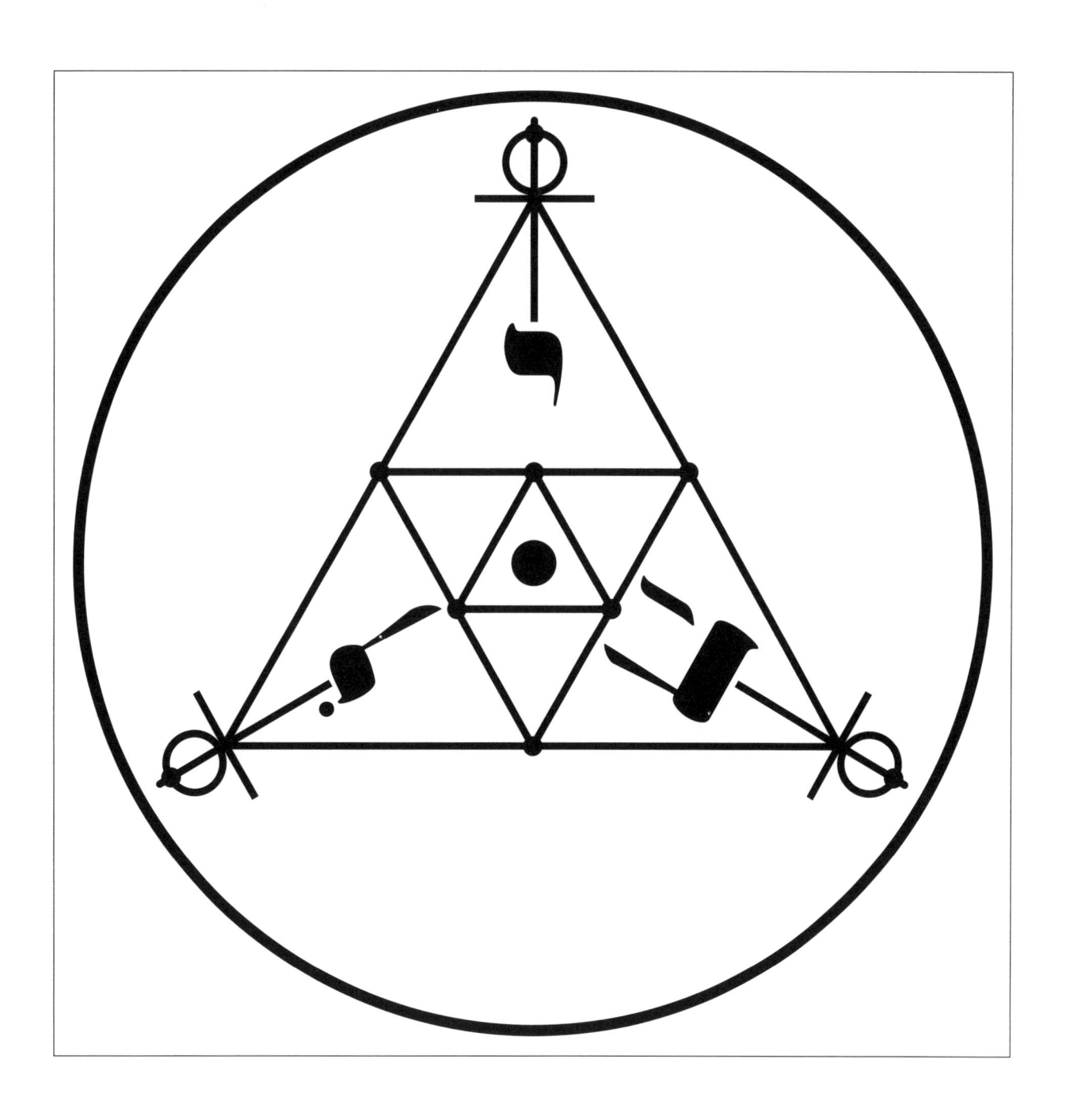

MESA D'AMIENS

A Mesa quadrada d'Amiens é um emissor de Ondas de Forma e, como tal, pode ser utilizada para fazer emissões a distância, ou, quando for o caso, de emissões longas e suaves. Sua dimensão acima dos demais gráficos lhe confere um grau elevado de estabilidade em relação às energias desarmônicas ambientais. Caso necessite de um pouco mais de potência, coloque-a, por exemplo, sobre um acumulador piramidal

- Colocado sob uma pirâmide, pode ser usado como acumulador da mesma forma que o decágono (pirâmide orientada ao Norte).
- Utilizado como suporte para emissões a distância, siga o seguinte esquema de trabalho: oriente o círculo vazado do gráfico para o Norte de Forma ou Norte Mágico (355°), coloque no centro o testemunho, (pessoa, animal, planta, imóvel, etc.), sobre o testemunho, coloque o agente principal de influência (remédio, símbolo, pedra, etc.). Periodicamente pendule para avaliar a qualidade da emissão, tempo restante de emissão, etc.

Gráfico publicado num livro da autoria de Jean Paul Ronecker, recuperado e modificado por António Rodrigues.

O pequeno círculo encimando o gráfico é obrigatoriamente vazado.

Dimensão do gráfico: 18 x 20,5 cm

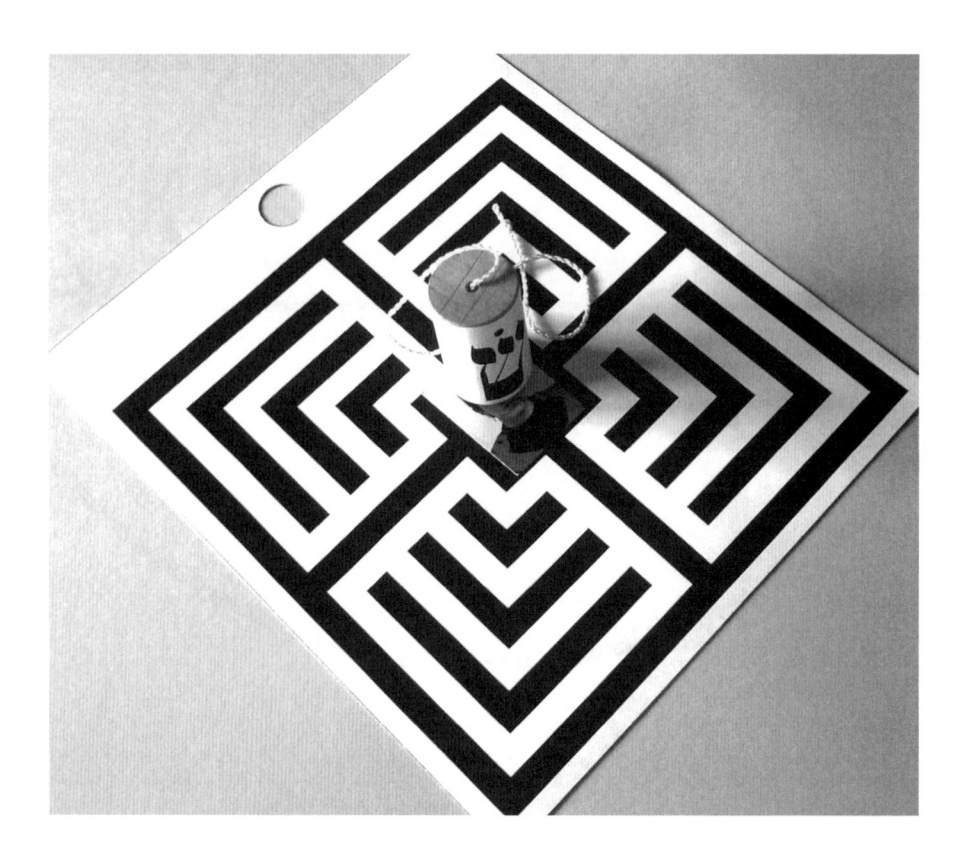

Os Novos Gráficos em Radiestesia | 67

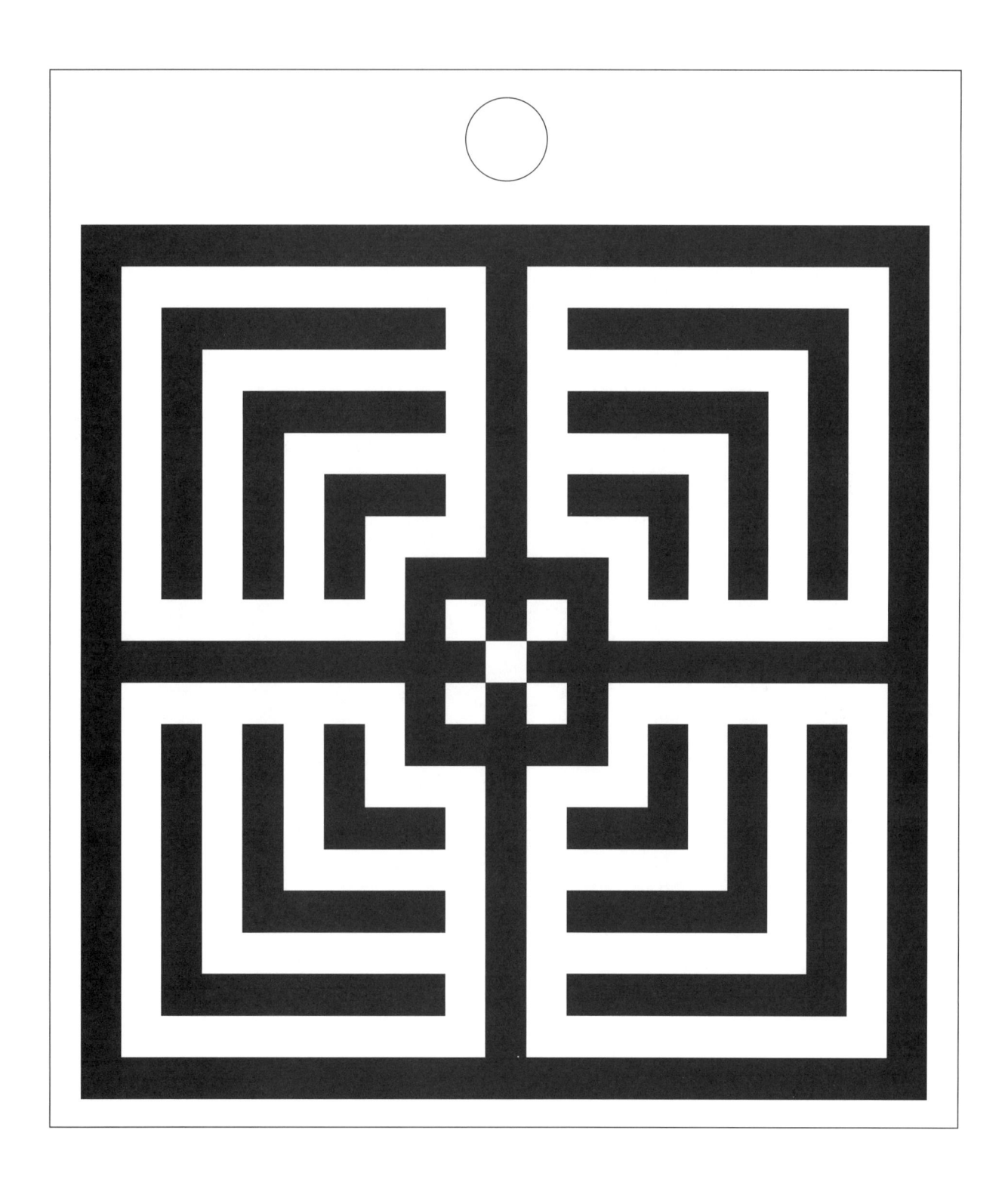

TURBILHÃO

Gráfico radiestésico que auxilia quem o utiliza a atingir objetivos materiais. Criado especialmente para conseguir bens materiais, melhora financeira, emprego, etc. Em função da forma de seus arcos, este gráfico funciona como um "precipitador de bens materiais". Deve-se ter em mente que todo o trabalho de obtenção de bens materiais deve ser seguido de muito critério e pesquisa, pois há todo um processo que deve ser compreendido e respeitado.

Pode-se também usar o Turbilhão em benefício de outra pessoa, fazendo-se uso de um testemunho (foto ou cabelo), e o objetivo a ser alcançado, ambos colocados no meio do gráfico.

Publicado no EXDOCIN de dezembro de 1965, sob o nome de Vortex-Ring, os Servranx se estendem sobre os efeitos da energia turbilhonante em suas variadas manifestações, dos dervixes dançantes às espirais ascensionais da fumaça.

Você tem em casa um velho relógio-despertador, daqueles de mecanismo barulhento? Coloque-o deitado sobre a mesa, sobre ele, coloque o gráfico Turbilhão e, em cima, o testemunho e o corretor. As Ondas de Choque do mecanismo do relógio amplificarão a emissão do gráfico.

Uma receita para ganhar dinheiro? Guarde uma nota nova durante algum tempo num bolso ou, digamos, perto de seu corpo para impregnar com sua energia. Disponha seu testemunho (uma foto) no centro do gráfico e, em cima dele, a nota. Coloque sobre a nota um mineral (casseterita) ou um metal relacionado com a aquisição de bens materiais (associado a Júpiter ou uma barrinha de estanho, por exemplo). Vá à luta e boa sorte...

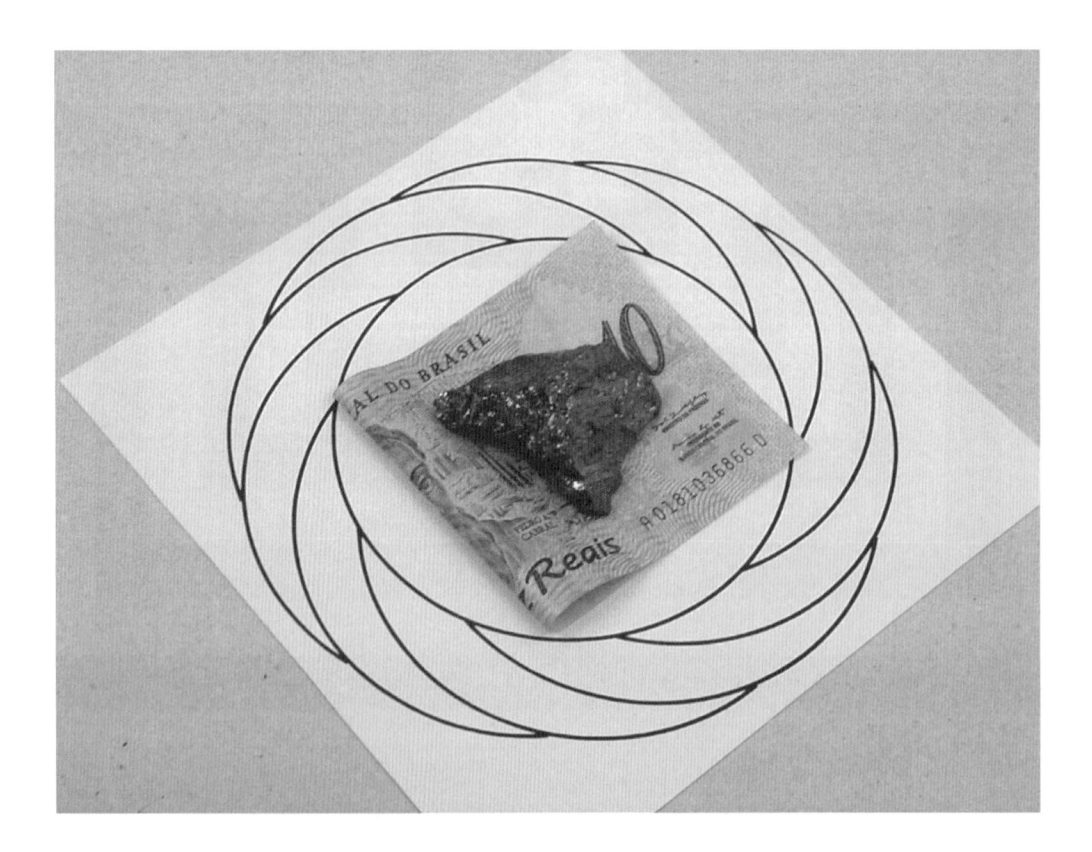

Dimensão do gráfico: tamanho natural

Os Novos Gráficos em Radiestesia | 69

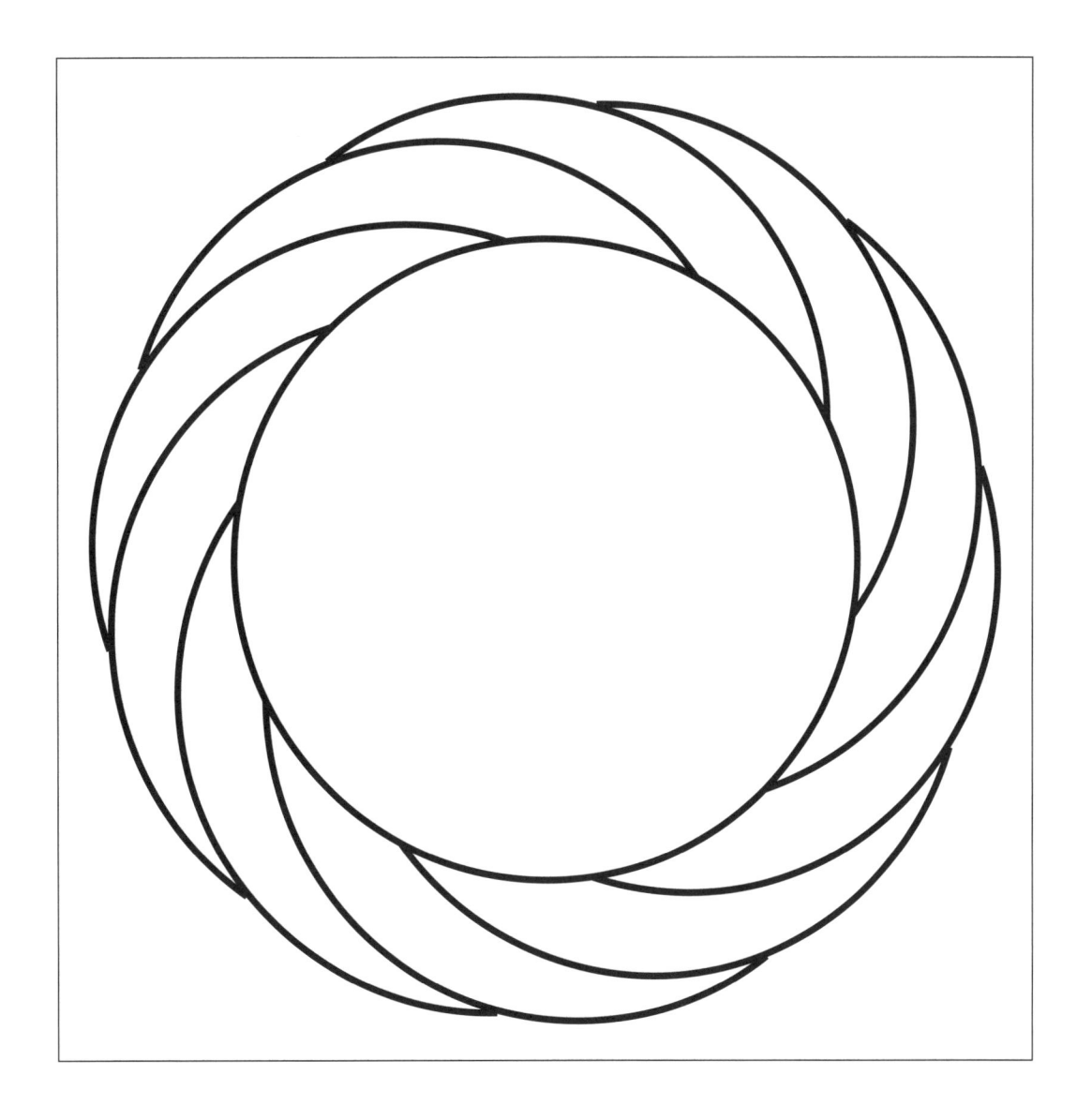

PEGGOTTY BOARD

Peggotty Board

Era uma vez, um senhor que gostava de radiônica, e que, para sua surpresa, não tinha a menor sensibilidade para alcançar alguma resposta na plaquinha de fricção (uma espécie de pêndulo radiônico). Sabe o que ele fez? Não se deu por vencido e inventou uma série de dispositivos baseados em princípios diferentes. Seu nome: Darrel Butcher; nacionalidade: inglês; profissão: engenheiro aeronáutico.

O Peggotty Board é um dispositivo de ação a distância especialmente afinado com problemas relacionados com ossos, músculos e cartilagens. Lembra um pequeno tabuleiro de xadrez sobre o qual são colocados, em casas específicas, cravilhas (*peg*), segundo tabelas radiônicas padrão Delawarr.

Este é puramente um instrumento de tratamento. Devendo ser utilizado quando, após elaborado o diagnóstico, a escolha da terapia energética a distância recair sobre este dispositivo.

Coloque as cravilhas nas casas, seguindo a explicação seguinte das ilustrações, e uma luz fraca (25 ou 40 W) a 45° ou na diagonal da placa.

A primeira fileira de casas da direita para a esquerda tem os seguintes valores 0. 10. 20. 30. 40. 50. linhas duplas centrais 50. 60. 70. 80. 90. 100. (repare que o 50 aparece duas vezes).

A segunda fileira de casas da direita para a esquerda tem os seguintes valores 0. 1. 2. 3. 4. 5. linhas duplas centrais 5. 6. 7. 8. 9. 10. (repare que o 5 aparece duas vezes). E assim até ao final da placa.

Quando o 50 ou o 5 ocorrerem num índice, coloque a cravilha na casa do lado esquerdo da linha dupla.

O testemunho de cabelo do paciente será colocado na área delimitada pelo círculo.

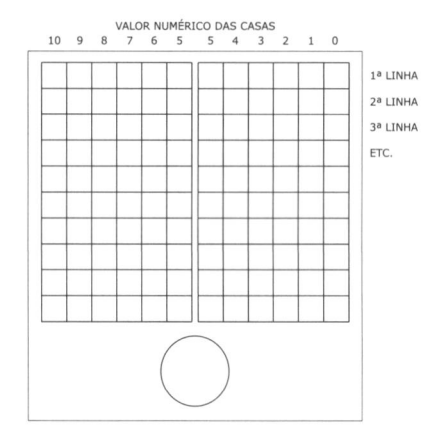

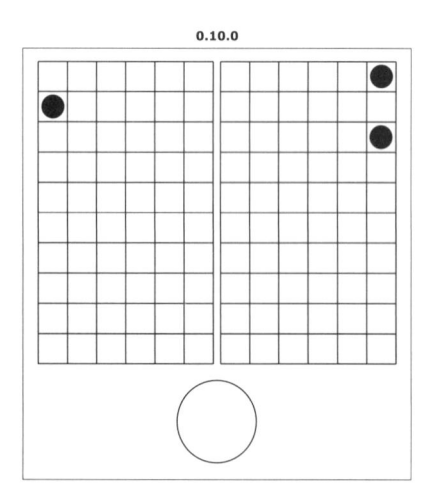

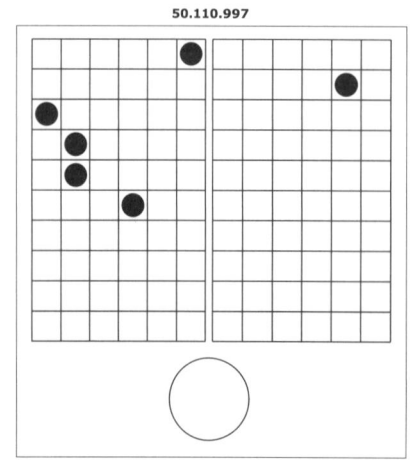

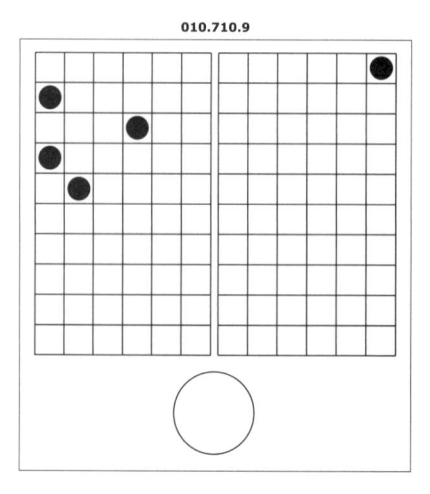

Dimensão do gráfico: tamanho natural

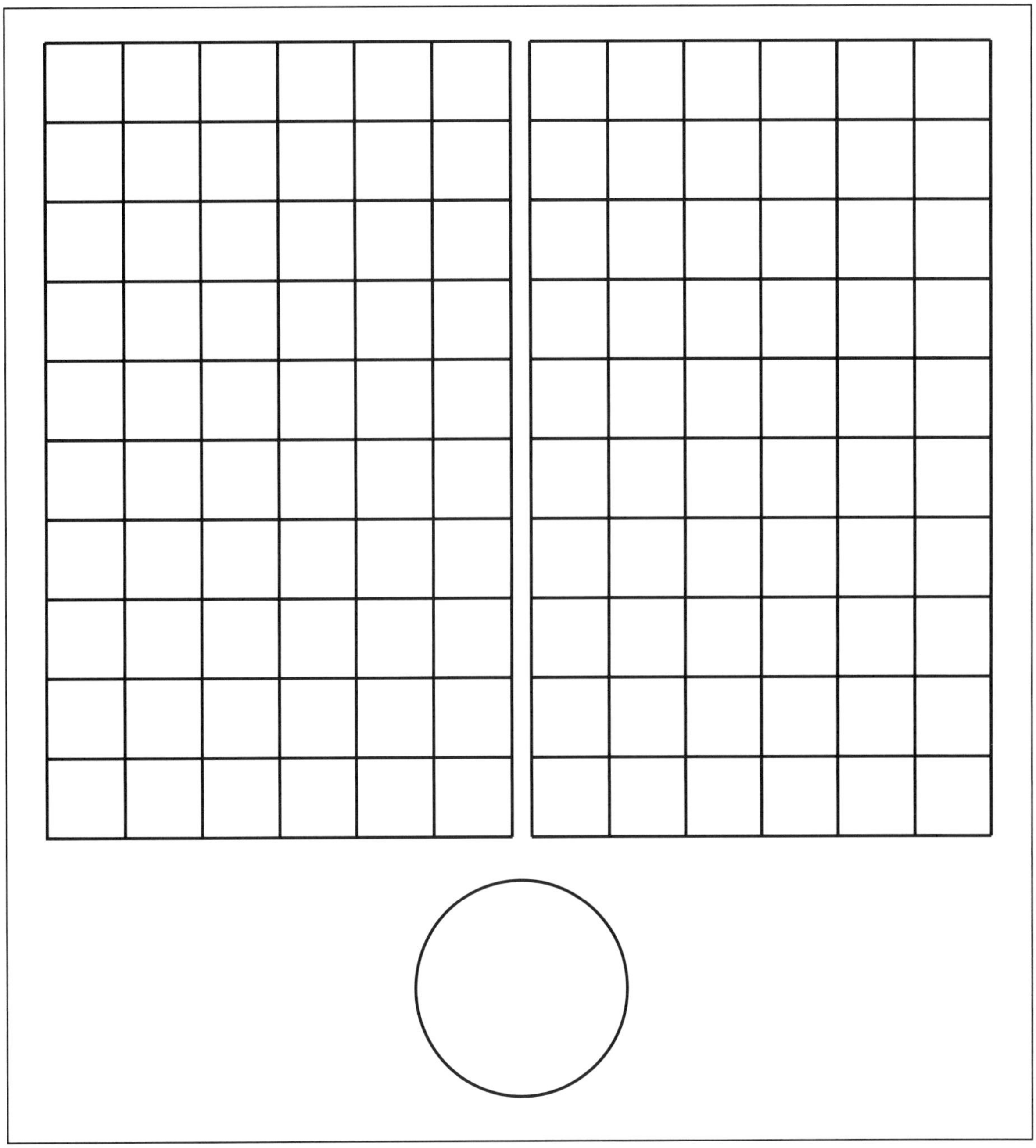

SISTEMA MUSCULAR

Abasia	60.273
Ataxia de Friedreich	40.3479
Ataxia	40.212
Atrofia muscular	50.4599
Câimbra	50.432
Choque (efeito físico)	10.10.49
Ciática	50.235
Compressão	30.454
Concussão	90.748
Contração de Dupuytren	60.4451
Contração muscular	70.251
Contração	10.14
Contusão, pisadura	80.799
Convulsão	40.437
Distensão	40.432
Distrofia muscular	50.436
Distrofia	60.542
Esforço muscular	40.858
Espasmo miopático	20.3442
Espasmo	30.110.4
Estiramento ou compressão muscular	40.858
Febre reumática	70.0744
Fibrilação atrial	70.679
Fraqueza	40.4463
Hipertrofia	80.408
Inflamação	40
Inflexibilidade, rigidez (física)	60.33
Lesão	80.8871
Lumbago	40.599193
Malformação	20.4315
Mancar, coxear	50.56
Mau jeito (má postura)	80.67
Mialgia (dor muscular)	40.599
Neurite	70.0134
Paralisia ascendente	80.476
Paralisia	50.225
Paralisia	50.42
Paralisis agitans	50.4252
Paraplegia	70.5587
Paresia	70.73
Parestesia de Berger	50.48
Perda do tônus muscular	20.559
Poliomielite (Paralisia Infantil)	90.663
Poliomielite	90.663
Reumatismo agudo	70.4
Reumatismo crônico	70.2
Reumatismo gonorreico	40.343
Reumatismo	70.0743
Reumatismo	80.2
Ruptura	20.228
Rupturas	70.322
Tenocinovite	90.7088
Tique convulsivo	80.8337
Tônus dos nervos	20.437
Torção, mau jeito	40.856
Torcicolo espasmódico	60.462
Torpor	40.434
Tremor, trêmulo	50.4342

SISTEMA ESQUELETAL

Ancilose	40.646
Artrite gonorreica	50.2354
Artrite infectiva	50.558
Artrite óssea (ver osteoartrite)	50.684
Artrite óssea degenerativa	50.3849
Artrite polio-infectiva	40.3325
Artrite reumática	40.3343
Artrite reumatoide	90.2
Artrite tuberculosa	40.2954
Artrite	50.689
Artrite	70.04276
Artrite, condição geral	50.689
Bursite	40.7439
Calcificação	30.367
Coccialgia	30.5235
Deslocamento	90.63
Epifisite	40.5484
Escoliose	80.65297
Espondilite	80.97297
Fratura	90.7
Hérnia de disco	70.641585
Lesão espinal	70.2979
Luxação	10.84
Luxação	40.3
Luxação	40.856
Músculos intercostais externos	3113
Músculos intercostais internos	3112
Necrose	50.77
Osteoartrite degenerativa	50.3849
Osteoartrite nas articulações dos Cotovelos	10.043
Osteoartrite no osso sacro	50.3810.9
Osteoartrite traumática aguda	0.910.294
Osteoartrite	50.684
Osteoma	10.042
Osteomielite	40.84599
Periartrite	50.7949
Periostite	40.359
Quifose	40.3453

Raquitismo	30.845	Eritroblastos	3314
Sacralização		Mielócitos	3047
(anomalia da 5ª vértebra lombar)	70.38428	Amarela	992
Sinovite	30.2455	Mielócitos	3047
		Células adiposas	6449

SISTEMA MUSCULAR

TECIDO MUSCULAR	599	ARTICULAÇÕES	849
Bainha muscular	8327		
Cardíaco	5101	VÉRTEBRAS	84867
Células musculares	4254	Discos intervertebrais	1585
Estriado (ou voluntário)	59918		
Feixes musculares	722	SEIOS AÉREOS	36
Fibra muscular	859	Antro	285
Não estriado (ou involuntário)	5998	Esfenoide	251
Nervos motores	4311	Etmoide	9936
Nervos sensoriais	732	Frontal	133
Placas terminais dos nervos	413	Mastoide	2843
Sarcolema	229	Maxilar	157
Suprimento de nervos	471		
Suprimento de sangue	451.10	SEIOS PARANASAIS	8836
		Abducente	2365
TENDÕES	646	Anastomose	7345
Bainhas	6452	Antebraço	2131
Suprimento de nervos	631	Anterior	285
		Articulação do tornozelo	1892
APONEUROSES	2451	Esfenoidal	251
		Etmoidal	9936
FÁSCIA	104	Frontal	133
Bainha sinovial	10.8	Maxilar	157
Cápsula sinovial	10.10	Articulações	849
Fáscia profunda	105	Cóccix	284
Fáscia superficial	1033	Cotovelos	10.043
Membrana sinovial	445	Dedos	9509
Nódulos adiposos	5575	Esternoclavicular	693
		Háluxes	36001
LIGAMENTOS	854	Íleo-sacral	923
		Joelhos	3433

SISTEMA ÓSSEO

		Mandíbula	1736
CARTILAGEM	154	Ombros	7353
Cartilagem celular	144	Polegar	4413
Cartilagem hialina	1302	Punhos	10.041
Fibrocartilagem branca	1303	Quadris	1775
Fibrocartilagem elástica	1432	Tornozelos	1892
		Articulações do metatarso	7533
OSSO	84804		
Periósteo	359	Atlas	842823
		Calcanhar	3243
MEDULA ÓSSEA	1084	Cápsula sinovial	7439
Vermelha	1081	Cartilagem hialina	1302
Células gigantes	9707	Cartilagem semilunar	9003

Cartilagem	154	Dorsais interósseos (mão)	5412
Cartilagens ensiformes	2382	Dorsais interósseos (pé)	5421
Clavícula	84693	Dorsais maiores	585
Cóccix	84188	Eretor da espinha	4442
Coluna vertebral	28497	Esfíncter	Q.V.
Colunas laterais da medula espinal		Espleno cervical	234
Colunas posteriores da medula espinal	2975	Esterno hioideo	945
Costas	88	Estilo hioideo	3606
Coxas	1194	Flexor longo dos dedos	1344
Dedos	322	Flexor profundo dos dedos	124
Dentes	499	Flexor radial do carpo	4774
Diafragma	8044	Gastrocnêmio	43392
Discos intervertebrais	1585	Glúteo máximo	5599
Endocárdio	3795	Glúteo médio	5799
Epífise	90532	Glúteo mínimo	5399
Epigástrio	8527	Grácil	23598
Epiglote	277	Grande dorsal	585
Escápula	84397	Ilíaco	42332
Esfenoide	84432	Intercostais externos	3113
Esterno	84263	Intercostais internos	3112
Estribo	122	Lumbricais	10.10.2
Fêmur	84114	Masseter	2075
Fíbula	84329	Obiturador externo	5225
Fluido sinovial	61.10	Palatoglosso	54755
Fontanela posterior	2642	Palmar longo	1236
Fronte (testa)	3631	Piriforme	6355
Háluxes (dedões dos pés)	422	Psoas maior	8886
Ligamento falciforme	15	Psoas menor	1343
Ligamentos	854	Reto abdominal	93107
Eretor da espinha	7215	Reto femural	4615
Esternoclavicular	33931	Romboideo maior	1327
Pectinado	3665	Sacroespinal	4442
Sacrotuberoso	77.10.2	Sartório	5335
Transverso superficial	1342	Semimembranoso	4711
		Semitendinoso	33559
Martelo	4399	Serratus posterior	1072
Maxila	84864	Supraspinatus	7121
Mão	26	Teres maior	645
Metatarso	84573	Tibial posterior	3733
Membranas sinoviais	445	Transverso abdominal	7678
Molares	241	Trapézio	475
Monócitos	3026	Tríceps braquial	216
		Vasto lateral	7872
Músculos, vários		Vasto medial	7892
Adutor longo	7251	Vocal	8343
Adutor magno	4238	Músculo anal	6001
Bíceps braquial	8548	Músculo cardíaco	25
Bíceps femural	9836	Músculo ilíaco	4233
Deltoide	9331	Músculo involuntário	59980
Digástrico posterior	927	Músculo orbicular da boca	2222

Músculo retal	228
Músculo voluntário	59918
Músculo	599
Músculos diafragmáticos	8459
Músculos dorsais	3633
Músculos intercostais	356
Músculo reto do olho	
Inferior	301
Lateral	3452
Medial	3453
Oblíquo inferior	3356
Oblíquo superior	3441
Superior	309
Músculos esfíncteres	87
Anal	6001
Bexiga	2297
Boca	2222
Íleo-cecal	827
Retal	228
Uretral	4301
Vaginal	95
Músculo espleno-cervical	234
Músculo esterno-hioideo	945
Músculo estilo-hioideo	3606
Músculo retal superior	309
Músculo tarsal	5522
Músculo trapézio	475
Músculo vaginal	95
Músculo vocal	8343
Nariz	96
Osso navicular	84133
Omento	4334
Ombros	753
OSSOS	
Clavícula	8452
Costelas, lado direito	4459
Costelas, lado esquerdo	4419
Escápula	84397
Esterno	84263
Ilíaco	84374
Ísquio	84835
Pélvis	84525
Sínfise púbica	84165
Braço	
Rádio	84345
Ulna	84464
Úmero	84353
Pé	
Astrágalo	84262
Calcâneo	84134
Cuboide	84759
Cuneiformes	84595
Falanges	84422
Metatarso	84573
Navicular	84621
Tarso	847737
Mão	
Capitato	84384
Falanges	84322
Metacarpo	84245
Osso piramidal	84367
Osso navicular	84133
Osso unciforme	84264
Pisiforme	84201
Semilunar	84.10.3
Trapézio	84288
Trapezoide	84258
Cabeça	
Calvária (abóbada craniana)	84.10.7
Crânio	846837
Esfenoide	84432
Etmoide	84993
Frontal	84596
Mandíbula	84872
Mastoide	842843
Maxila	84864
Occipital	841164
Palato	841354
Parietal	8429
Temporal	84862
Zigomático	84195
Quadril	
Direito	84479
Esquerdo	84439
Perna	
Epífise proximal da tíbia	84369
Fêmur	84114
Fíbula	84329
Joelho	84121
Patela	84623
Tíbia	84319

Vértebras		Carotídeo externo	2242
Atlas	842823	Carotídeo interno	2275
Cervicais	84692	Cavernoso	363
Coccígeas	84188	Celíaco	434
Lombares	84193	Cervical posterior	4444
Sacrais	84854	Cervical	121
Toráxicas	84183	Cístico	563
		Coccígeo	623
Osso capitato	84384	Coronário anterior	3625
Osso da mandíbula	84872	Coronário gástrico	5232
Osso do palato	841354	Coronário posterior	943
Osso do quadril direito	84479	Crural	731
Osso do quadril esquerdo	84439	Diafragmático	4524
Osso do quadril	84374	Esofageano	478
Osso etmoide	84993	Espermático	673
Osso frontal	84596	Esplênico	621
Osso hioide	84448	Facial	567
Osso navicular	84133	Faríngeo	517
Osso occipital	841164	Frênico	641
Osso parietal	8429	Gástrico	656
Osso pisiforme	84201	Gastroduodenal	922
Osso púbico	84165	Glossofaríngeo	1155
Osso temporal	84862	Hemorroidal	4521
Ossos tarsais	847736	Hepático	4831
		Hipogástrico	135
Ouvido	9	Laríngeo	5302
Ouvido médio	13372	Lingual	522
		Lombar	138
Ovários	265	Mesentérico inferior	167
Corpo lúteo	333	Mesentérico superior	745
Folículos de Graaf	833	Nasopalatino	553
Estroma	9538	Obturador	864
Ligamentos suspensores	2445	Occipital	948
Panturrilha	2541	Oftálmico	53
Periósteo	359	Ovariano	543
Peristaltismo	565	Pancreático	1397
Peritônio	758	Pancreático-duodenal	757
Perna direita	42	Pelvico	1364
Perna esquerda	43	Perivascular	4431
Pescoço	523	Pilórico	3223
Pé direito	21632	Plexo epigástrico (vide plexo solar)	—-
Pé esquerdo	216321	Poplíteo externo	2243
Pélvis	84525	Poplíteo interno	2244
Pés	2163	Prostático	699
		Pulmonar anterior	1398
PLEXOS DOS NERVOS		Pulmonar posterior	139
Aórtico	9431	Renal	437
Braquial	326	Sacral	421
Cardíaco profundo	5422	Solar	66
Cardíaco superficial	253	Submucosa intestinal	744

Subsartorial	539
Subtrapezial	857
Timpânico	895
Tiroideo inferior	845
Tiroideo superior	843
Tonsilar	64378
Vertebral	5508
Vesical	637
Rádio	84345
Articulações	
Líquido sinovial	557
Segmento sacral	8292
Septo	496
Seios (ar)	36
Cérebro	9759
Etmoidal	9936
Frontal	133
Mastoideo	2843
Maxilar	157
Esfenoidal	251

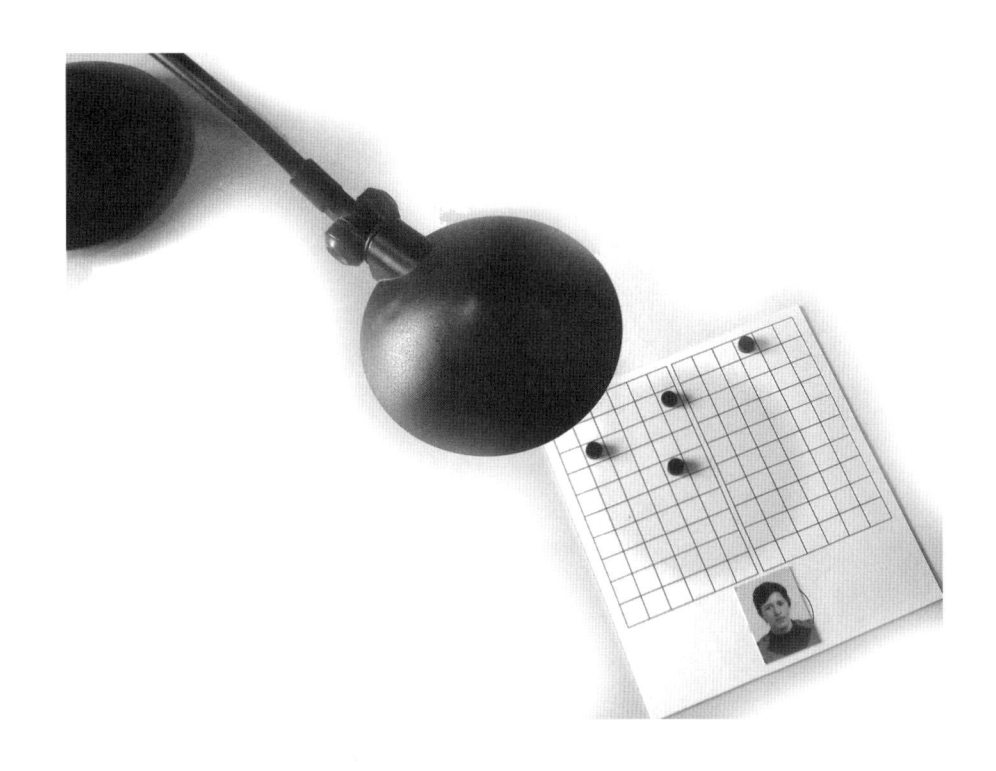

Tecido compacto da estrutura óssea	2564
Tendão	646
De Aquiles	6414
Patelar	3448
Teres maior	645
Teres menor	647
Tíbia	84319
Tornozelo direito	172
Tornozelo esquerdo	173
Topo da cabeça	974
Tórax	75
Tórax	7649
Tronco do nervo vago	2.10
Turbinados	3825
Vértebras dorsais	84183
Vértebras lombares	84193
Vértebras	84867

TELERRADIADOR

Criado por Vasariah e publicado na forma de texto no *Tratado Completo de Alta Magia*, o que suscitou cópias de todos as formas e dimensões por parte daqueles para quem 10 cm tanto podem ser 7 cm como 9 cm, enfim... este é sem dúvida um exemplo de dispositivo que funciona!

Ele é composto de:

- Uma pequena prancha de madeira ou de plástico.
- Duas barras de ferro fino.

Cada barra é munida com solenoides em fio de cobre envernizado, um com enrolamento no sentido horário e o outro anti-horário, colocados sobre a prancha com espaço de 10 cm e orientadas Norte-Sul.

Para fins radiestésicos, o testemunho (foto) e o corretor serão colocados sobre o Símbolo Místico (ou qualquer outro gráfico emissor, SCAP) que, por sua vez, será colocado sobre as duas barras metálicas; a cabeça da foto para o Norte. Todas as recomendações em relação a tempo, etc. devem ser observadas.

Caso deseje montar um Telerradiador, siga as dimensões do desenho anexo.

Dimensão do gráfico: tamanho natural

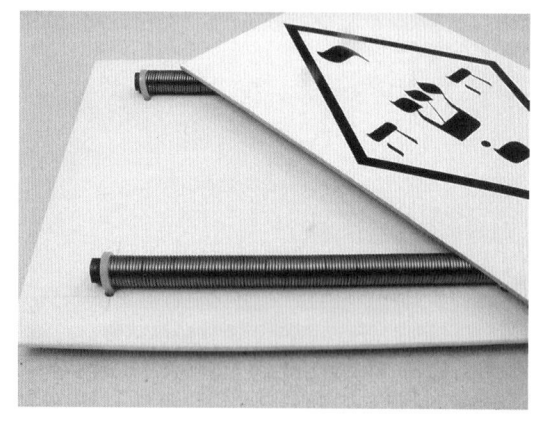

Barras de ferro com solenoides

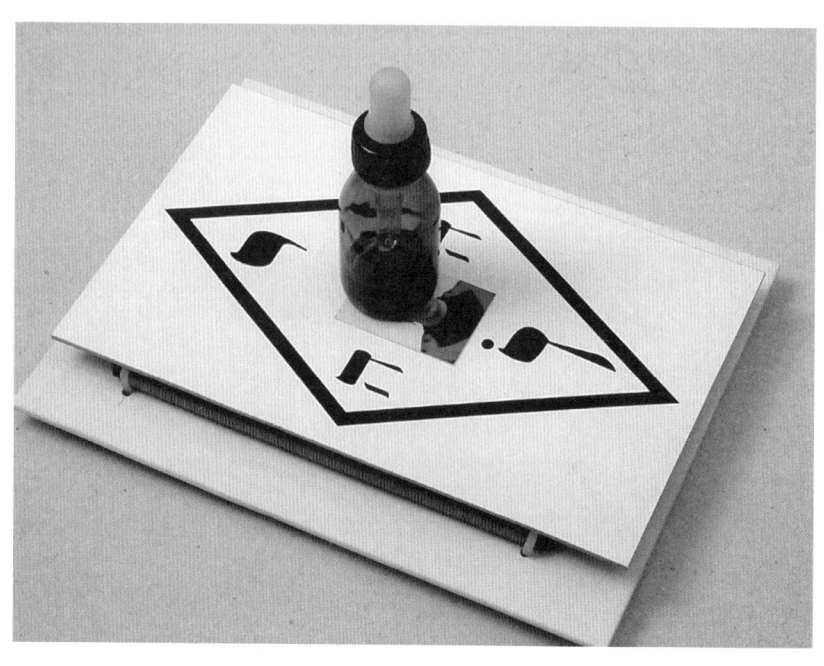

Os Novos Gráficos em Radiestesia | 79

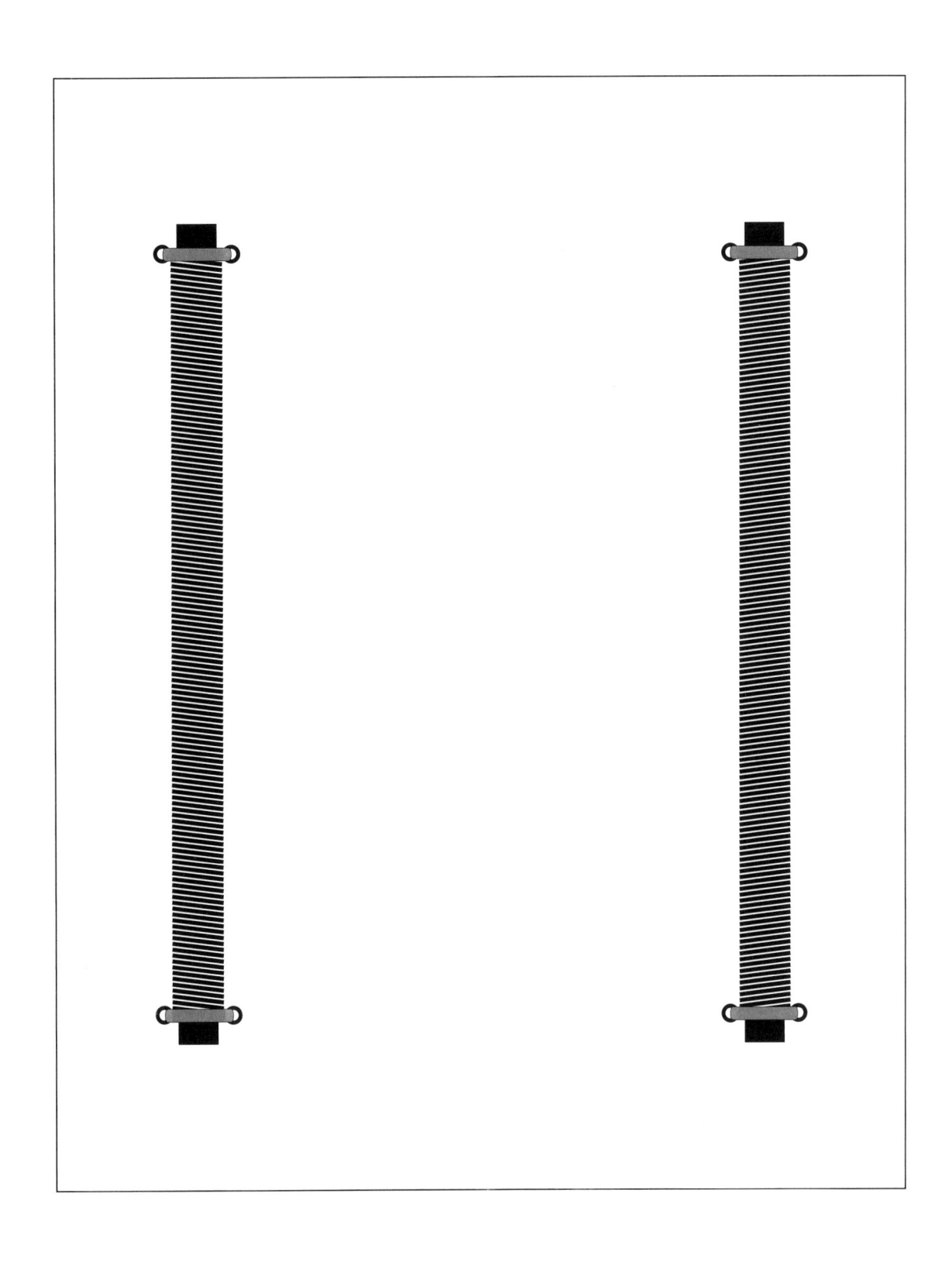

CRUZ ATLANTE

Local mítico jamais esquecido, a Atlântida continua presente no imaginário popular. Este gráfico radiestésico é uma representação daquele lugar, mostrando as três muralhas circulares em torno da cidade insular. O eixo da cruz representa o grande canal de acesso.

Este gráfico, pesquisado por António Rodrigues, é dotado de um forte poder de emissão e especialmente adequado para o trabalho com bens materiais. Deve ser orientado sobre o eixo Norte-Sul, conforme a ilustração. Coloque os componentes que formam o corretor no centro do gráfico, o testemunho que pode ser uma foto deve ser colocado na extremidade longa do braço da cruz ao Sul, área indicada com a letra T. Pendule sempre para aferir os tempos de emissão e demais questões relativas ao trabalho. Ao aferir o trabalho, faça-o usando sempre o biômetro.

Dimensão do gráfico: 17 x 23 cm

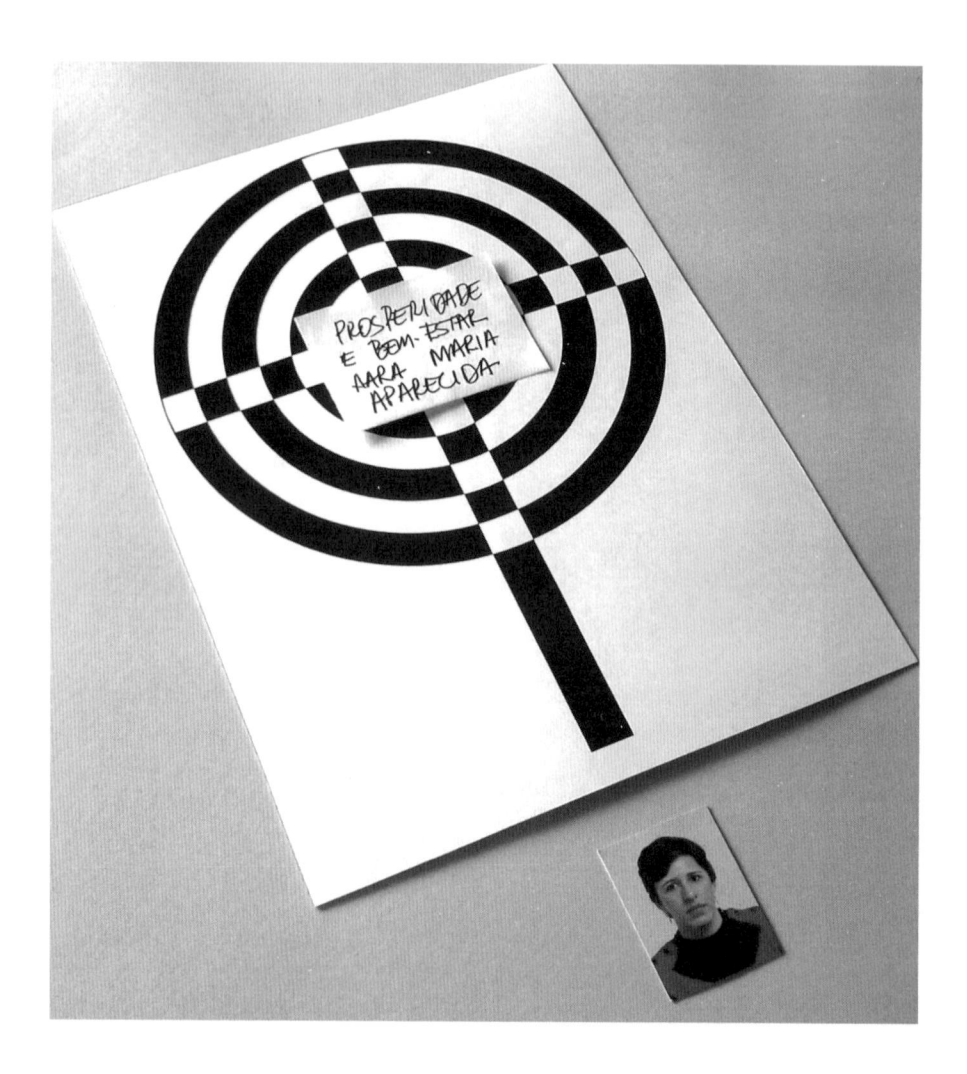

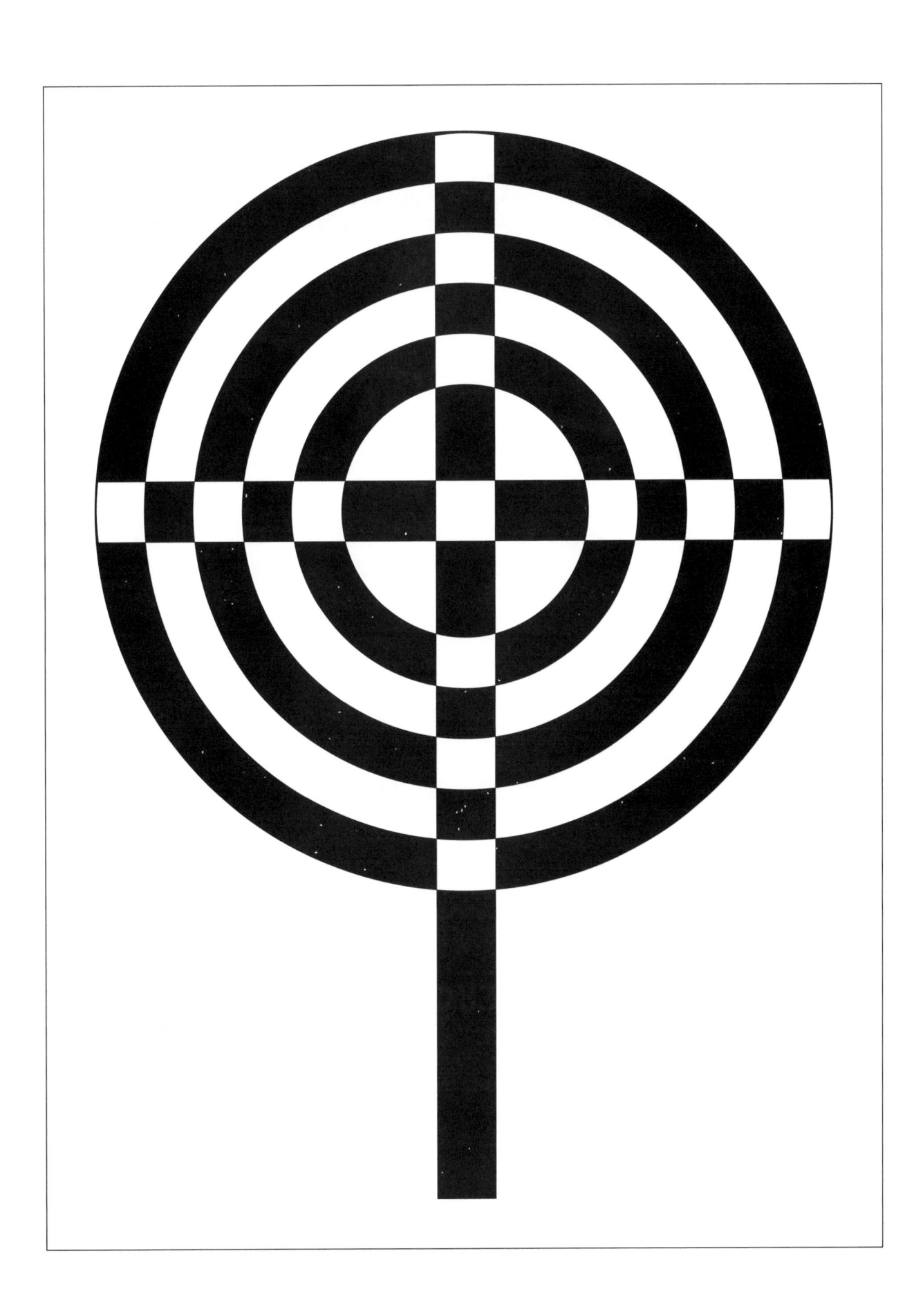

LABIRINTO DE AMIENS

Os labirintos sempre exerceram sobre o imaginário humano uma atração muito especial: pelo conteúdo simbólico, como representação da criação, pela imagem viva presente no inconsciente coletivo da malograda fuga de Ícaro do Labirinto de Dédalo, do perigo constante do ataque mortal do Minotauro e, enfim, pela beleza estética de suas intrincadas circunvoluções.

Presentes em muitas construções antigas, o tempo e os ímpios foram implacáveis com os labirintos, sobrando apenas alguns. Várias igrejas góticas exibiam labirintos em seus pisos, restando somente o de Chartres e o de Amiens.

Em radiestesia este é um dos dispositivos de mais difícil e sofisticada utilização. Mais fácil o de Amiens que o de Chartres.

Faça a maior cópia que puder do gráfico anexo, 50 cm de diâmetro já seria uma boa medida. As emissões se fazem no centro.

Desta vez, para variar, vou dar-lhe um problema:

- Pesquise o sentido do alinhamento;
- as polaridades;
- as EIFs;
- os níveis;
- as frequências horárias de emissão;
- a orientação do espectro BCM (Bélizal-Chaumery-Morel) e suas fases;
- quais artifícios usar para alterar as emissões;
- as taxas biométricas.

Radiestesia é isso, pesquisa! E, por vezes, o oculto nos reserva as mais belas surpresas...

Dimensão do gráfico: 32 x 32 cm

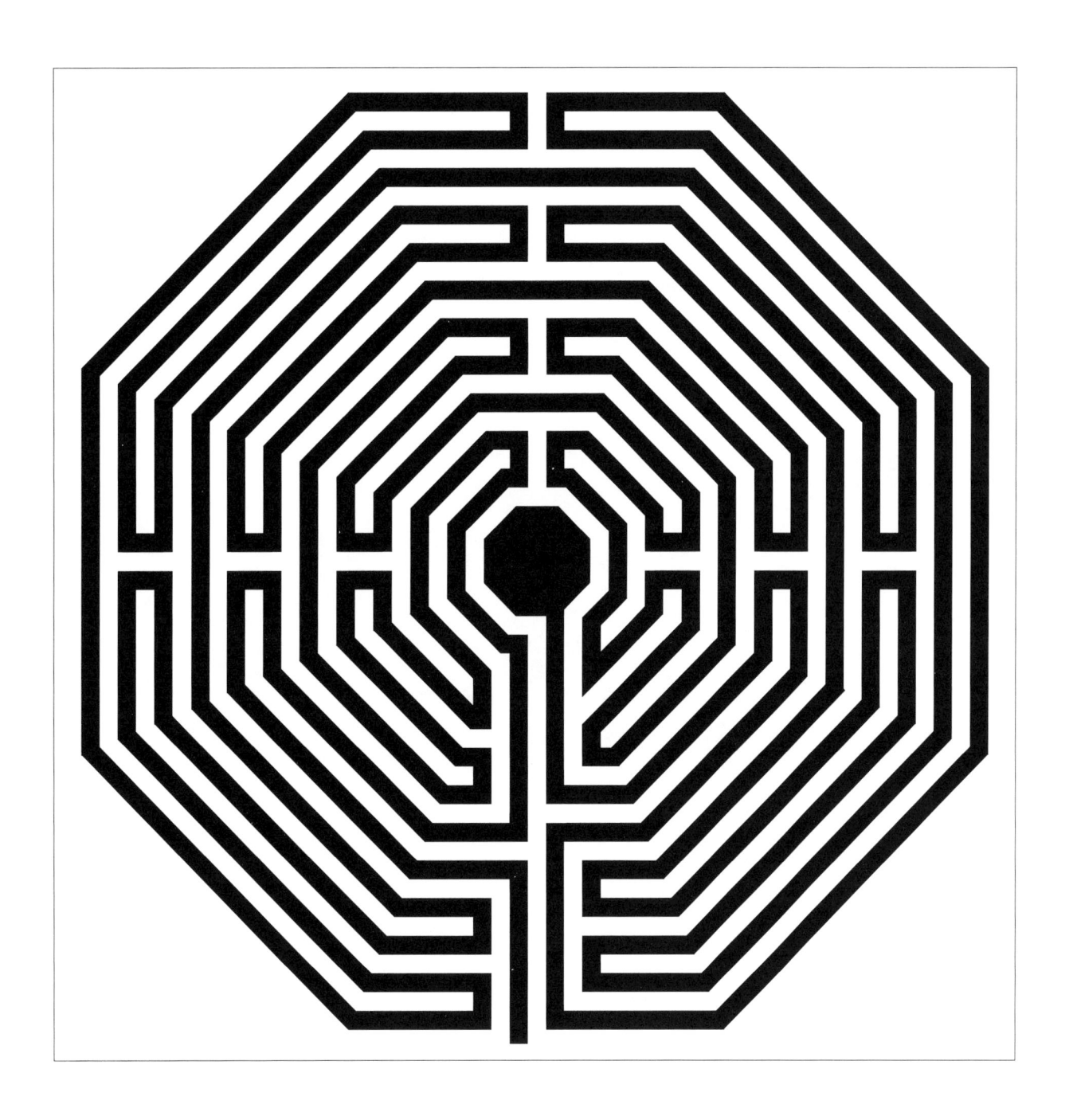

Os Novos Gráficos em Radiestesia | 83

VESICA PISCIS

A área resultante da sobreposição de duas circunferências com os centros tangentes é conhecida como Vesica Piscis. Esta forma de peixe é uma das fontes de referência a Cristo, união entre o Céu e a Terra, entre o criador e a criação.

A Vesica é uma geradora de formas, pois todos os polígonos regulares são obtidos por meio de uma sucessão de construções sobre ela. A vesica é a semente. O Selo de Salomão aí inscrito lhe fornece o potencial energético de emissão, ampliando o espectro de utilização.

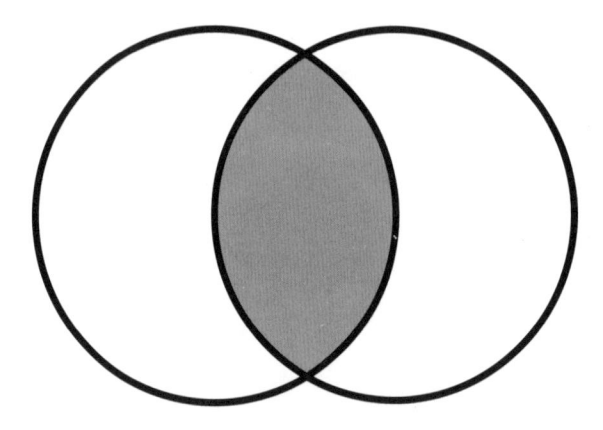

Dimensão do gráfico: tamanho natural

A área da Vesica Piscis

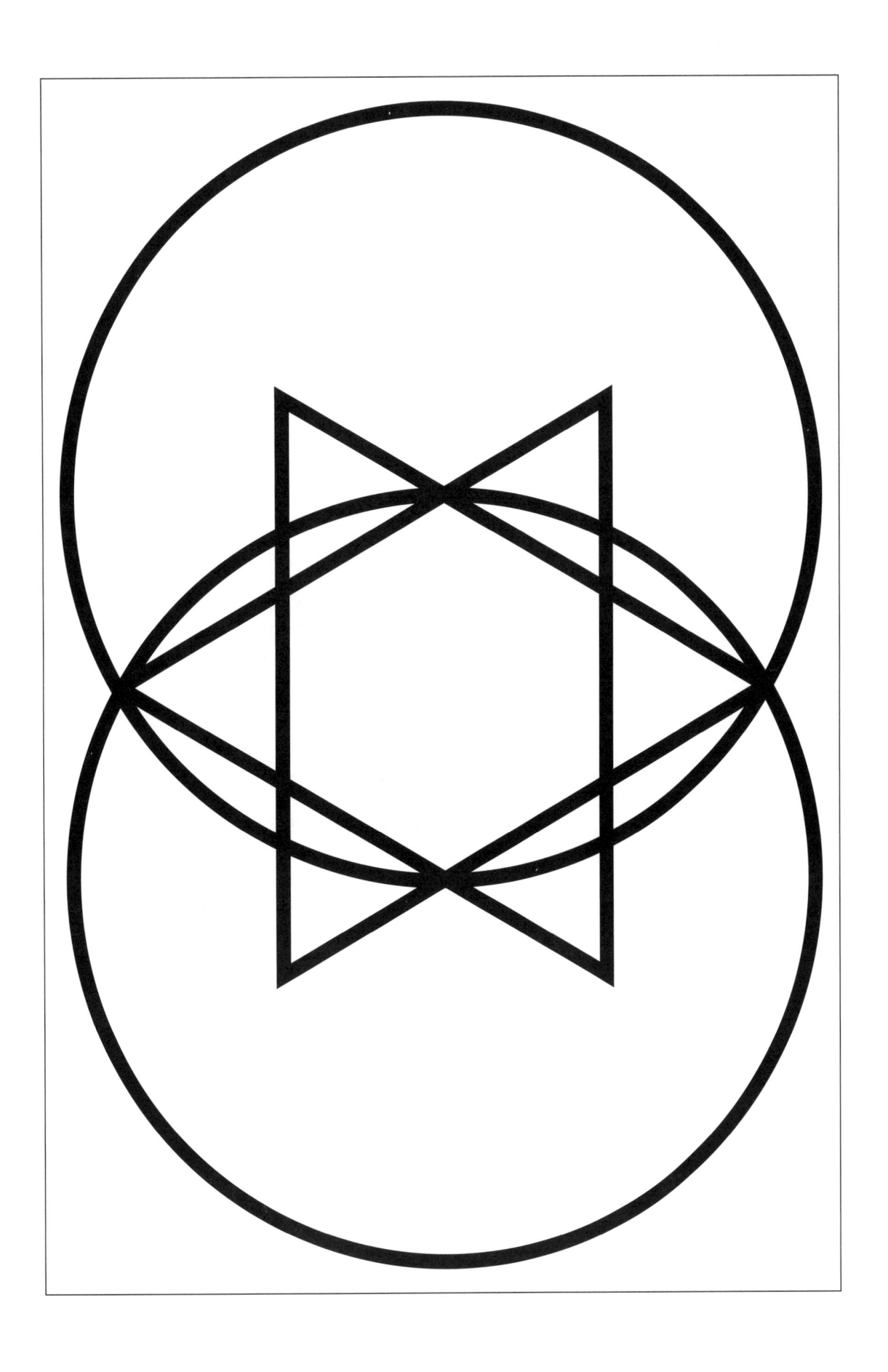

Os Novos Gráficos em Radiestesia | 85

PIRÂMIDE PLANA

Este gráfico representa as faces rebatidas da pirâmide. A experiência tem mostrado ser um gráfico com uma ação bastante incisiva. Desde 1990, quando surgiu no mercado, vem sendo utilizado para:

- Curar dores e pequenos problemas físicos, colocando-se a Pirâmide Plana com a face voltada para o local em questão, permanecendo assim por vários minutos. De início a dor poderá persistir ou até aumentar, porém logo diminui completamente.
- Pode ser também utilizado para bens materiais, arrumar emprego, atingir metas materiais, etc. neste caso, usar sobre o testemunho um corretor previamente valorizado no decágono. Como nos demais gráficos, o poder de emissão a distância pode ser aumentado fazendo-se uso de cristais de quartzo ou pedras.
- Também em problemas gerais sem solução aparente ou quando já se esgotaram todos os recursos conhecidos, enfim, funciona como uma espécie de pronto-socorro radiestésico.

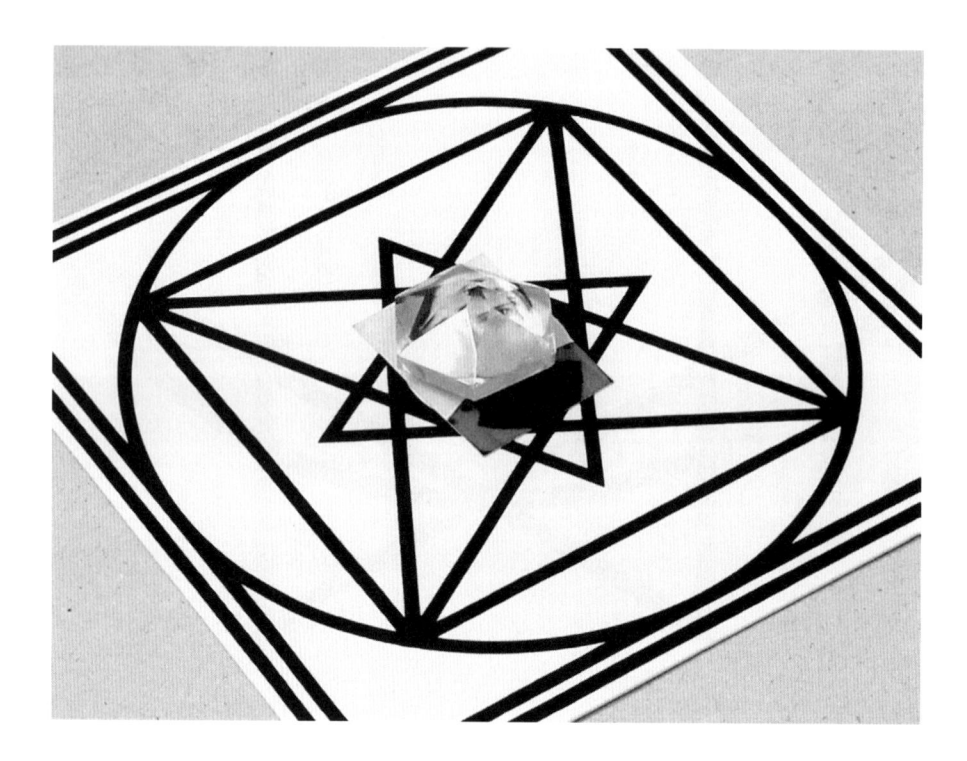

Dimensão do gráfico: tamanho natural

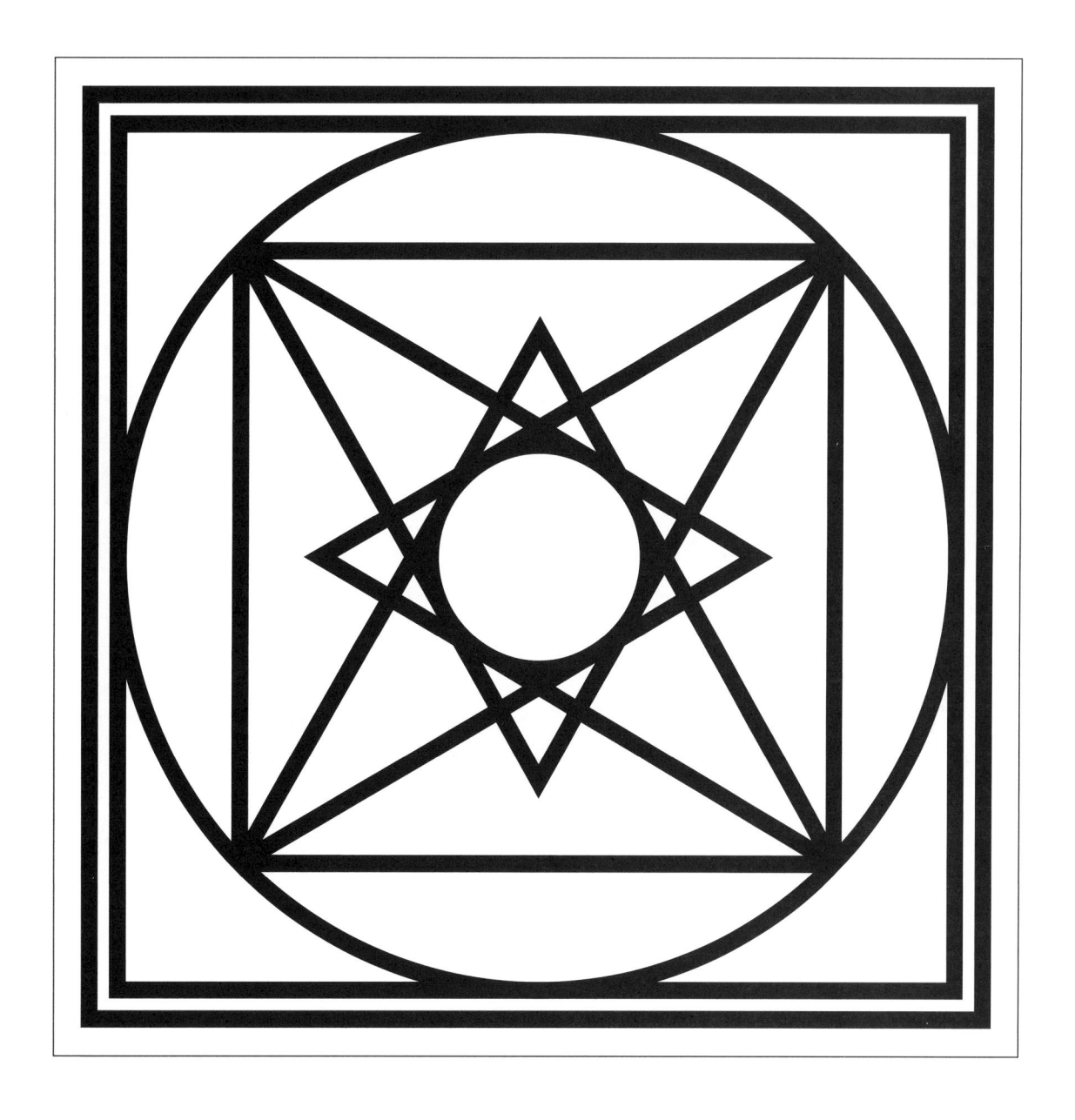

KIT-CROMO

Criado por António Rodrigues, tendo como base as conhecidas qualidades do Selo de Salomão; esta variante tem como qualidade o dinamismo. O Selo de Salomão tem sido usado para os mais diversos fins esotéricos durante os tempos. E é bem conhecido seu uso como símbolo de proteção.

O Kit-Cromo destina-se à prática da cromoterapia pelo uso de testemunhos, e por isso pode ser aplicado a distância.

Alinhe a placa na direção Norte conforme indicado, coloque em seu centro o testemunho da pessoa a ser tratada e, sobre este, uma das películas de cor que acompanham o gráfico. Outras aplicações são possíveis com este gráfico radiestésico, tais com a proteção individual ou o tratamento a distância, usando como corretores homeopatia ou quaisquer outros remédios energéticos. Os tempo de emissão deve ser controlado radiestesicamente, no entanto, não deve ser empregue em casos de distúrbios cardiovasculares e degenerativos.

Pode ser usado com benefício para carregar água ou sucos, agregando-lhes maior vitalidade.

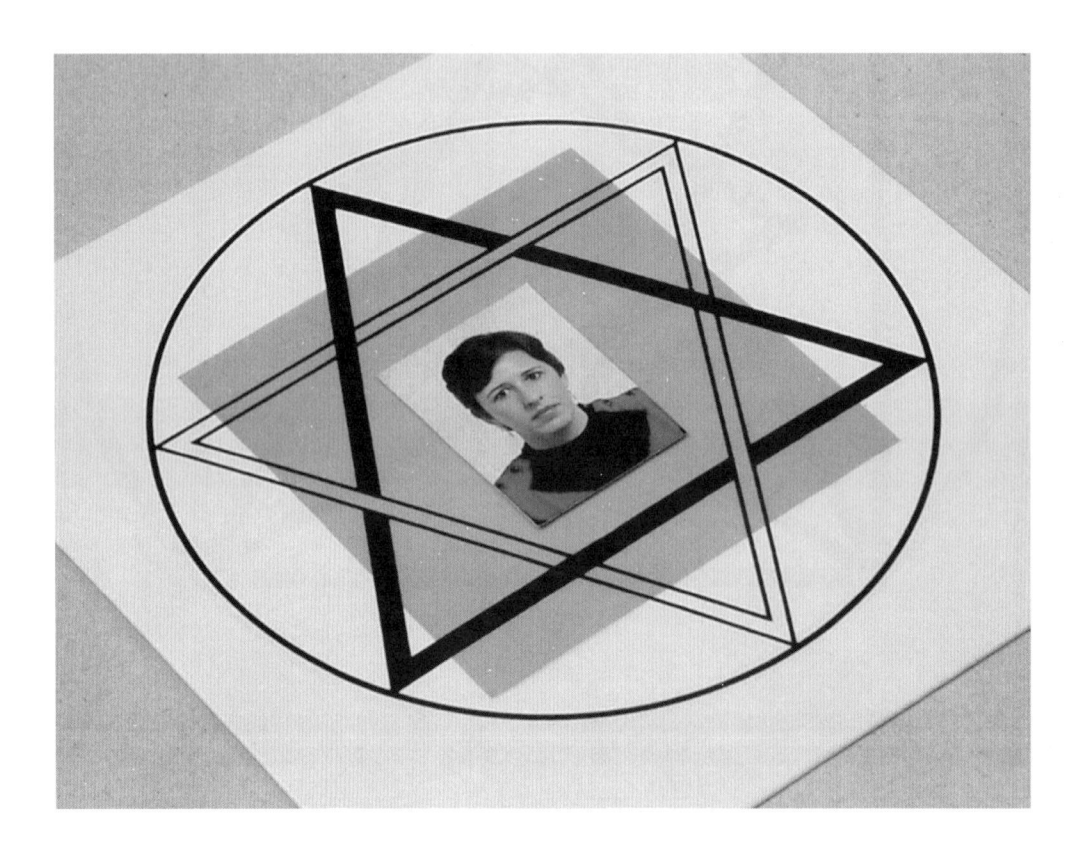

Dimensão do gráfico: tamanho natural

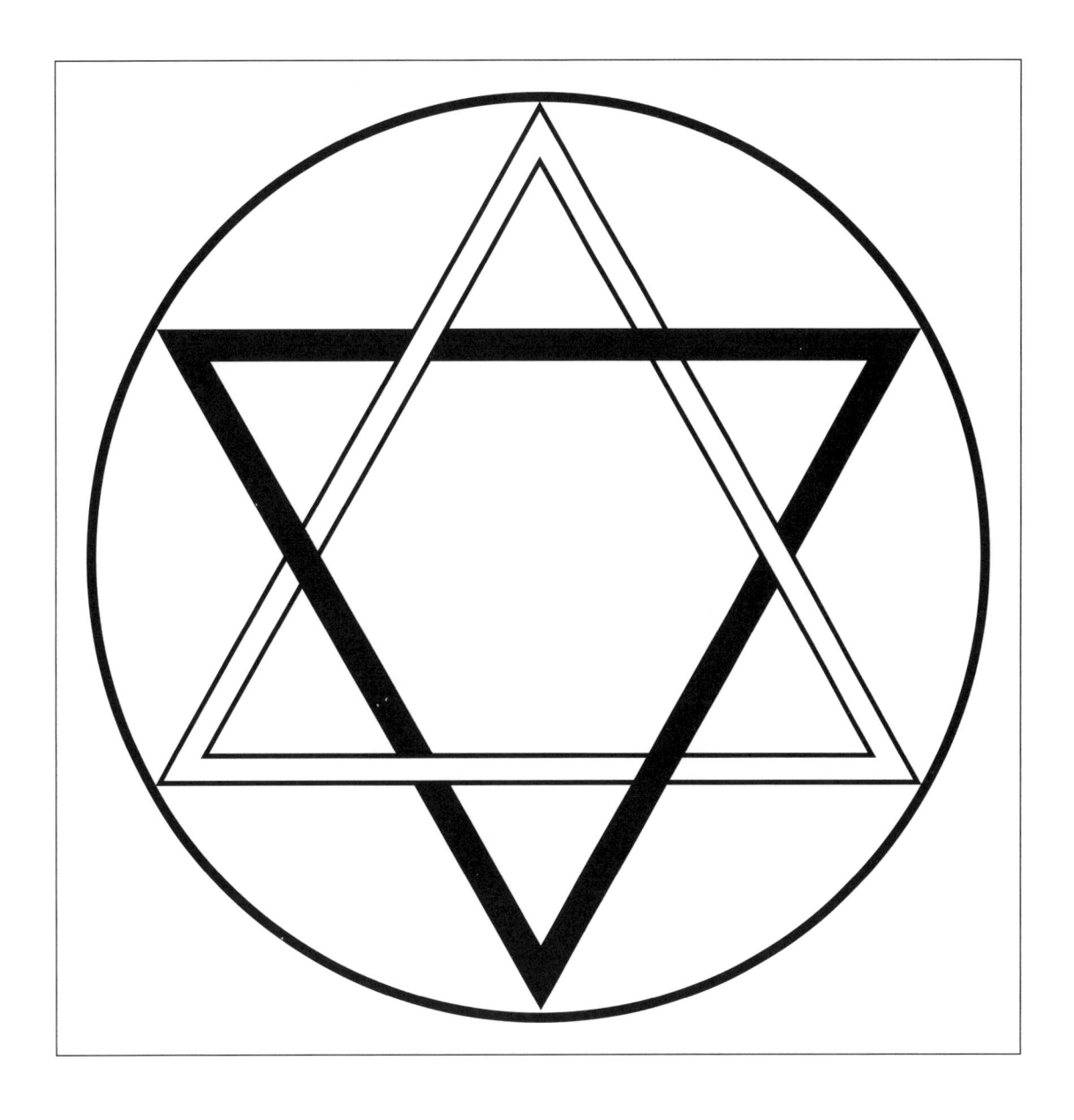

Os Novos Gráficos em Radiestesia | 89

BAGUÁ

Conhecido como uma descoberta do Imperador Fu-Hsi, o Baguá foi amplamente estudado pelos radiestesistas e foi publicado em 1936, no *Ensaio de Radiestesia Vibratória,* de Chaumery-Bélizal, e em 1959, no EXDOCIN.

Alinhado Norte-Sul, permite enviar a qualquer distância qualquer testemunho e corretor colocados no centro do gráfico. Usando uma foto como testemunho e como corretor um metal, uma cor, ou qualquer tipo de remédio, a ação benéfica do Baguá se faz sentir de imediato. Em virtude da potência do gráfico, não são aconselháveis emissões de duração superior a uma hora. Na dúvida, pendule para obter o tempo certo.

Este Baguá pode ser usado como oráculo, sempre orientado na direção Norte-Sul. Em resposta às questões propostas, o Yang indica o SIM e o Yin indica o NÃO, a imobilidade do pêndulo indica a falta da resposta ou quando esta é indiferente. Em seguida, os trigramas indicados podem esclarecer o sentido das respostas.

Certas ondas telúricas nocivas podem ser eliminadas graças ao Baguá, colocando-se o gráfico sobre o local da emissão.

Com os trigramas coloridos nas cores verde e vermelho, obtém-se um poderoso emissor de Ondas de Forma.

Dimensão do gráfico: 25 x 25 cm

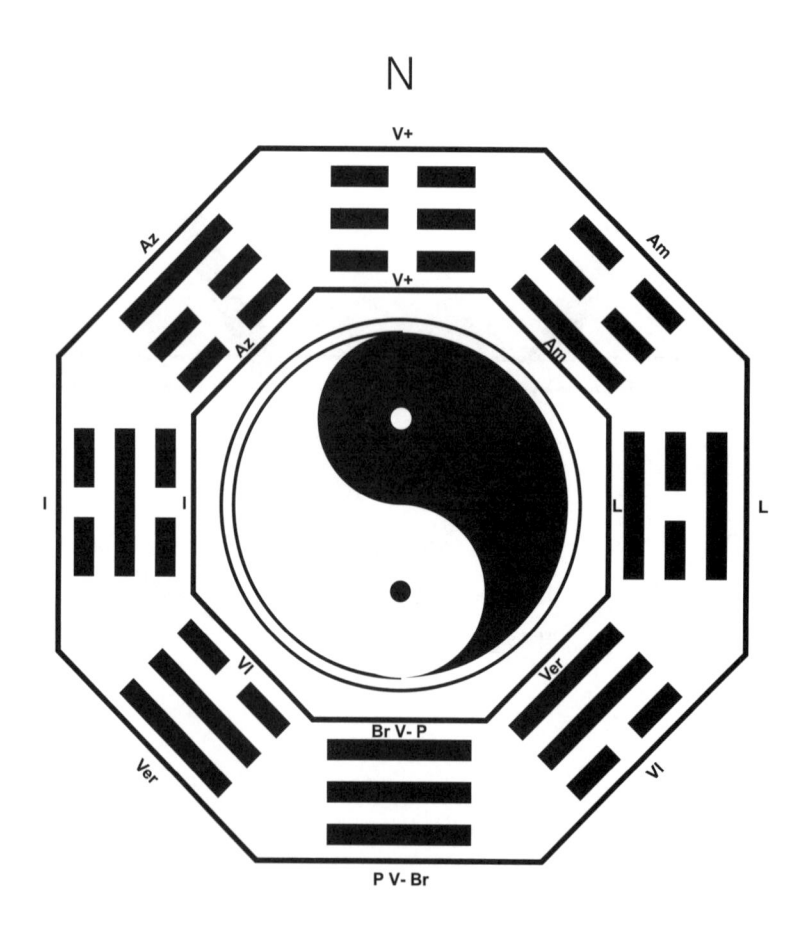

Espectro de emissão
Chaumery-Bélizal.

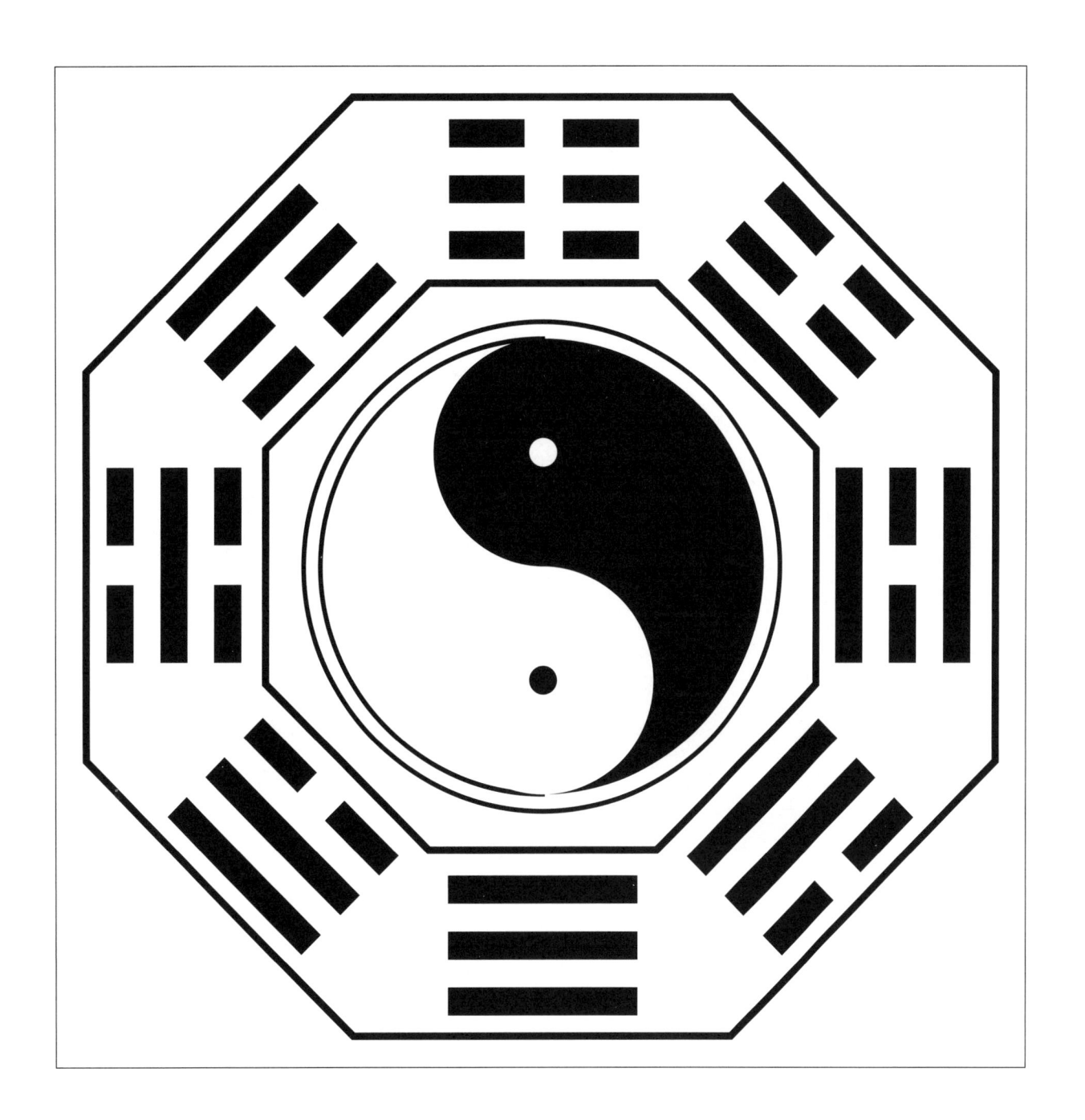

ESPIRAL

Você gostaria de um gráfico radiestésico absolutamente neutro? Que não invertesse as cores, não alterasse as polaridades, que não acrescentasse nenhum componente energético desconhecido ao trabalho por você definido? Pois bem, esse gráfico existe, um solenoide, na forma de espiral levogira, com todas as características acima indicadas.

Para usar, acerte a ponta inicial da espiral para o Norte de Forma, no centro os elementos integrantes de sua pesquisa, se possível um cristal de quartzo-branco (uma ponta), um relógio tiquetaqueando sobre a mesa. Periodicamente, analise o processo radiestesicamente.

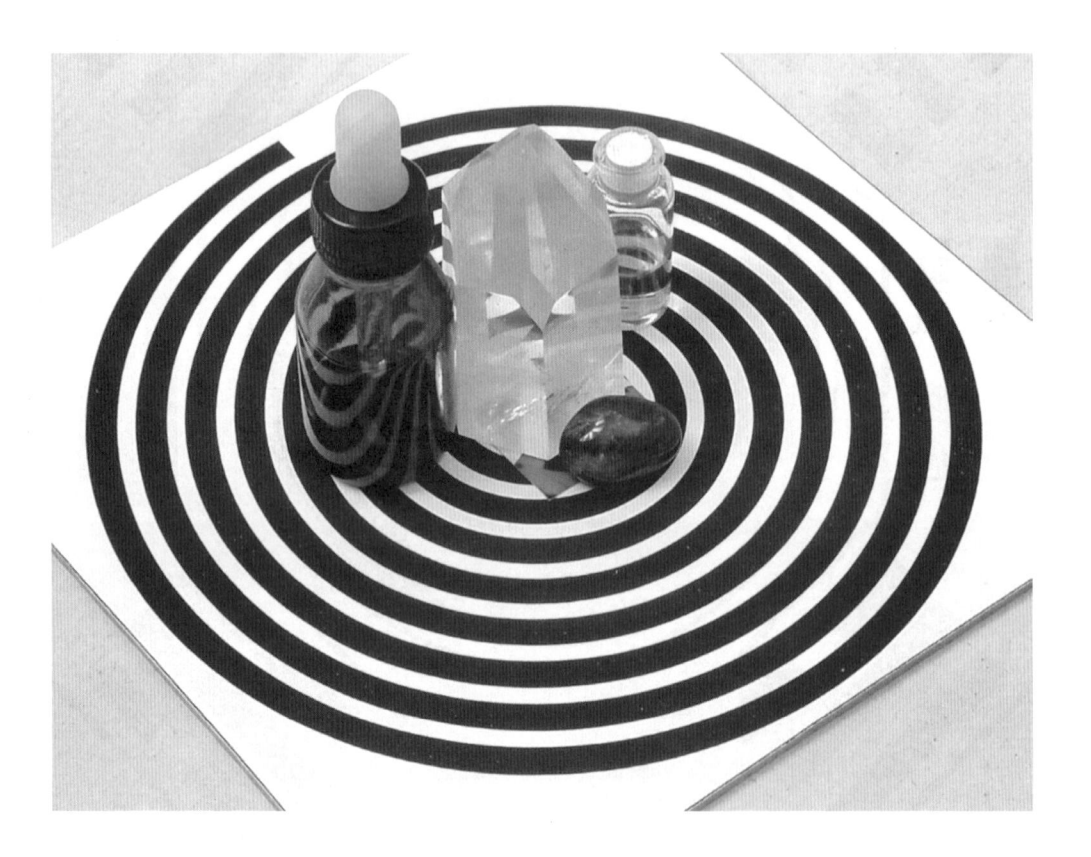

Dimensão do gráfico: tamanho natural

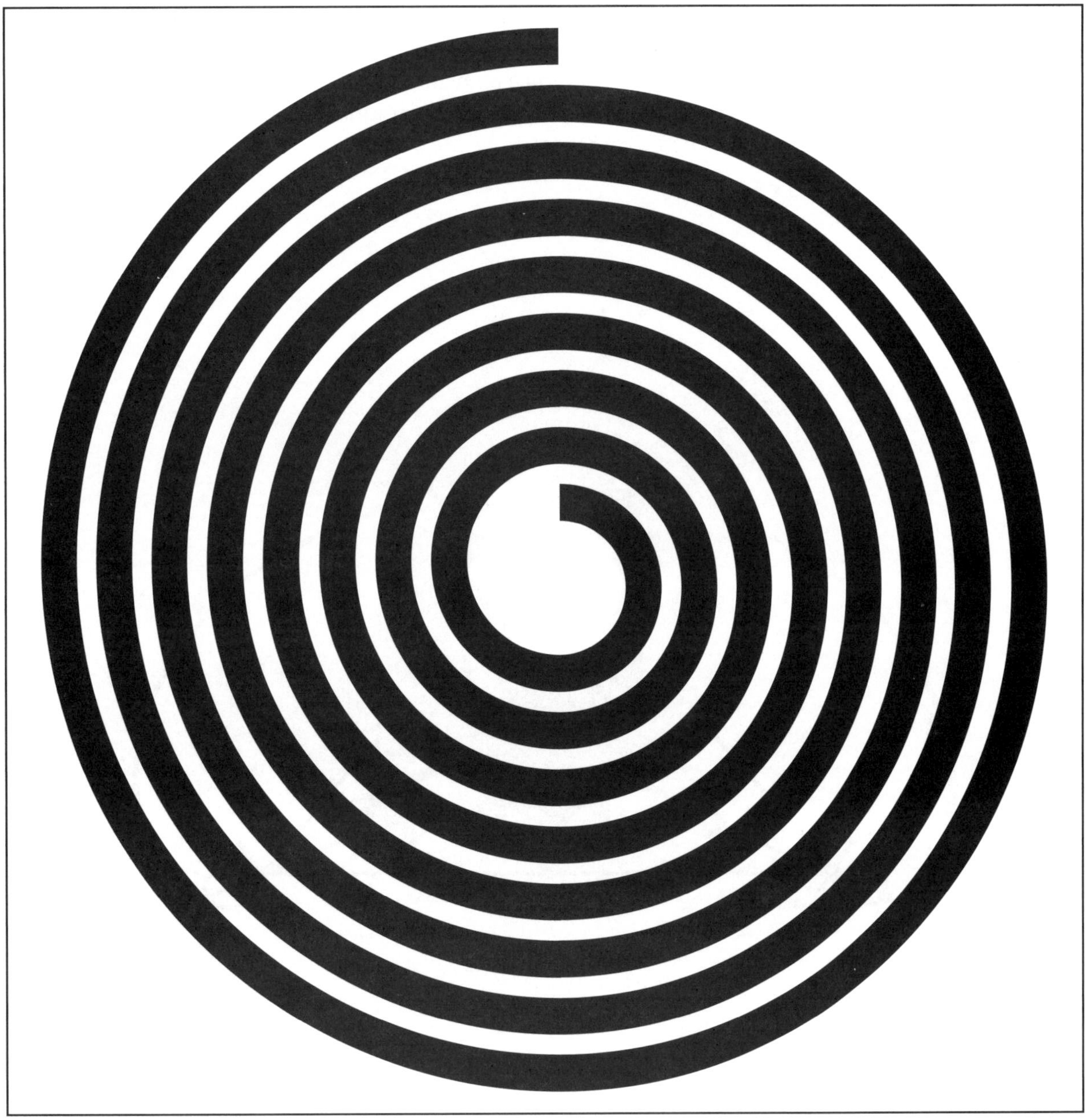

SHIN

O Shin pode ser usado como um elemento coadjuvante em uma terapia energética. Sua aplicação é na tentativa de reimpor o componente vertical do Campo Vital.

Em casos de magia, doenças degenerativas e outras doenças quando atingiram estados críticos, o Campo Vital presente em todos os seres vivos tem seus componentes horizontais deslocados, rotacionados e o componente vertical representativo da corrente vital ascencional invertido. Isso pode ser detectado com um pêndulo com a letra hebraica *Shin*, seguro pela ponta inferior do fio, ou seja, com o pêndulo de ponta-cabeça. O giro horário indica a inversão.

O gráfico Shin deve ser colocado na vertical, sobre o testemunho do paciente, e os dois sobre algum gráfico emissor escolhido radiestesicamente.

Dimensão do gráfico: 8 x 10 cm

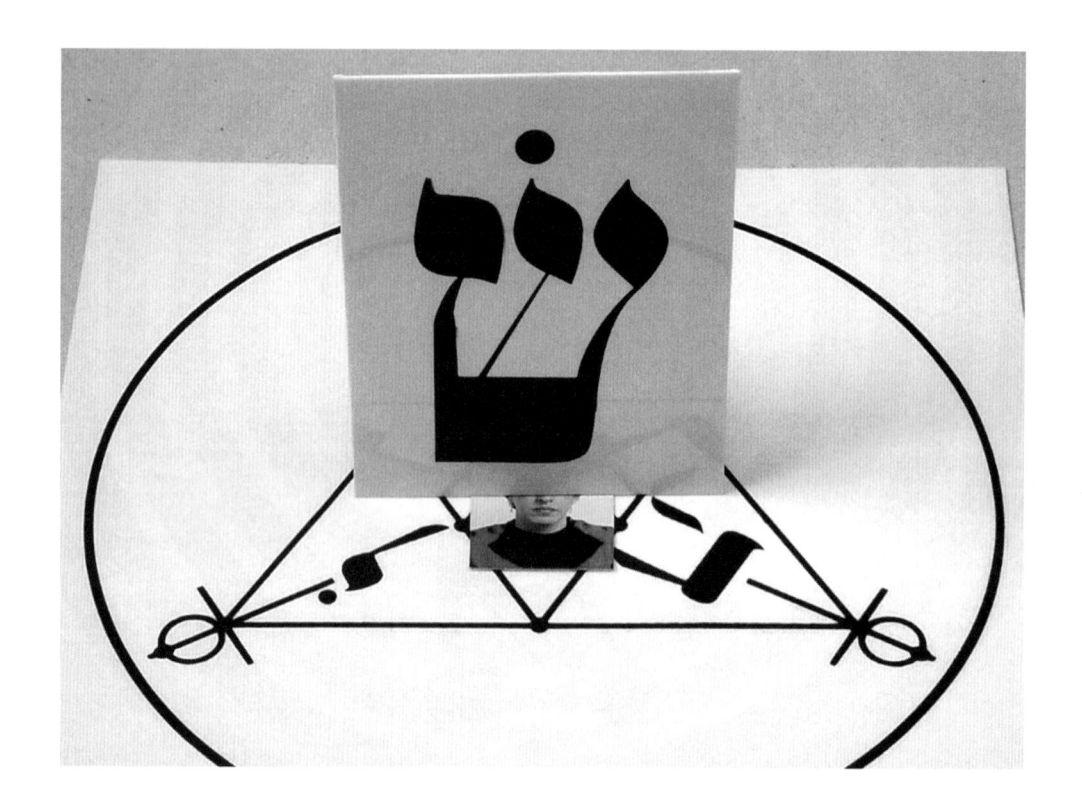

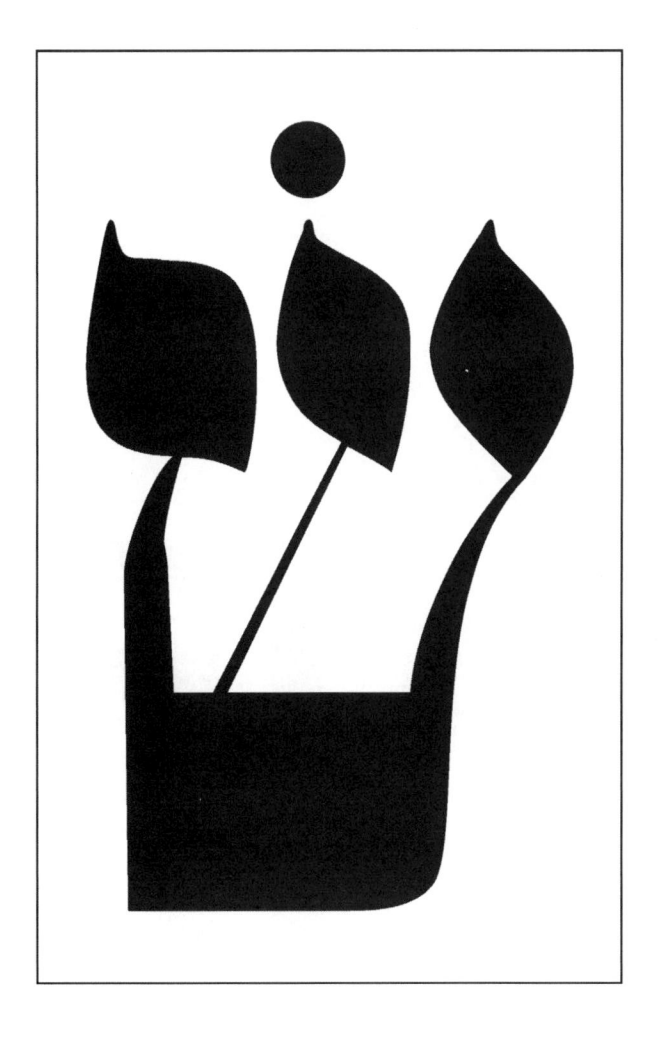

DUO

Todos aqueles que trabalham em radiestesia, em algum momento já se depararam com a necessidade da utilização de mais de um instrumento, principalmente quando determinada pessoa a ser tratada apresenta problemas emocionais, que resultavam num agravamento dos problemas físicos.

O Kit-Duo permite trabalhar dois testemunhos de uma mesma pessoa concomitantemente, sem interferências.

Use o gráfico quadrado com o círculo vazado orientado para o Norte e, sobre ele, monte seu trabalho de influência a distância, colocando aí os corretores adequados, florais, fito, homeopatia, etc. Agora sobre o gráfico redondo, cujo círculo vazado deverá também estar orientado para o Norte, monte o trabalho para o reequilíbrio do emocional. São gráficos de ação moderada, adequados portanto para desordens de caráter crônico.

O pequeno círculo encimando os dois gráficos é obrigatoriamente vazado.

Dimensão dos gráficos: 12,5 x 15 cm e 19 x 22 cm

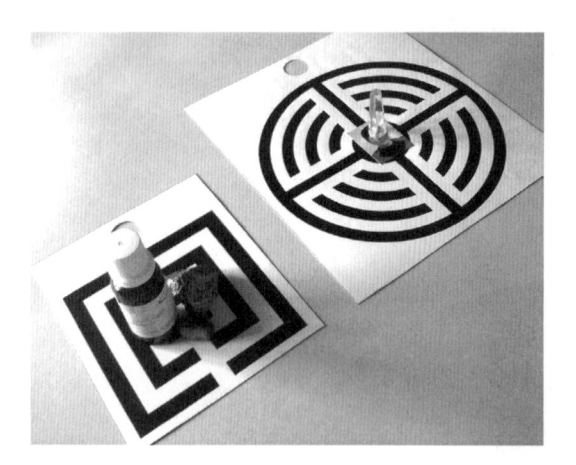

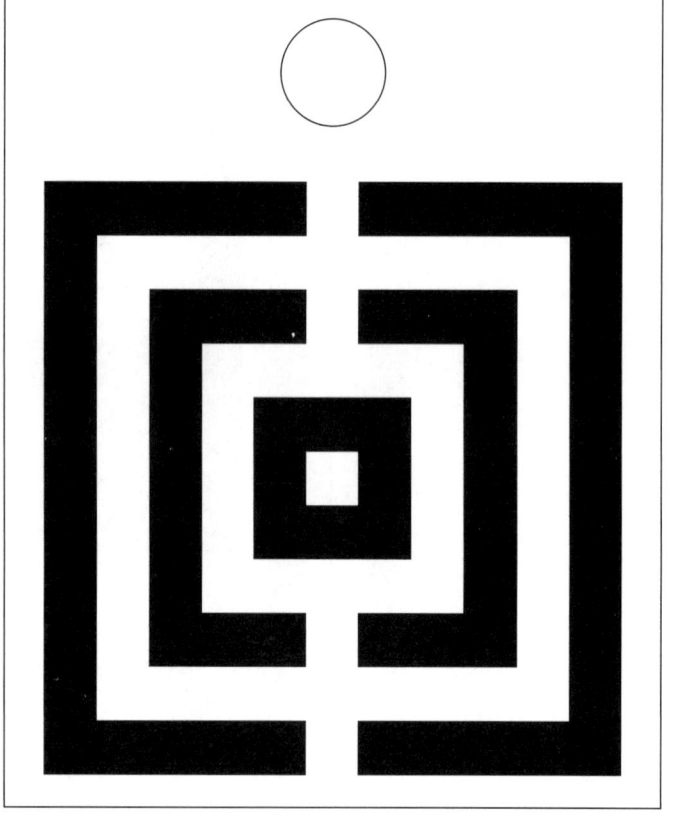

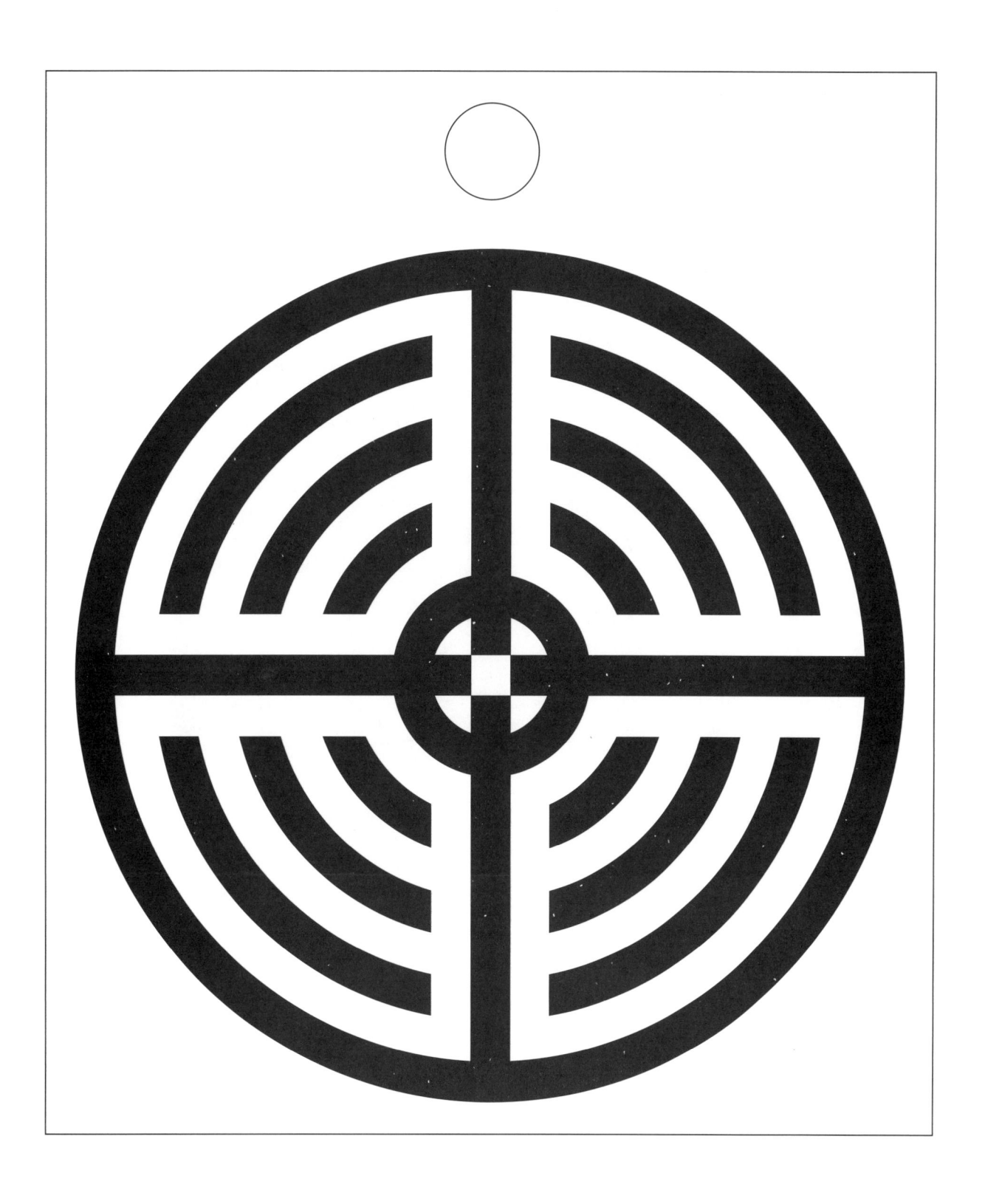

PLACA RAD

O pequeno círculo orienta o gráfico criando um Norte artificial.

Este é um poderoso gráfico emissor, especialmente desenvolvido para a ação a distância na área de saúde.

Como todos os gráficos de ação rápida, com este também é necessário acompanhar a evolução do resultado com algum cuidado.

A utilização de pequenos ímãs dentro de cada uma das pétalas ajuda a promover uma emissão mais incisiva.

Dimensão do gráfico: 19 x 19 cm

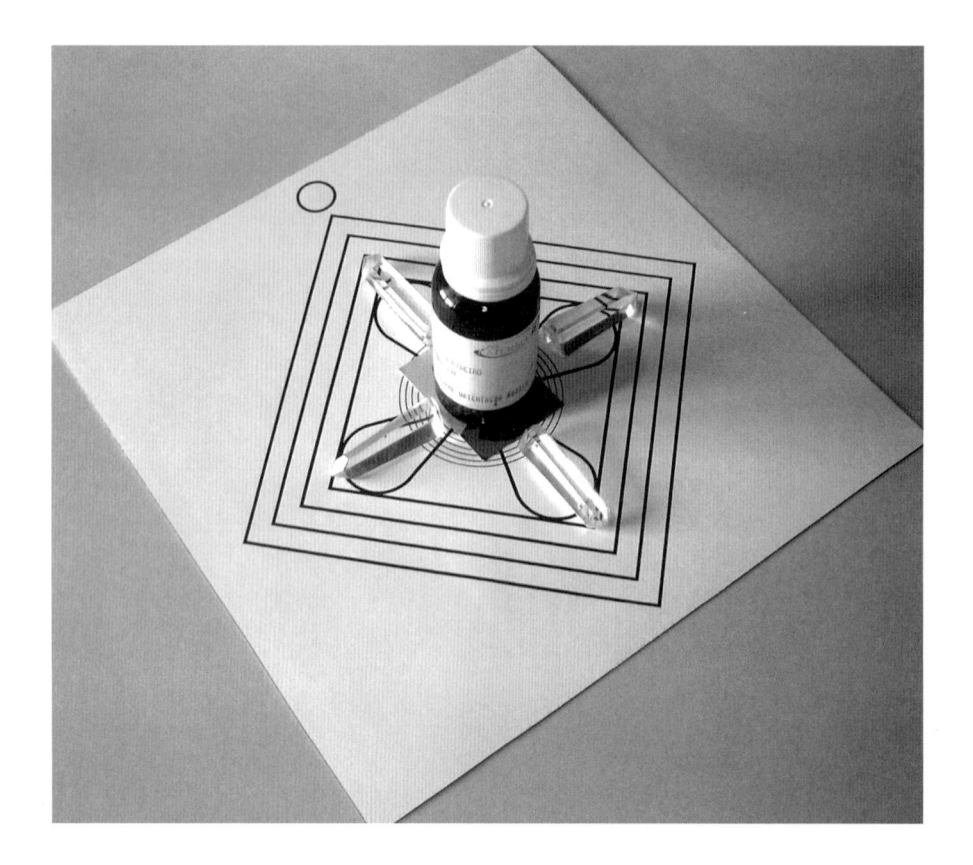

Os Novos Gráficos em Radiestesia | 99

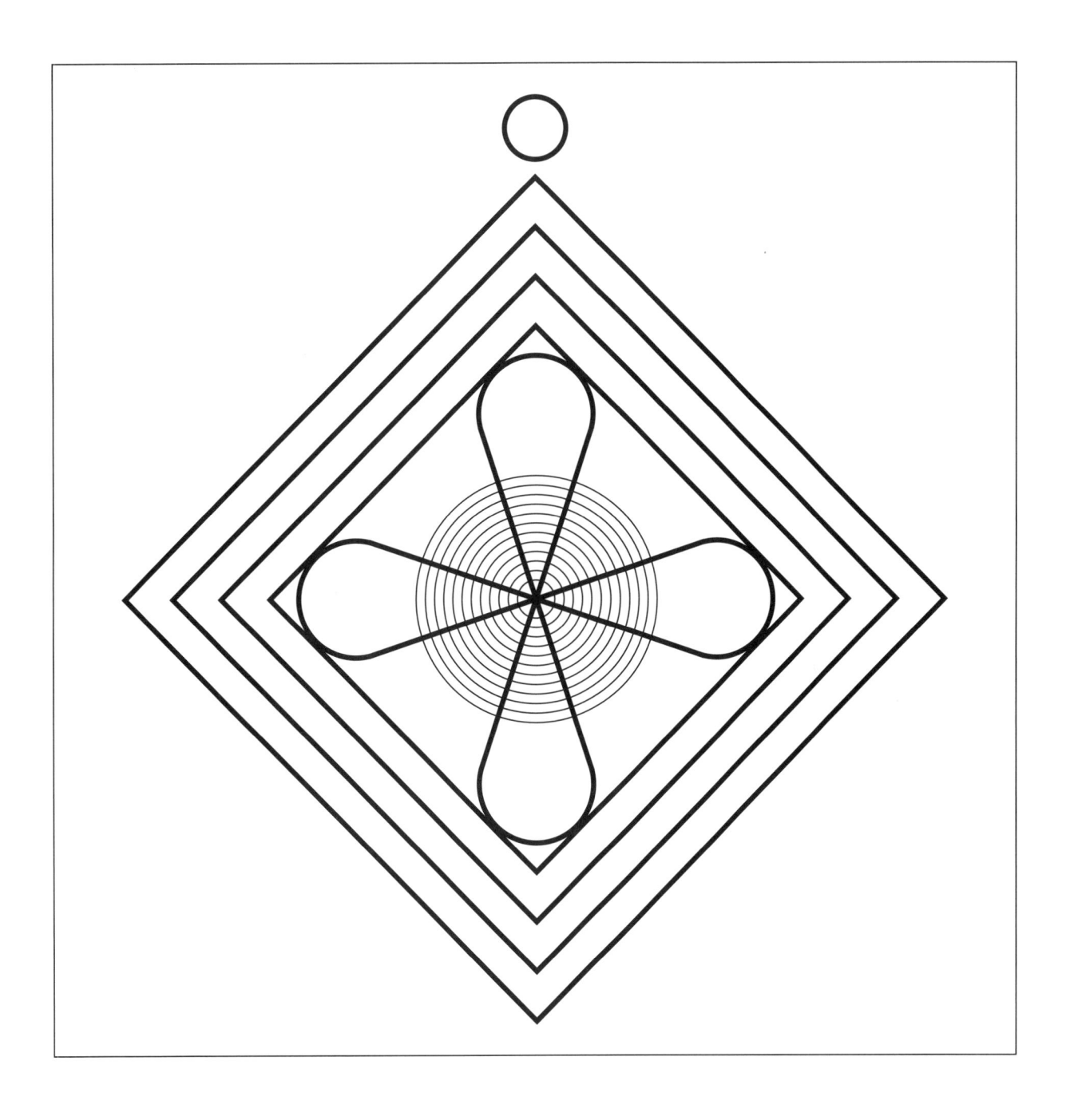

MAGNETRON

O Magnetron é um gráfico com a propriedade de captar, emitir e amplificar.

Durante uma pesquisa radiestésica, em que haja dificuldade de trabalhar com um testemunho por sua baixa vibração, basta colocar o mesmo no centro do Magnetron e retomar normalmente a pesquisa. As "ondas" próprias do testemunho estarão amplificadas e possíveis de detectar. Neste caso, trabalhe com o pêndulo na vertical do testemunho.

Para a emissão de um ou mais remédios, coloque o testemunho no círculo central e pesquise um a um qual ou quais pequenos círculos podem ser utilizados para emitir o remédio ou remédios já escolhido(s). O pêndulo indicará o círculo apropriado por oscilações na direção escolhida. O mesmo pode ser usado para a emissão de cores. É possível combinar num mesmo Magnetron remédios, cores, ímãs, cristais ou pedras e testemunhos lexicais previamente materializados num decágono.

Dimensão do gráfico: 14 x 14 cm

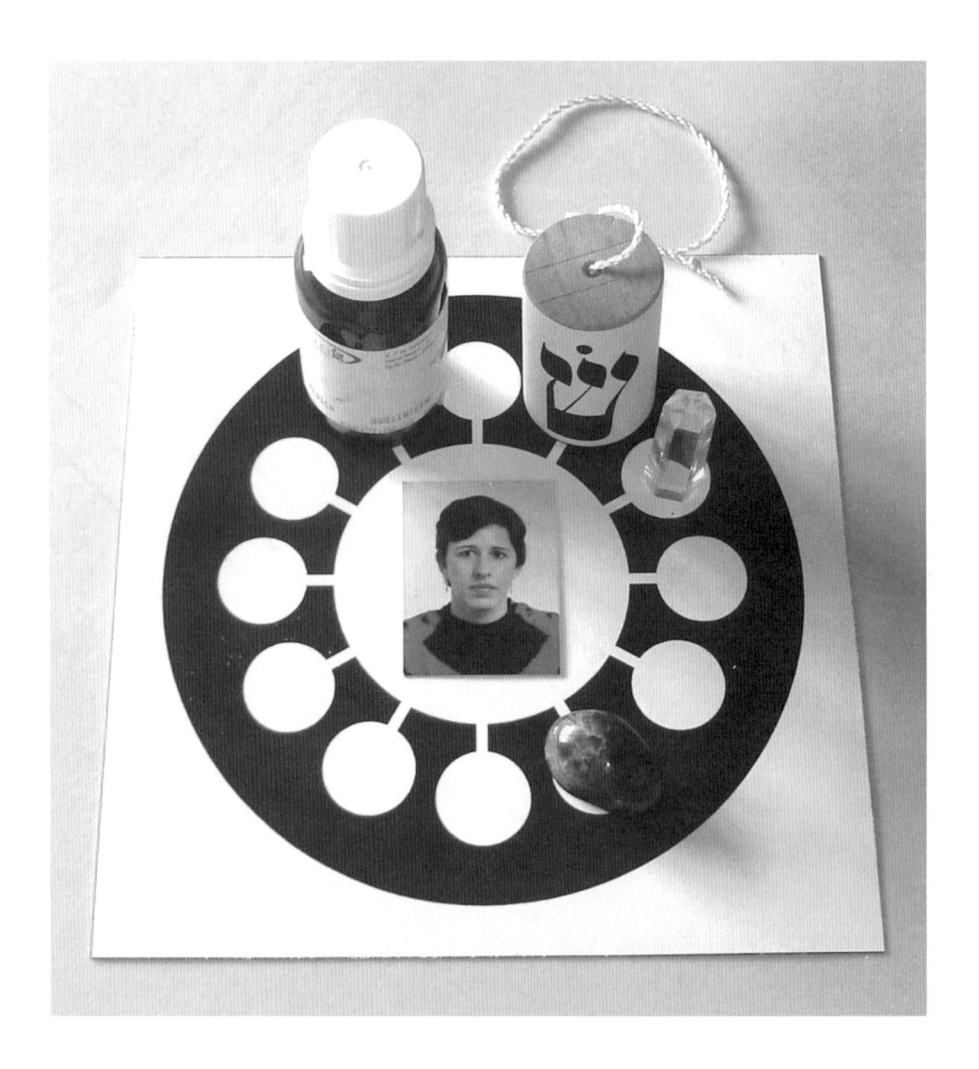

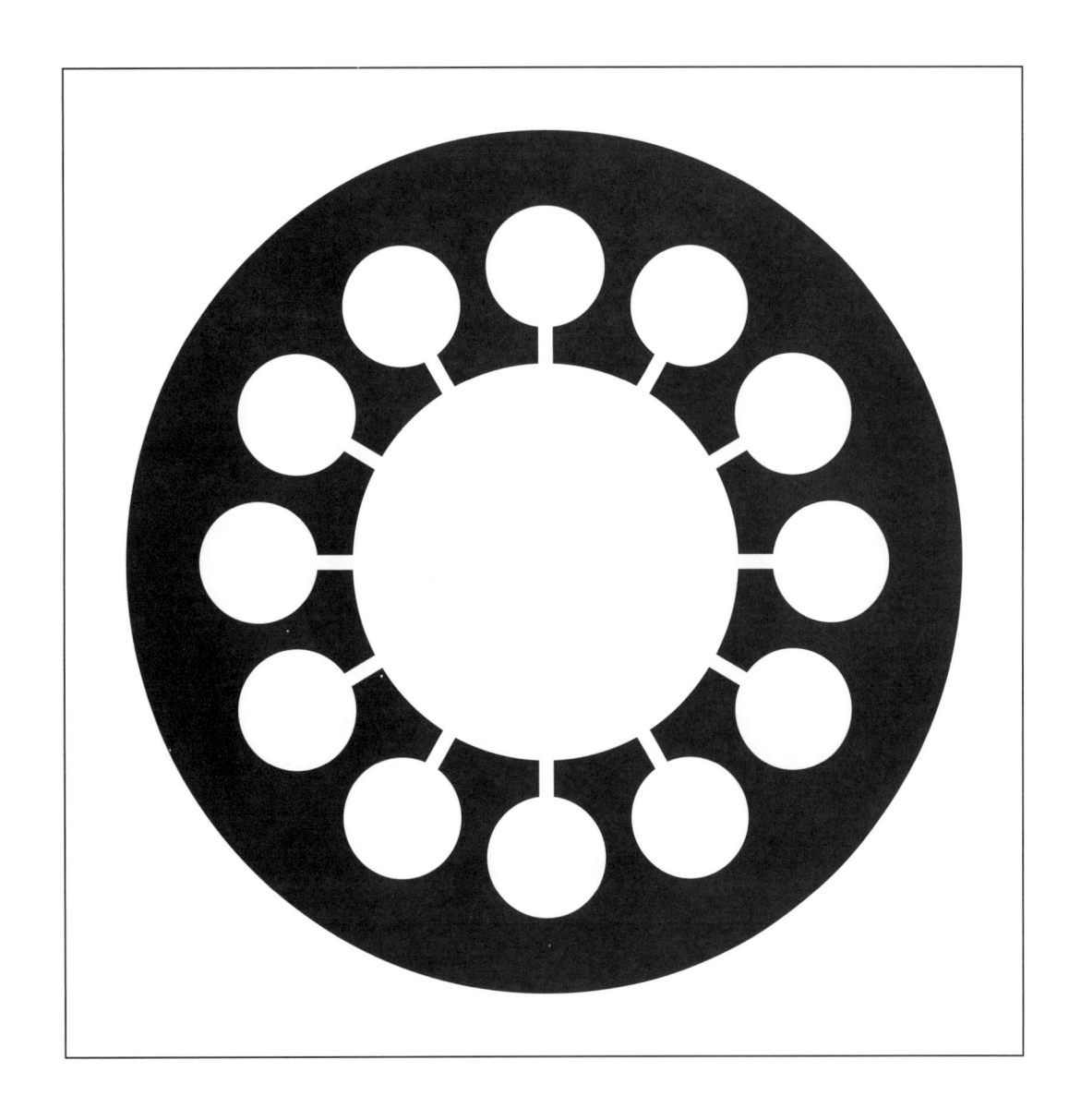

Os Novos Gráficos em Radiestesia | 101

CRUZ DE SÃO MAURO

Esta cruz de inspiração celta constitui o centro de uma cruz que adorna a fachada interna da igreja de Saint Sauveur de Glanfeuil. Seu desenho complexo e de grande beleza gera fortes emissões de forma, perfeitamente detectáveis em radiestesia. Para tanto, basta colocar algo pequeno em seu centro. A necessidade do uso de um artifício nos diz, porém, que as emissões da cruz são de grande harmonia com o ambiente ao qual ela se integra.

Alinhe um dos braços para o Norte e coloque a montagem do trabalho radiestésico no centro. O raio testemunho com o doador é facilmente identificável. Este gráfico pode ser usado para qualquer tipo de emissão na área da saúde.

A tradição nos diz que São Mauro é invocado contra resfriados e a cruz se mostra benéfica contra dores na coluna e reumatismo.

Não causa saturação.

Dimensão do gráfico: 14 x 14 cm

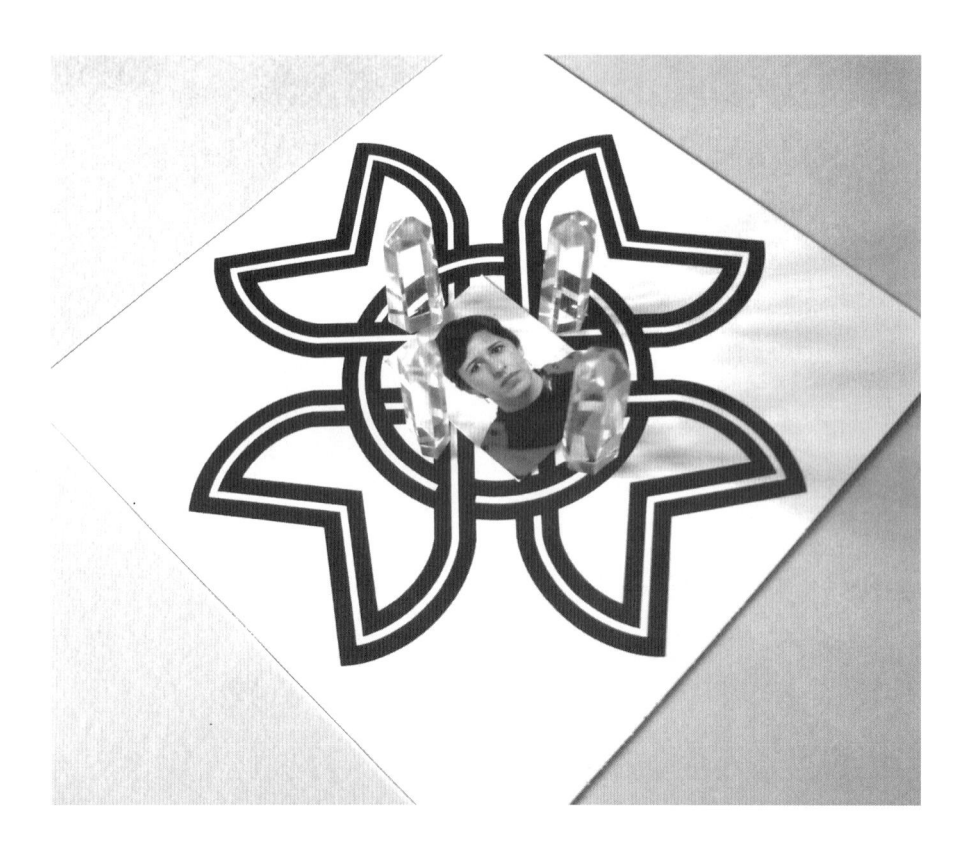

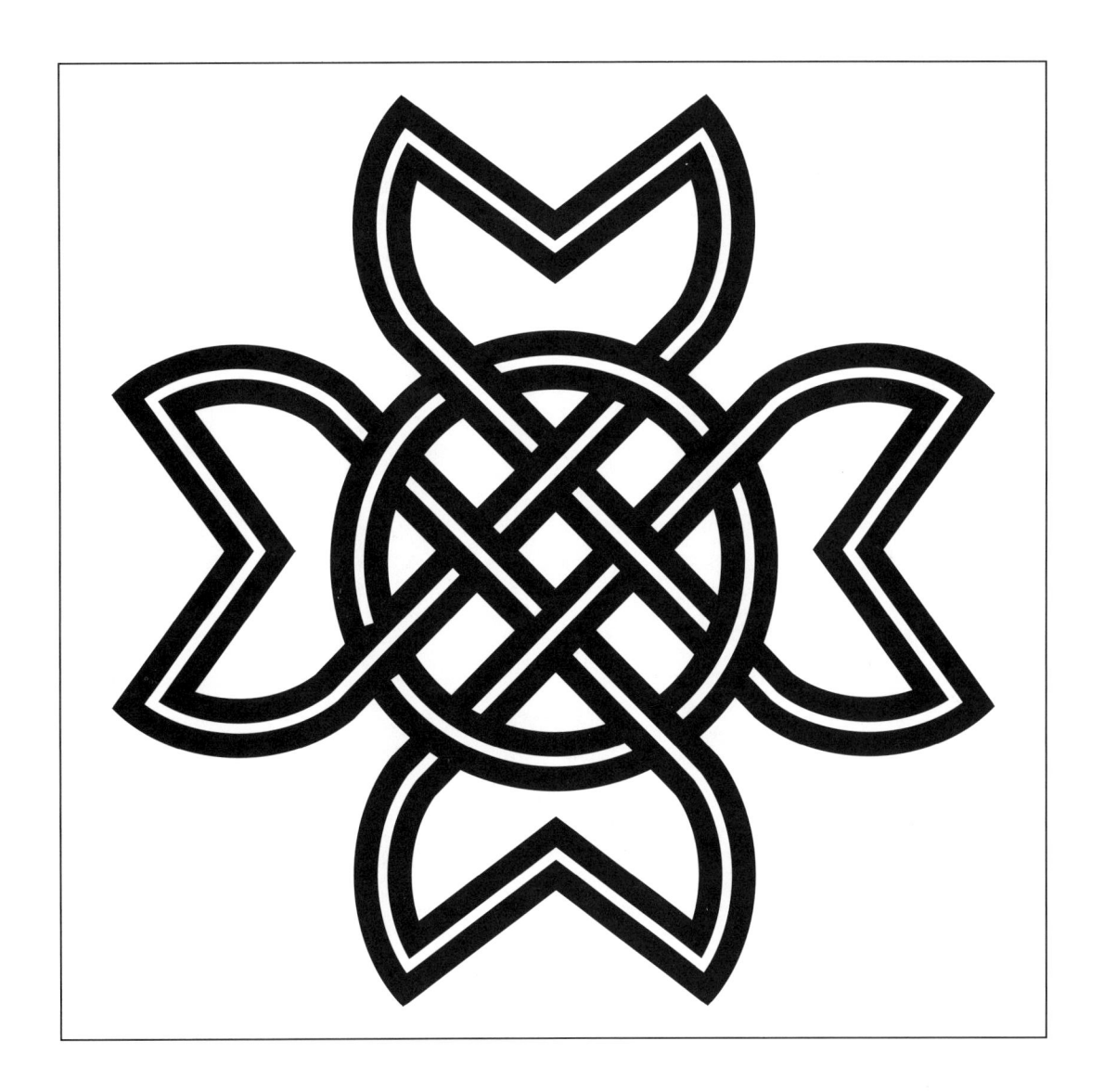

SRIM – HRIM – KRIM – KLIM

Gráficos criados por António Rodrigues e destinados à visualização, para estabelecer uma conexão com os princípios representados ou para montar trabalhos de emissão a distância. Neste último caso, controlar rigorosamente os tempos de emissão. Nas páginas seguintes os gráficos são apresentados nesta ordem:

- **Srim**: mantra original da Deusa Lakshmi, princípio da plenitude e da fortuna. Deve ser usado para atrair a prosperidade, a boa sorte ou ajudar a manter os bens já adquiridos.
- **Hrim**: mantra original da Deusa Tripurã-Sundari, denota a unidade dos princípios macho e fêmea. É também a vibração inicial da Deusa Bhuvanesvari que preside sobre as três esferas. Para ser usado na manutenção da harmonia nos relacionamentos afetivos, ou na necessidade de harmonizar um casal em conflito.
- **Krim**: mantra original da Deusa Kali, representando o poder da criação e dissolução. Para a dissolução de problemas e situações incômodas, para o corte definitivo de laços.
- **Klim**: mantra original que simboliza o eterno aspecto do amor. Eficiente em casos em que se deseje fomentar uma melhoria na vida sexual, manter a estabilidade em relacionamentos afetivos, aumentar a atração e o desejo entre os pares.

Dimensão do gráfico: 20 x 20 cm

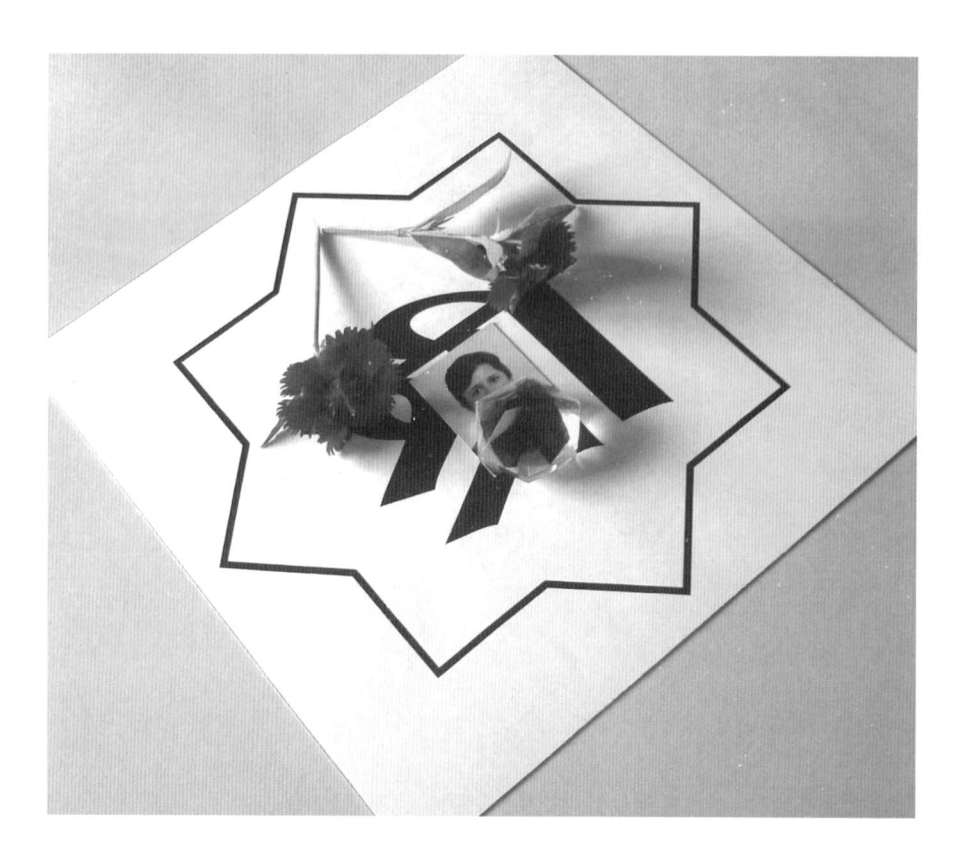

SRIM

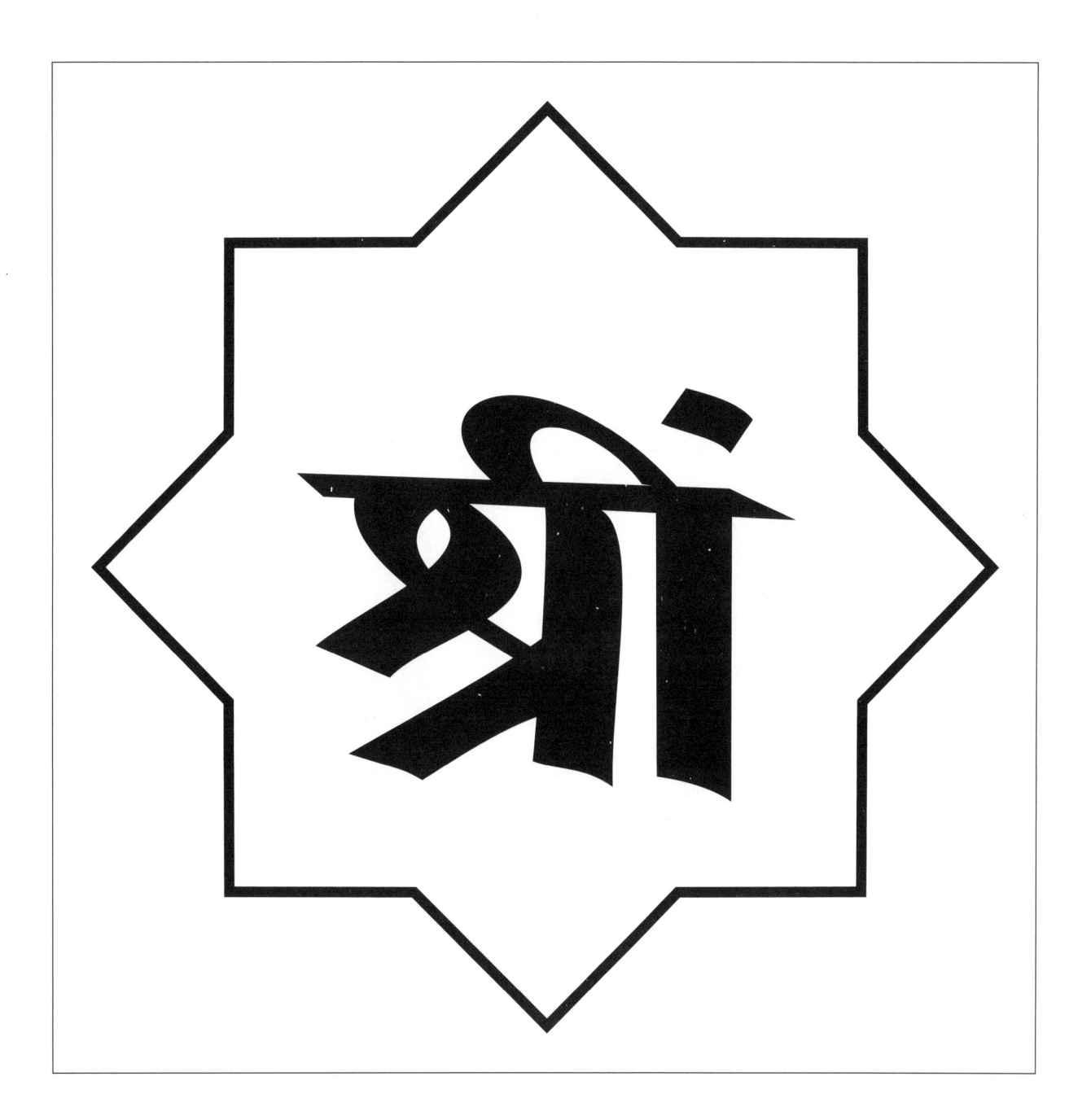

HRIM

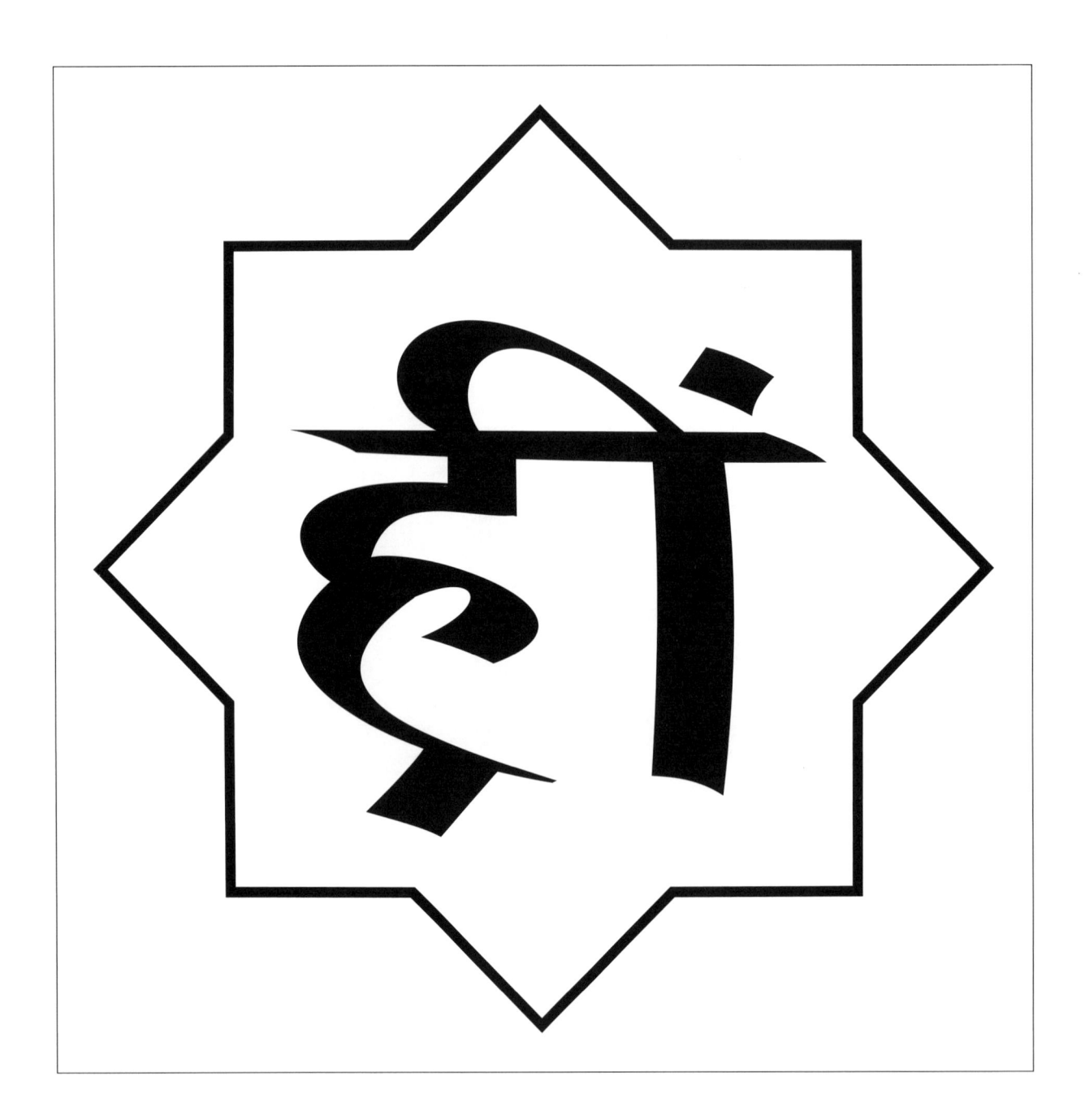

KRIM

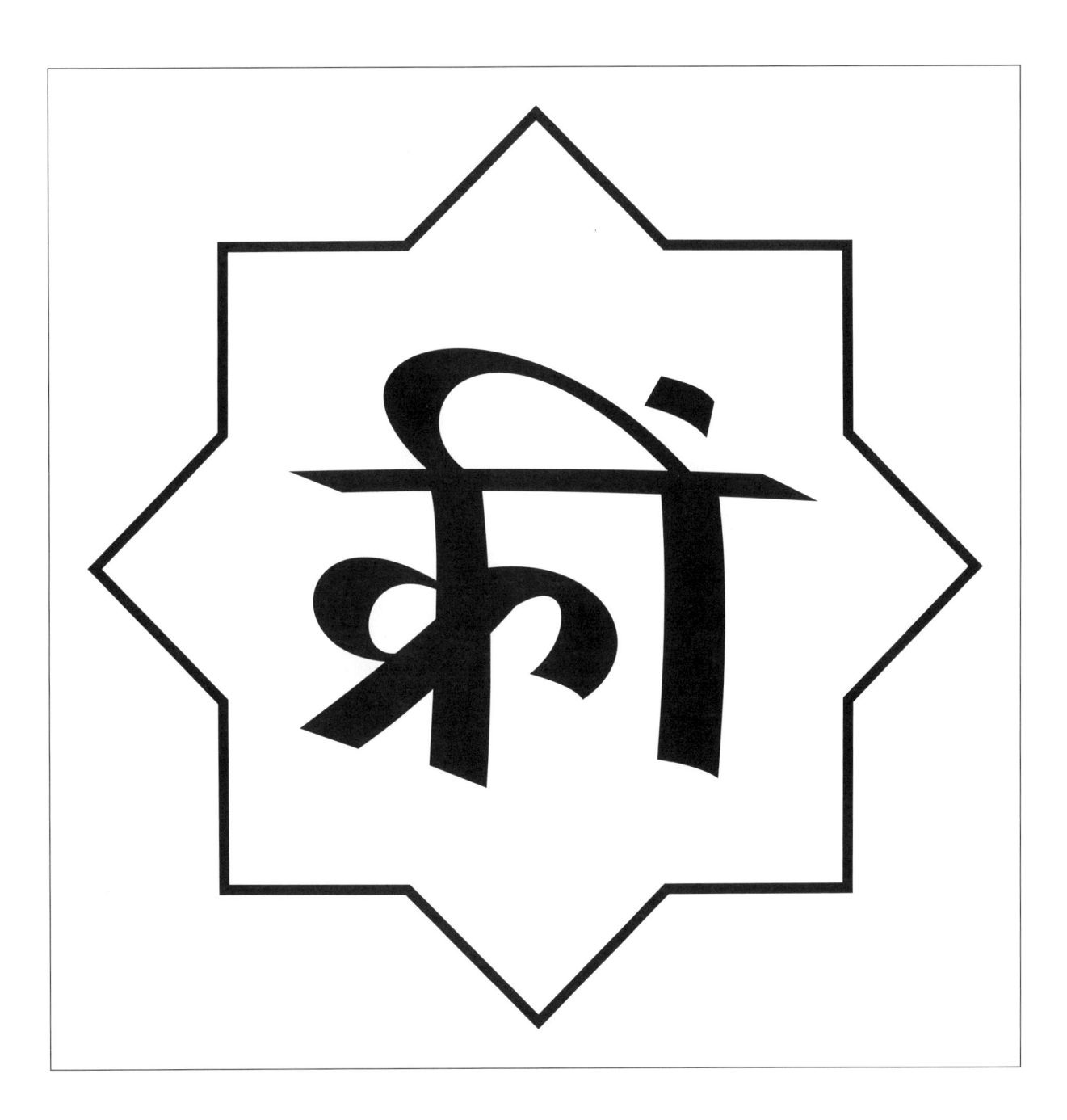

KLIM

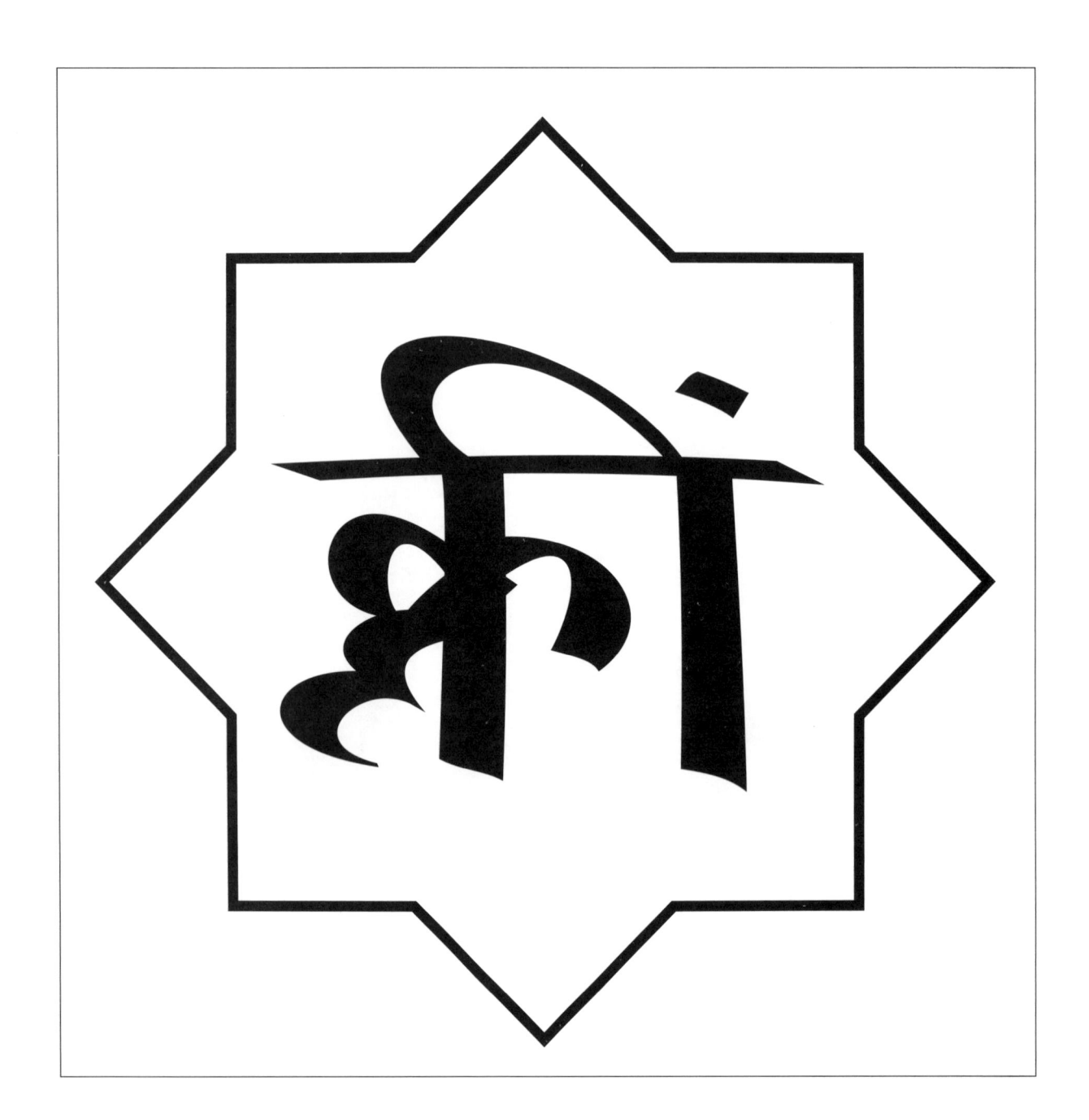

GRÁFICOS COM APLICAÇÃO EM MAGIA E PROTEÇÃO

Iave
Antimagia
Nove Círculos
Escudo
Símbolo Místico
Quadrado Mágico
Tetractis
Escudo Mágico
Mandala
SCAP

IAVE

O gráfico IAVE foi criado por Jean de La Foye, um notável radiestesista francês. Nos anos 1960, La Foye foi chamado a colaborar com o cabalista Jean Gaston Bardet, no trabalho de pesquisa para o novo livro de Bardet: *Mystique et Magies*. Foi este o primeiro contato com a língua hebraica que seria determinante para o trabalho radiestésico de La Foye.

O hebraico, uma língua com propriedades espantosas, quando escrito emite em vibrações de Ondas de Forma o valor das palavras pelas formas e pela combinação dos caracteres.

Esta versão agora apresentada é o resultado das pesquisas de António Rodrigues, como já o eram as versões anteriores presentes no comércio. A atual versão tem maior estabilidade, não apresentando os inconvenientes das anteriores, em que se podia perceber certa "saturação" decorrente do uso da proporção áurea.

O "IAVE" é um gráfico neutralizador de "ondas de magia", criadas por quaisquer processos, magia ritual ou qualquer tipo de ataque psíquico. É, também, um gráfico muito simples de se utilizar, bastando para isso que se coloque um "testemunho", ou seja, um objeto ou amostra da pessoa a quem se quer auxiliar (algo que possua a mesma frequência de energia da aura da pessoa, uma foto, uma mecha de cabelos, etc.), no centro do gráfico.

Isto é o suficiente para que se neutralize quaisquer tipos de influências negativas provenientes de magia ritual. O gráfico também pode ser utilizado em conjunto com certas técnicas de autodefesa psíquica, o que aumenta ainda mais a sua eficácia.

Dimensão do gráfico: 18 x 30 cm

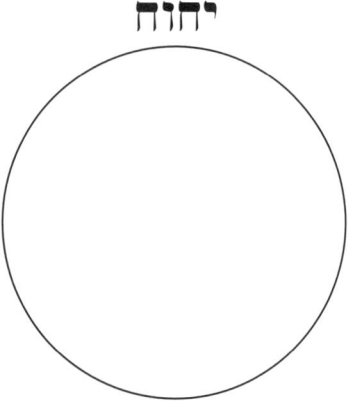

Versão original de La Foye.

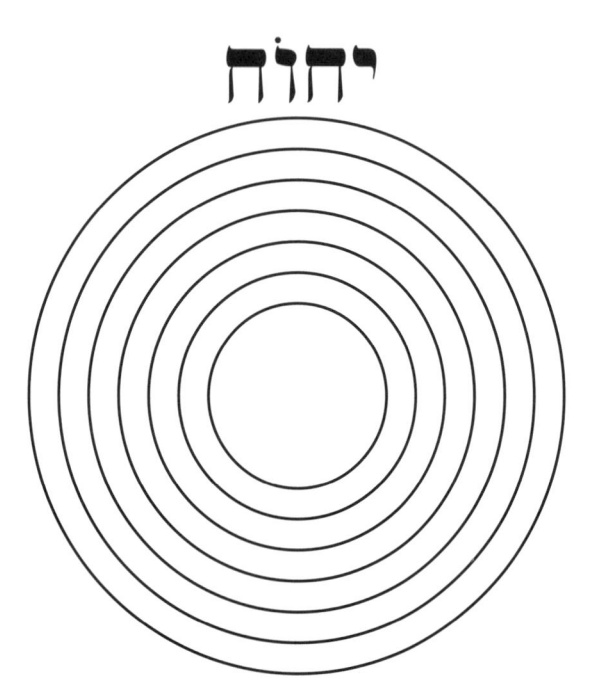

Primeira versão de A. Rodrigues, com uso de proporção áurea.

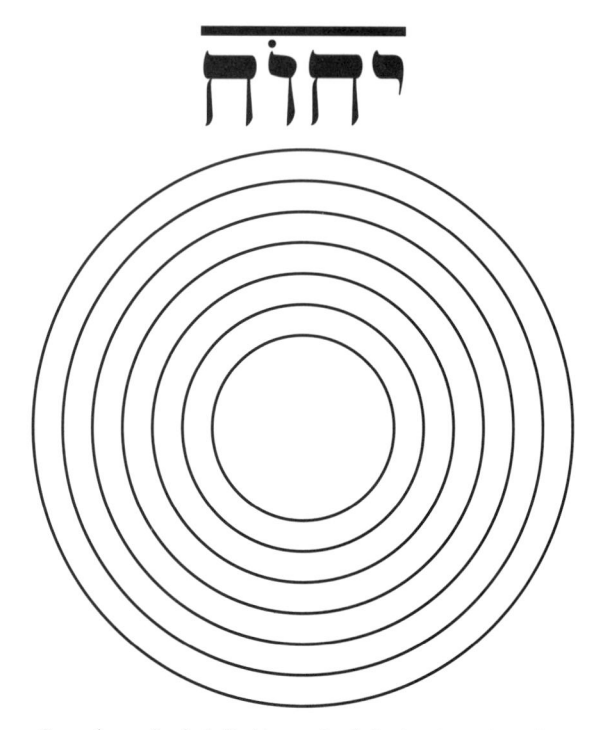

Segunda versão de A. Rodrigues. A adição da reta encimando a palavra direciona a emissão para o centro.

יהוה

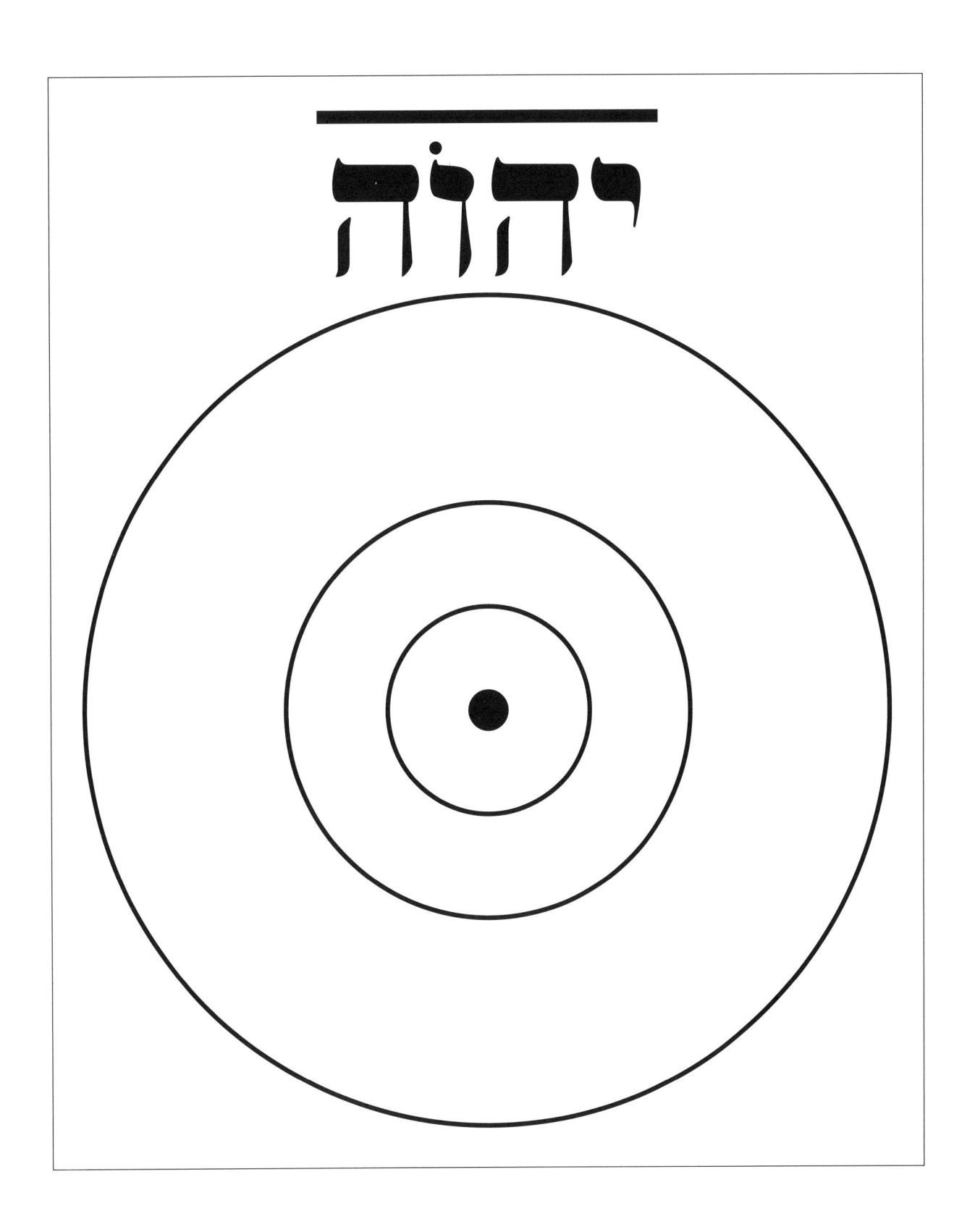

ANTIMAGIA

O Selo de Salomão tem sido usado para os mais diversos fins esotéricos durante os tempos. É bem conhecido seu uso como símbolo de proteção. Modernamente, a radiestesia de Ondas de Forma o tem incorporado em seus gráficos, dado suas propriedades emissoras.

Publicado no livro *Tratado Completo de Alta Magia*, de Vasariah, ele foi recuperado, para fins radiestésicos, por António Rodrigues e chamado pelo autor de "Pantáculo Neutralizador".

O gráfico Antimagia destina-se a eliminar estados de magia presentes em seres vivos, através do uso de testemunhos, por isso podendo ser aplicado a distância.

Alinhe a placa na direção Norte, conforme indicado, e coloque no ponto assinalado o testemunho da pessoa a ser tratada. O tempo de emissão deve ser controlado radiestesicamente.

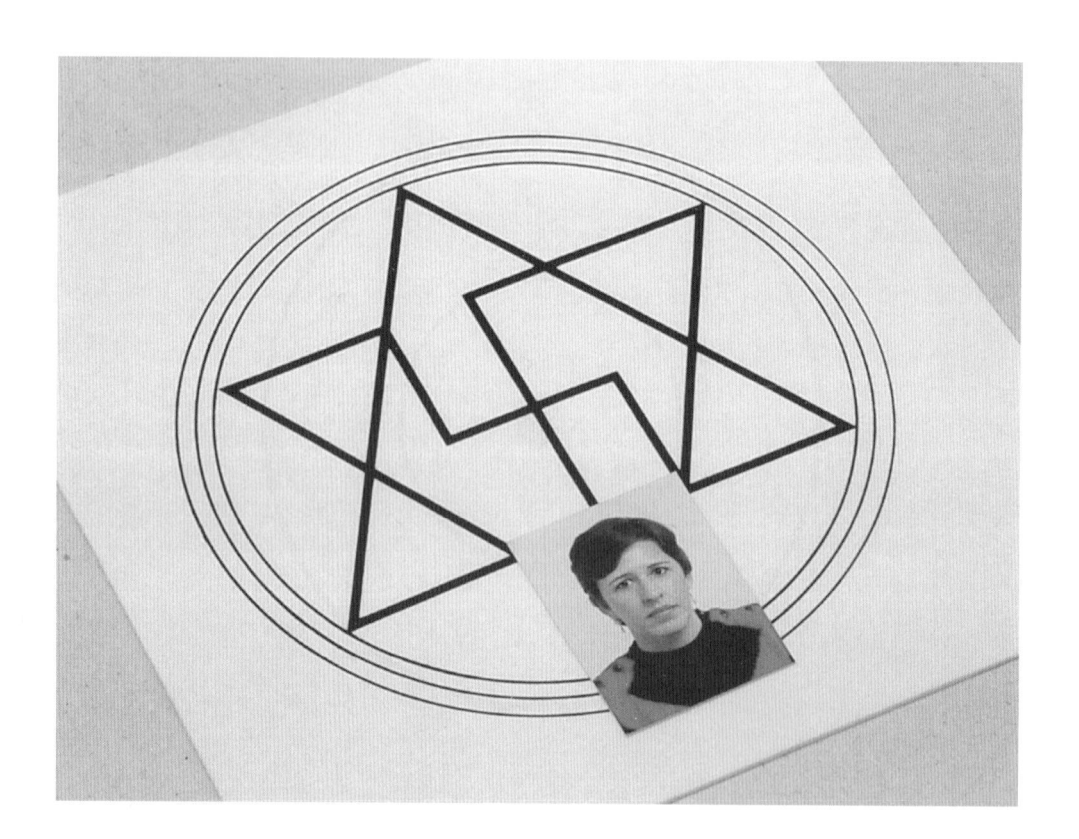

Dimensão do gráfico: tamanho natural

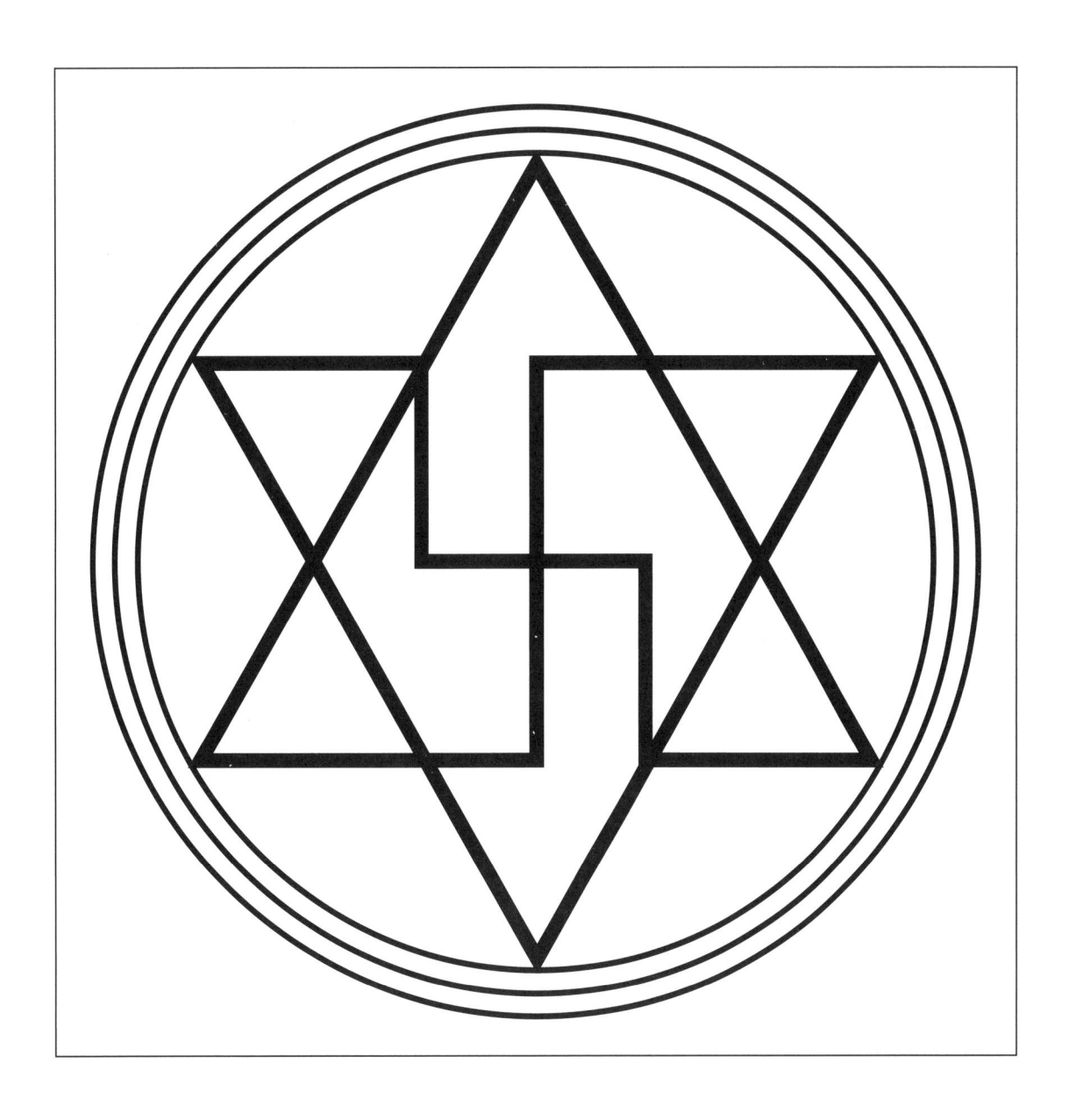

NOVE CÍRCULOS

Este gráfico tem a propriedade de proteger bens materiais, locais, objetos e seres vivos em geral contra energias negativas externas. Pode ser usado para aplicação a distância, bastando para isso utilizar uma pedra de cristal de quartzo ou qualquer outra pedra relacionada com o trabalho em curso.

O círculo é conhecido em todas as culturas como elemento de proteção, e o número de círculos concêntricos estão relacionados com a esfera de atuação, partindo dos planos mais materiais para os mais sutis.

Para se trabalhar com o gráfico Nove Círculos, fazendo uso de um testemunho, deve-se colocar uma foto do local ou objeto, ou então cabelo, no caso de se tratar de uma pessoa, e sobre este testemunho, o objetivo ou corretor lexical previamente valorizado no decágono, e sobre tudo isso um cristal de quartzo.

Segundo a convicção corrente dos usuários deste gráfico, podem ser protegidos carros, residências, bens materiais de valor, pessoas, plantas, animais ou ainda coisas abstratas, como um negócio a ser realizado ou uma decisão a ser tomada. É possível proteger bens materiais contra roubo, desastres, incêndio, assalto, destruição, etc. Uma planta pode ser protegida contra insetos ou doenças; um animal pode ser protegido contra doenças; já uma pessoa, poderá ser protegida contra uma série enorme de fatores externos, tais como: inveja, ciúmes, roubo, trabalhos de magia negra, vibrações intencionais negativas de fracasso, ódio, etc.

Por ocasião de um teste ou exame, a pessoa pode utilizar este gráfico para se proteger de pensamentos externos ao assunto do teste, não se distraindo, formando, assim, uma proteção energética, bastando para isso deixar em casa sobre o gráfico seu testemunho (uma foto) e sobre este, um cristal de quartzo-branco. Mentalize o dispositivo na hora do teste.

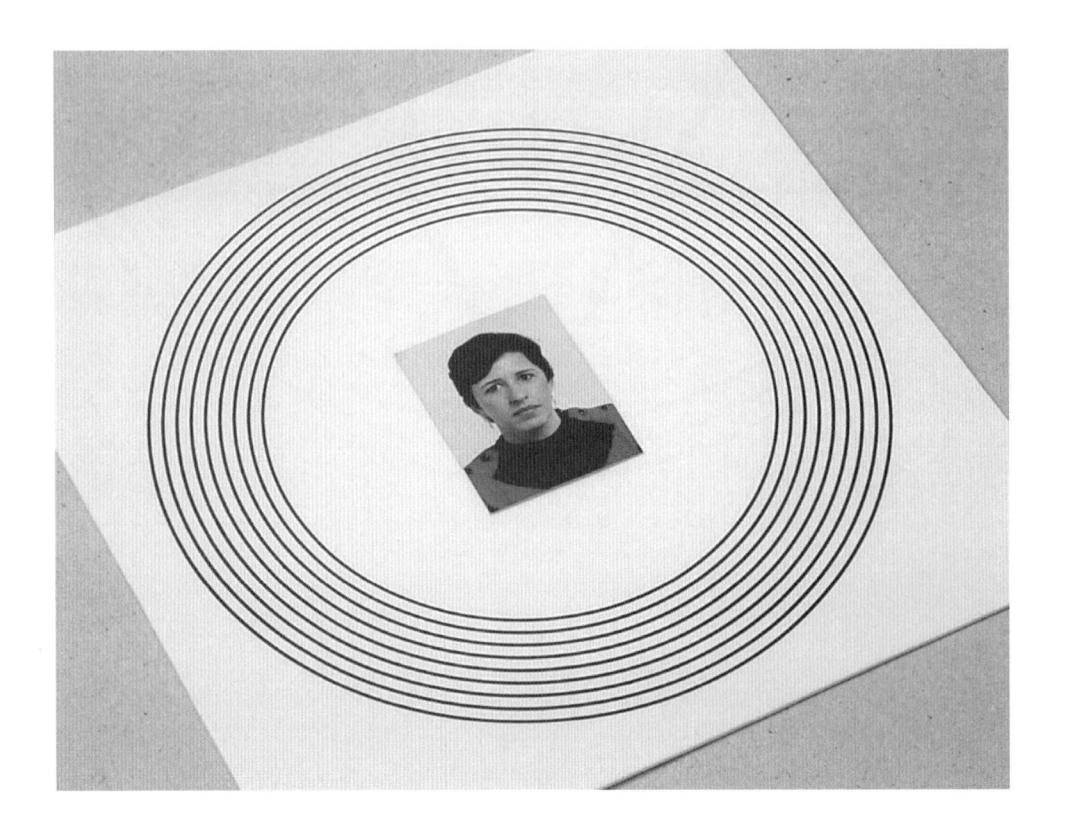

Dimensão do gráfico: tamanho natural

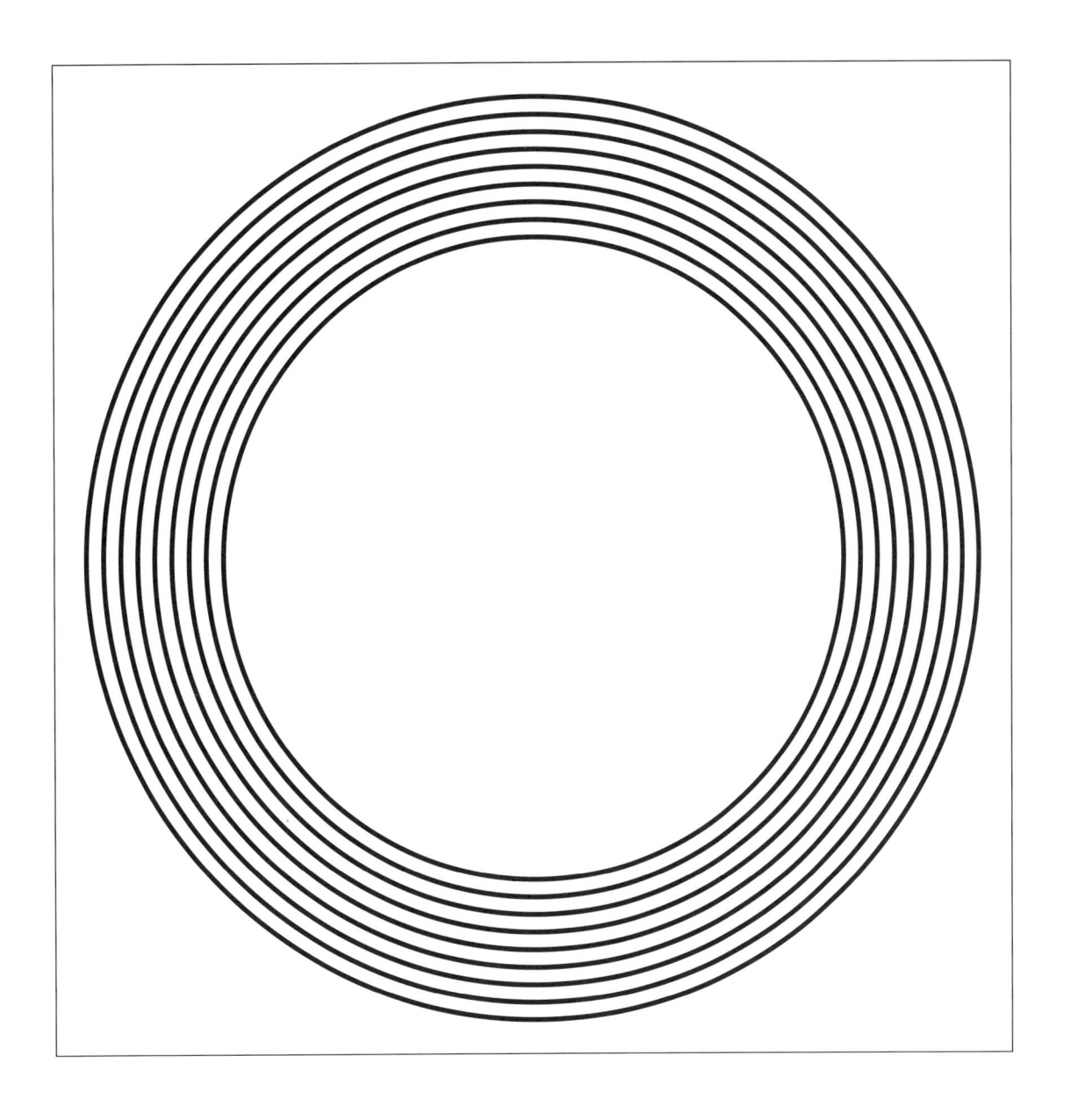

ESCUDO

É o primeiro gráfico radiestésico antimagia publicado em revista especializada, o EXDOCIN. Outra característica que o torna notável: é também o primeiro a incorporar um Norte de Forma artificial, no caso o pequeno círculo vazio.

Este gráfico estimula os mecanismos inconscientes relacionados com a autodefesa psíquica, os quais nos mantêm protegidos contra ataques psíquicos efetuados por meio de procedimentos de magia ritual.

Coloca-se o testemunho natural ou sintético, que poderá ser uma fotografia no centro do gráfico sobre a cruz.

Teoricamente, a permanência do testemunho por dez minutos no centro do gráfico é suficiente para proteger a pessoa pelo período de um dia e meio. Você poderá testar radiestesicamente qual o tempo adequado de exposição a fim de obter uma proteção mais efetiva. Mantenha sob controle a ação, já que são possíveis consequências por saturação.

Dimensão do gráfico: tamanho natural

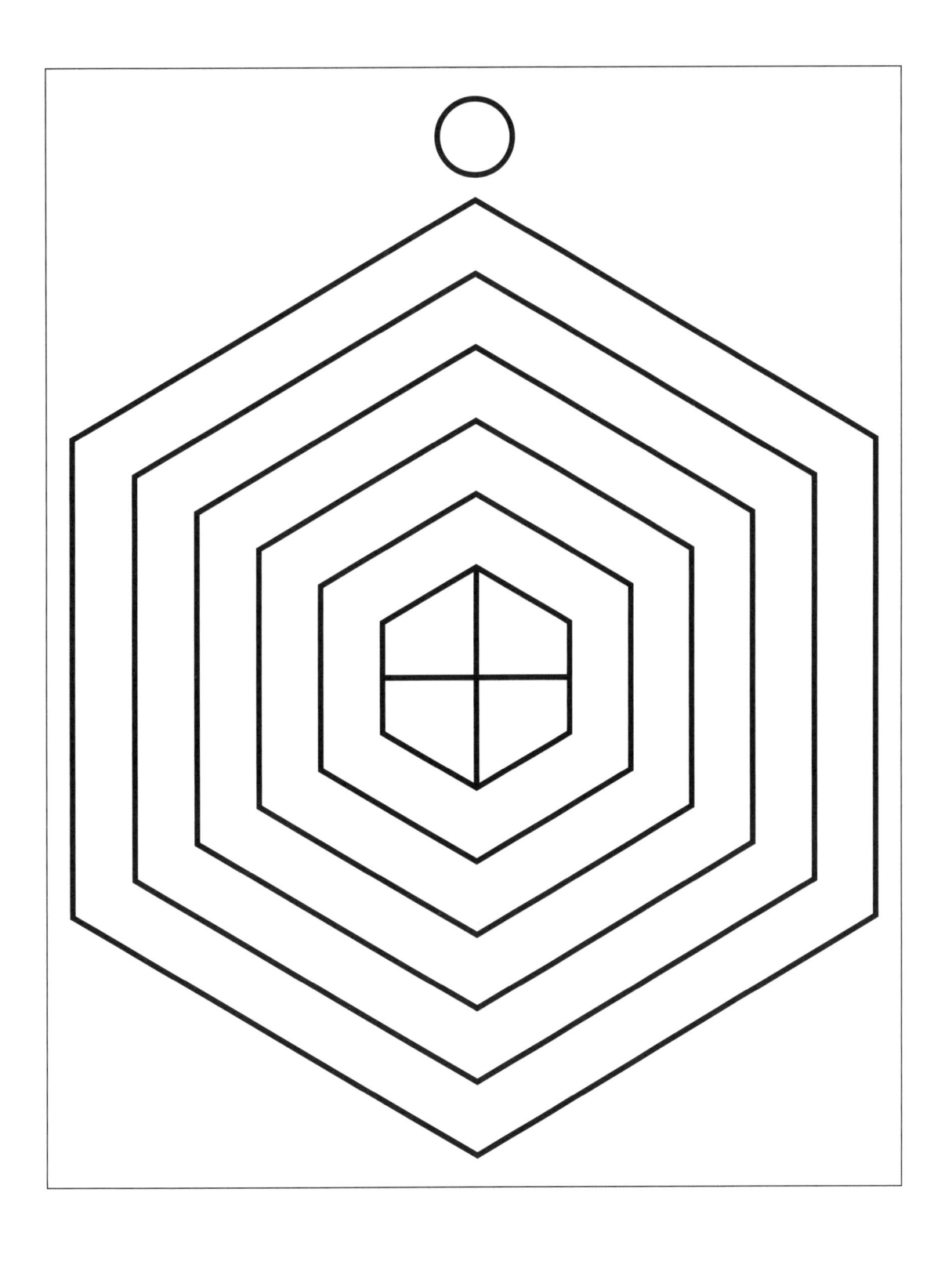

Os Novos Gráficos em Radiestesia | 117

SÍMBOLO MÍSTICO

Este gráfico é de autoria de Vasariah, publicado no *Tratado de Alta Magia*, no item Pantáculos de Suporte. O nome atribuído por Vasariah é "O Nome Místico de Jesus", no entanto a expressão grafada em hebraico significa: "O nome de Jesus nos Céus", expressão muito mais rica e significativa, já que fala do momento da ascensão, do encontro do Filho com o Pai.

Este Símbolo é um poderoso pantáculo místico, usado para expulsar as más vibrações do baixo-astral. Protege contra os visitantes noturnos. Como suporte, é empregado nos casos em que seja necessário participar das mudanças das forças que estão frequentemente em evolução no Universo.

Emprega-se nas práticas de desenvolvimento espiritual, para visualizar durante dois ou três minutos.

Trata-se de Pantáculo de Descarga. Quando usado na vertical, o Yod ficará para cima, e quando na horizontal, para o Norte. No caso e uso com testemunho, este deverá ficar sobre a letra central.

O Símbolo Místico pode ser utilizado como "objeto de decoração", ou seja, colocado num quadro e afixado numa parede. Sua influência é francamente benéfica, protegendo contra "mau-olhado" e entidades negativas de qualquer esfera.

Dimensão do gráfico: tamanho natural

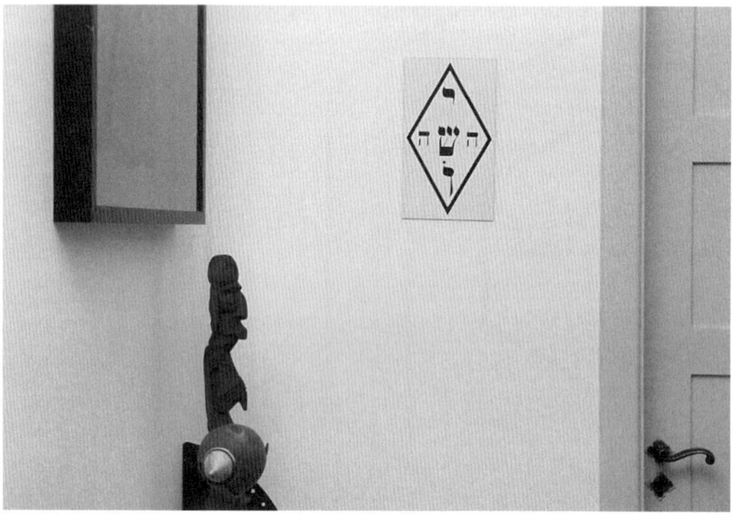

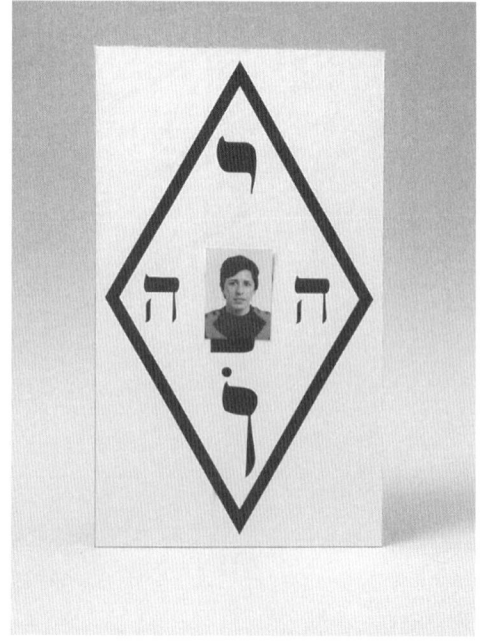

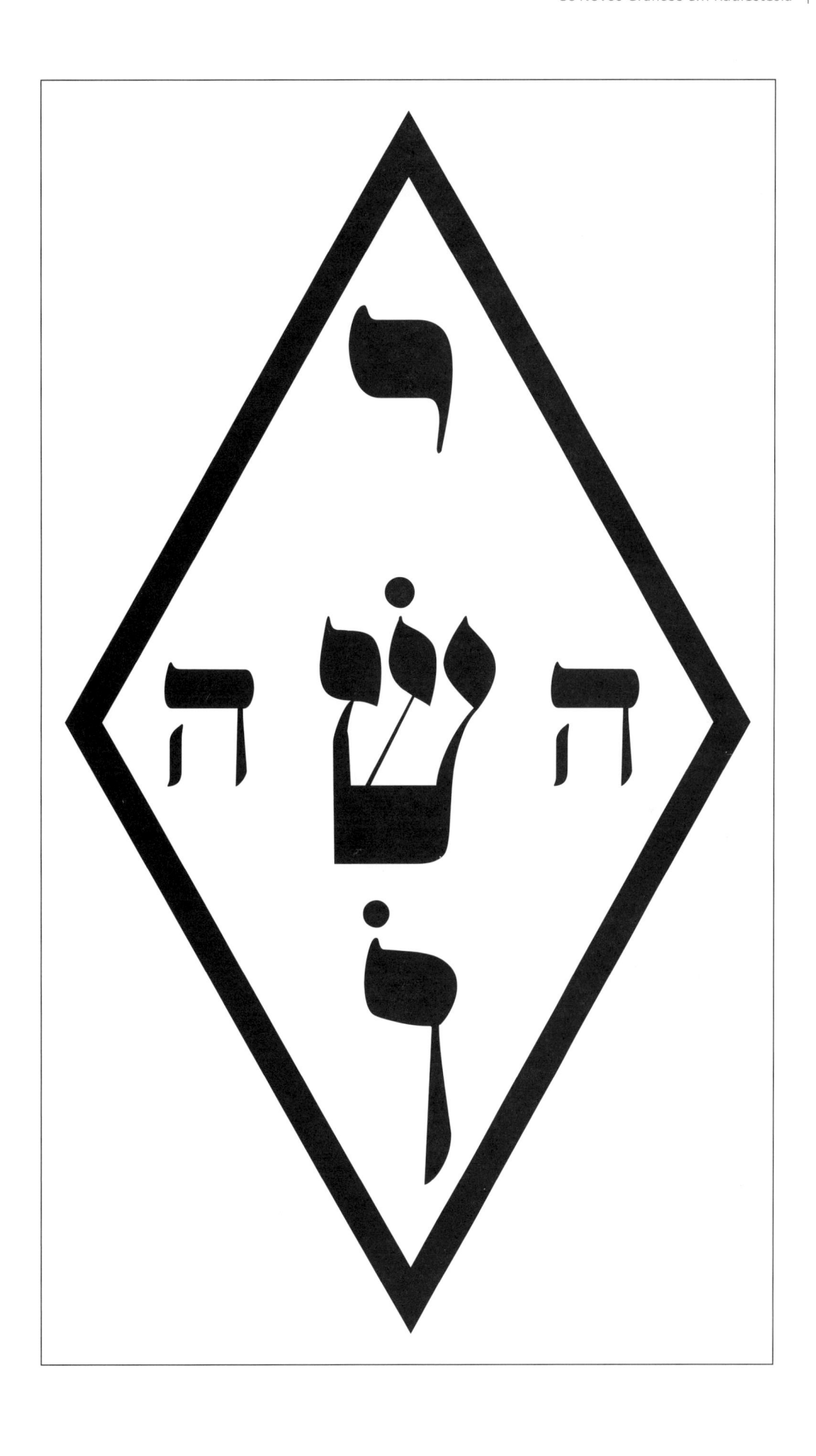

משה

QUADRADO MÁGICO

O Quadrado Mágico revela-se de grande utilidade quando a pessoa atingida por um estado de magia encontra-se nervosa, inquieta em decorrência do foco de energia intrusa.

Criado por António Rodrigues, este gráfico é baseado na decupagem da palavra hebraica Unidade, cujo valor numérico é de 1 + 8 + 4 e na expressão sagrada do Nome de Jesus na Terra. Não é de temer o estado de saturação, já que ocorre o desligamento natural ao atingir o estado de saturação. No entanto, é sempre aconselhável acompanhar radiestesicamente o processo até para poder tomar outras medidas quando forem necessárias.

Se possível, alinhe o lado do Yod para o Norte de Forma 355º.

Dimensão do gráfico: 22 x 22 cm

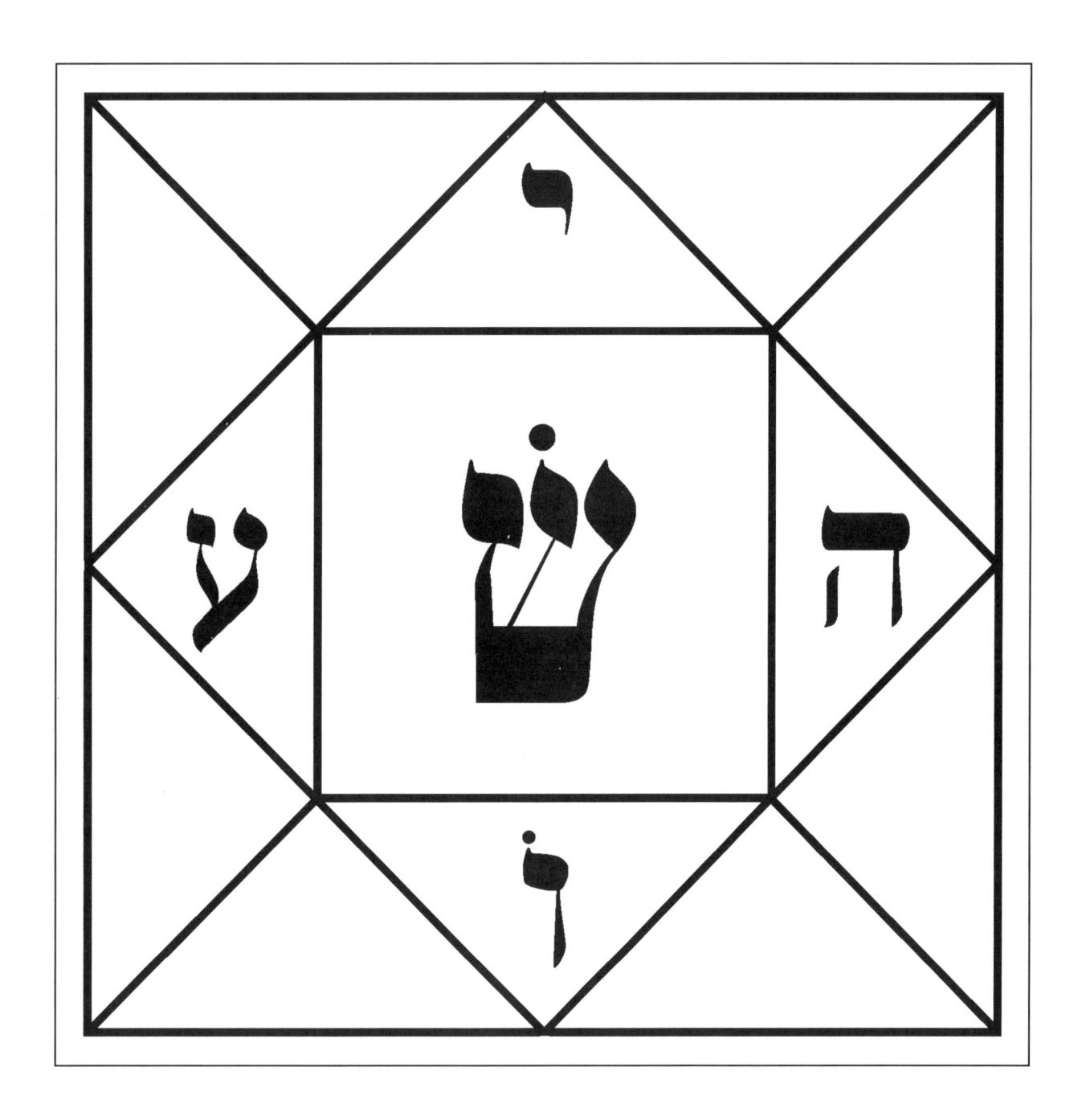

Os Novos Gráficos em Radiestesia | 121

TETRACTIS

À luz da teoria pitagórica o 3 é um número sagrado, porque contém o princípio, o meio e o fim; o 10 é sagrado e perfeitíssimo, porque é a soma dos quatro primeiros números, que representam em física os quatro elementos e em geometria o ponto, a linha, a superfície e o corpo. Tetractis é chamado o sólido porque o total dos lados é quatro.

Dentro do triângulo, a repetição das letras da palavra "Jeová" cria um mantra numa espécie de crescendum.

Gráfico a utilizar em toda a situação de desconfiança de ação mágica. Passado um curto período de uso é possível detectar sobre o testemunho uma espécie de abrandamento da situação, o que permite proceder a análises mais detalhadas e ações específicas.

Não necessita de orientação espacial.

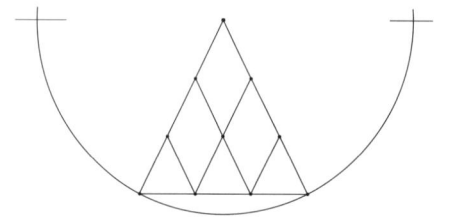

Dimensão do gráfico: tamanho natural

Construção pitagórica do Tetractis

Os Novos Gráficos em Radiestesia | 123

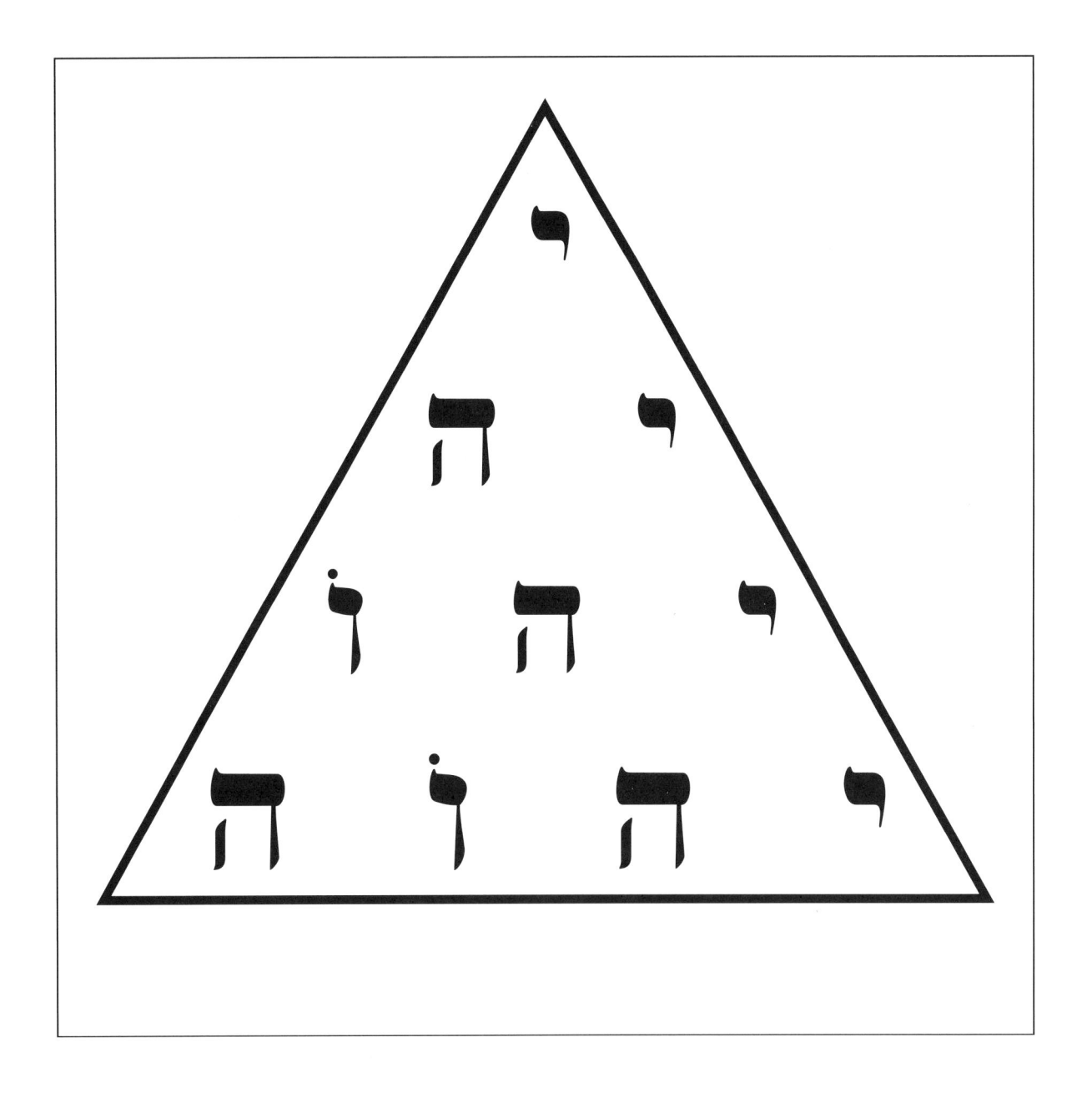

ESCUDO MÁGICO

No creo en brujas, pero que las hay, las hay.

O Escudo Mágico pode ser usado como pantáculo de proteção contra toda a ação mágica voluntária ou involuntária. As forças negativas se voltarão contra aqueles que as invocaram sem nenhum perigo de "choque de retorno" contra quem se protege com a ação do Escudo.

Contra toda a forma de ação a distância, o Escudo Mágico é o mais poderoso emissor radiestésico de Ondas de Forma, especialmente desenhado para a proteção contra os amigos do maligno.

O testemunho a proteger deve ser colocado no centro do gráfico, se humano, cabeça orientada para o Norte. Como os demais gráficos com expressões sagradas não carece de orientação espacial. Também pode ser colocado em ambientes para projetar sua vibração e proteger o local. Use na horizontal ou na vertical e, se possível, de frente para a porta de entrada.

Dimensão do gráfico: 15 x 23 cm

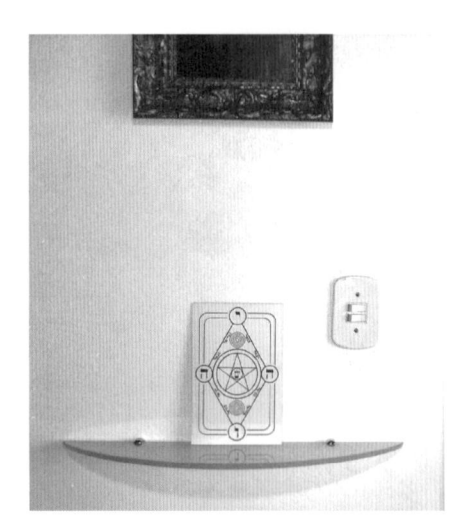

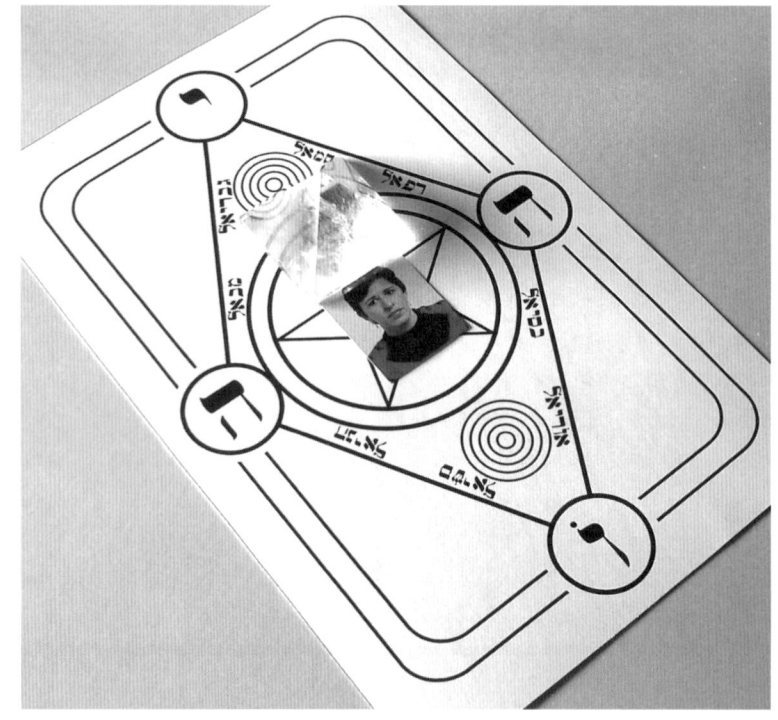

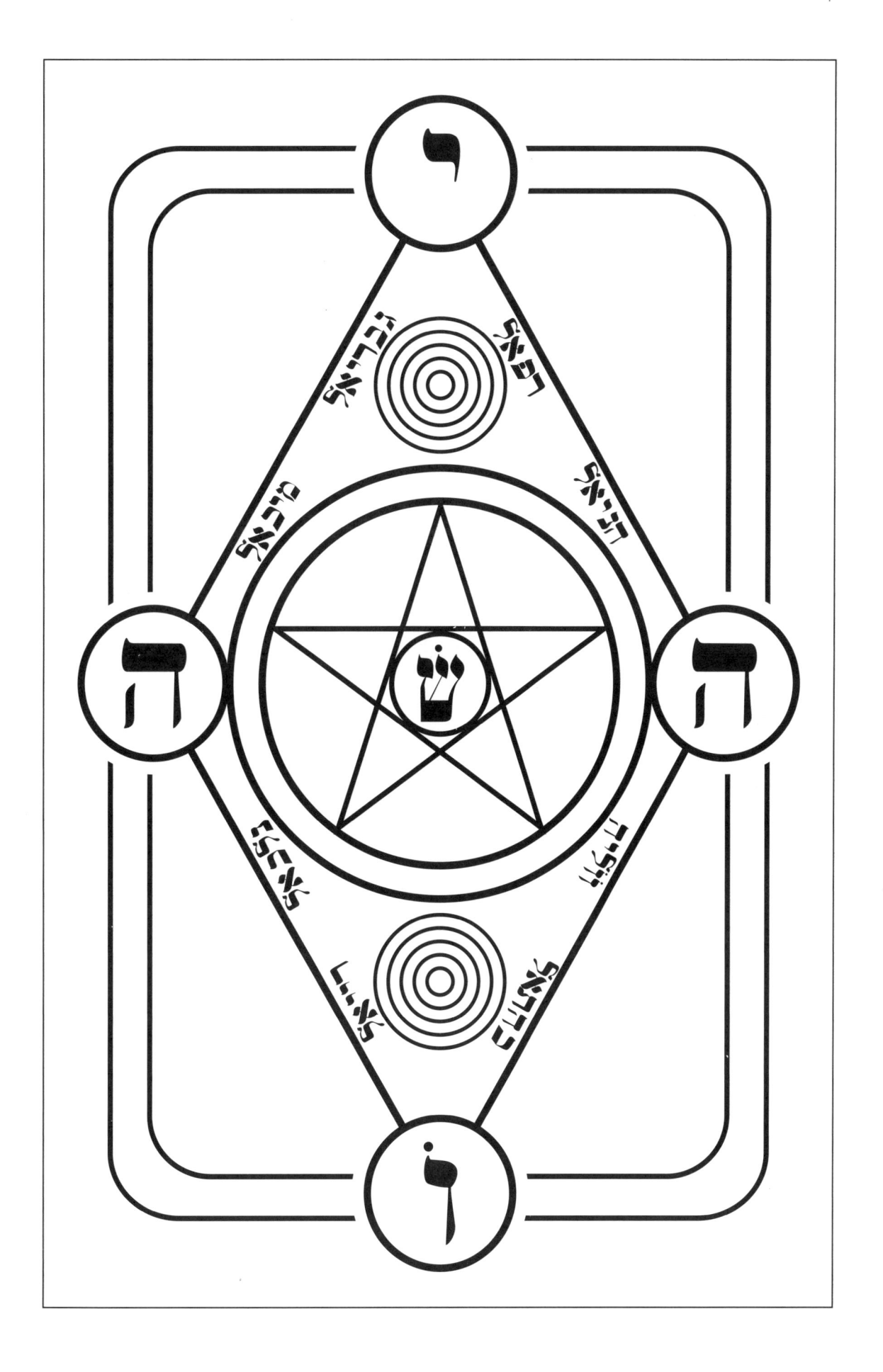

Os Novos Gráficos em Radiestesia | 125

MANDALA

Esta mandala foi especialmente desenhada para trabalhos de radiestesia, apresentando, portanto, uma relativa simplicidade. Ela pode ser usada de diferentes formas: na horizontal, colocando-se um testemunho no centro, se humano, cabeça para o Norte, podendo ser afixada numa parede para beneficiar todo o ambiente com sua vibração.

Tradicionalmente, as mandalas aportam bem-estar, reequilíbrio, estabilização da pressão arterial, paz, tranquilidade, conexão com os aspectos superiores da mente e propiciam uma melhor meditação e esclarecimento.

Não gera saturação.

Dimensão do gráfico: 19 x 19 cm

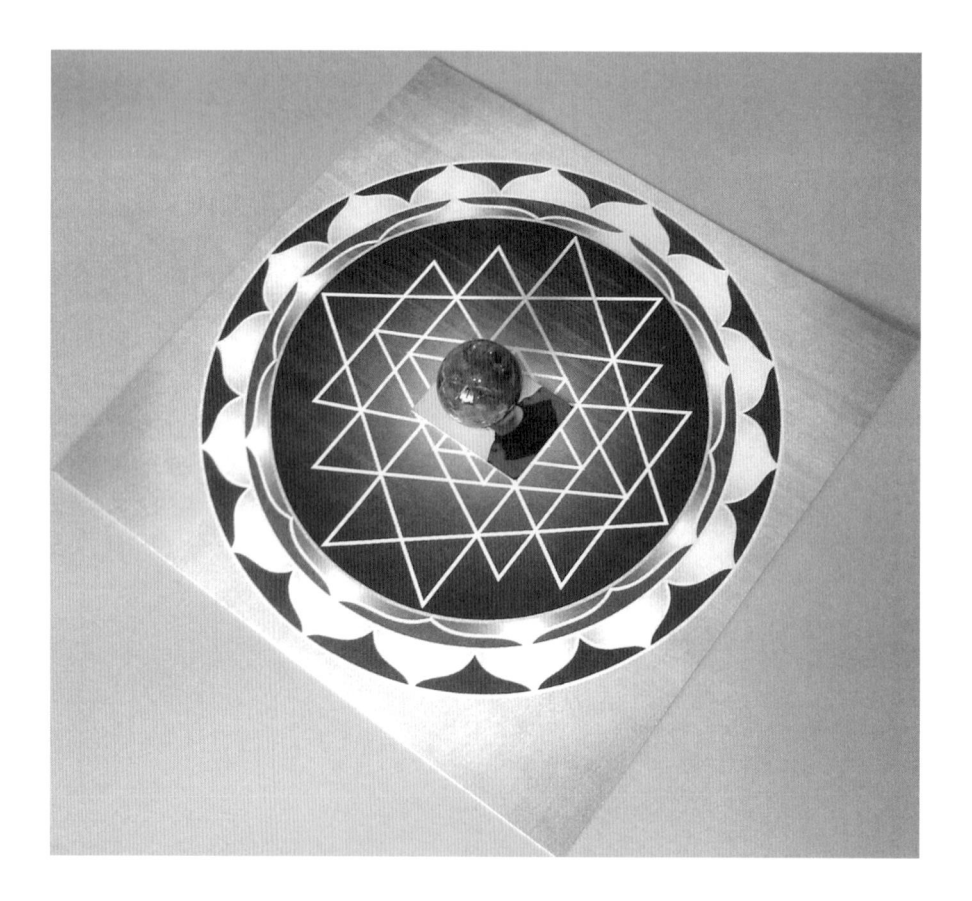

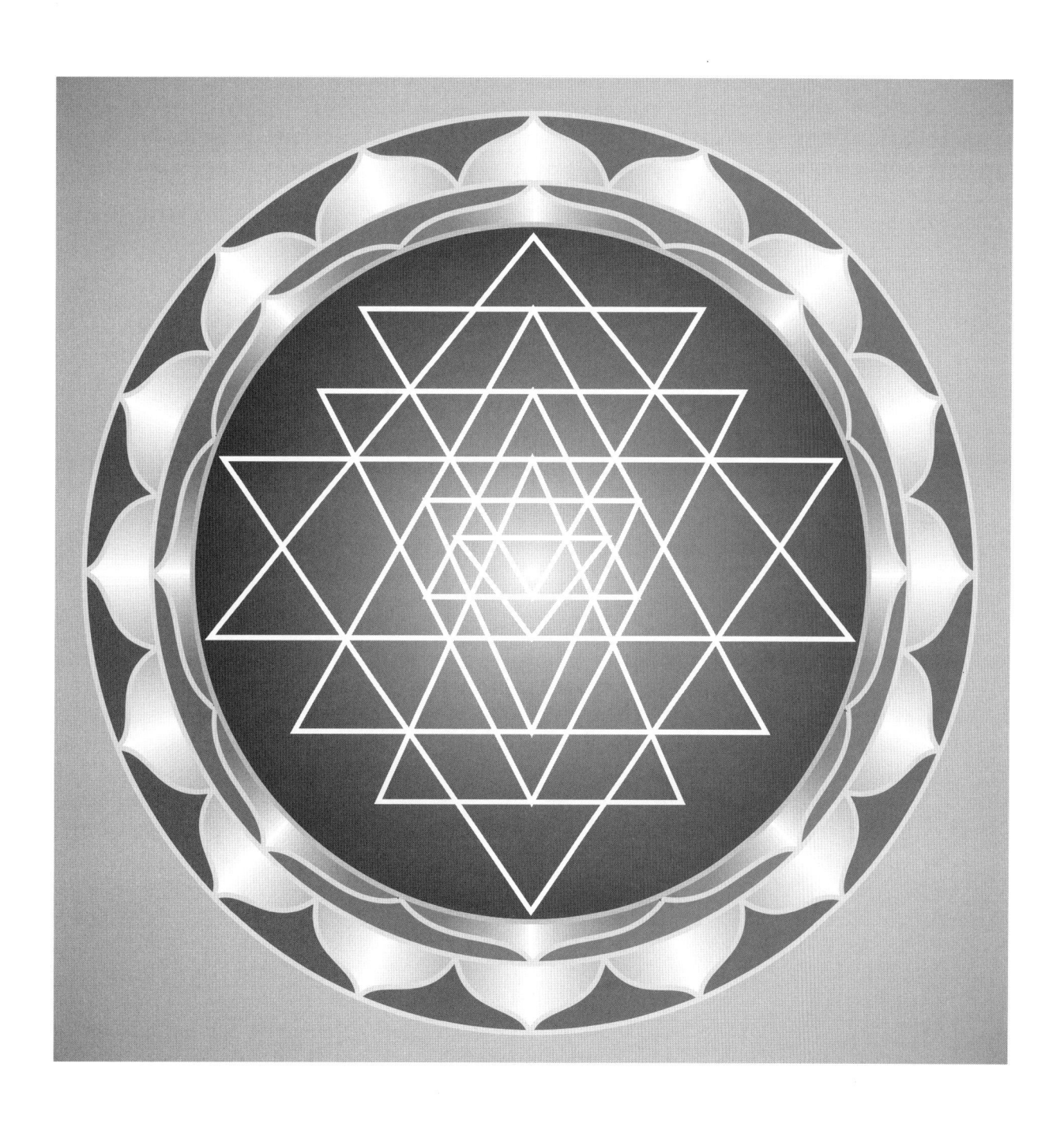

Os Novos Gráficos em Radiestesia | 127

SCAP

Sobre este gráfico já foi dito bastante no item que tratamos de emissão.

Como pôde ser constatado, este dispositivo pode ser utilizado nas mais variadas situações, no caso de aplicações para proteção em magia basta colocar um ou mais SCAP dentro de um cômodo para alcançar um bom nível de proteção. Para proteção individual, coloque o testemunho do que se deseja proteger sobre o ponto central. Este gráfico não provoca saturação, mas, como diz o ditado "Não há bem que sempre dure...". Periodicamente, avalie com radiestesia o processo, desarme a montagem, limpe e volte a montar, isso reativa o processo.

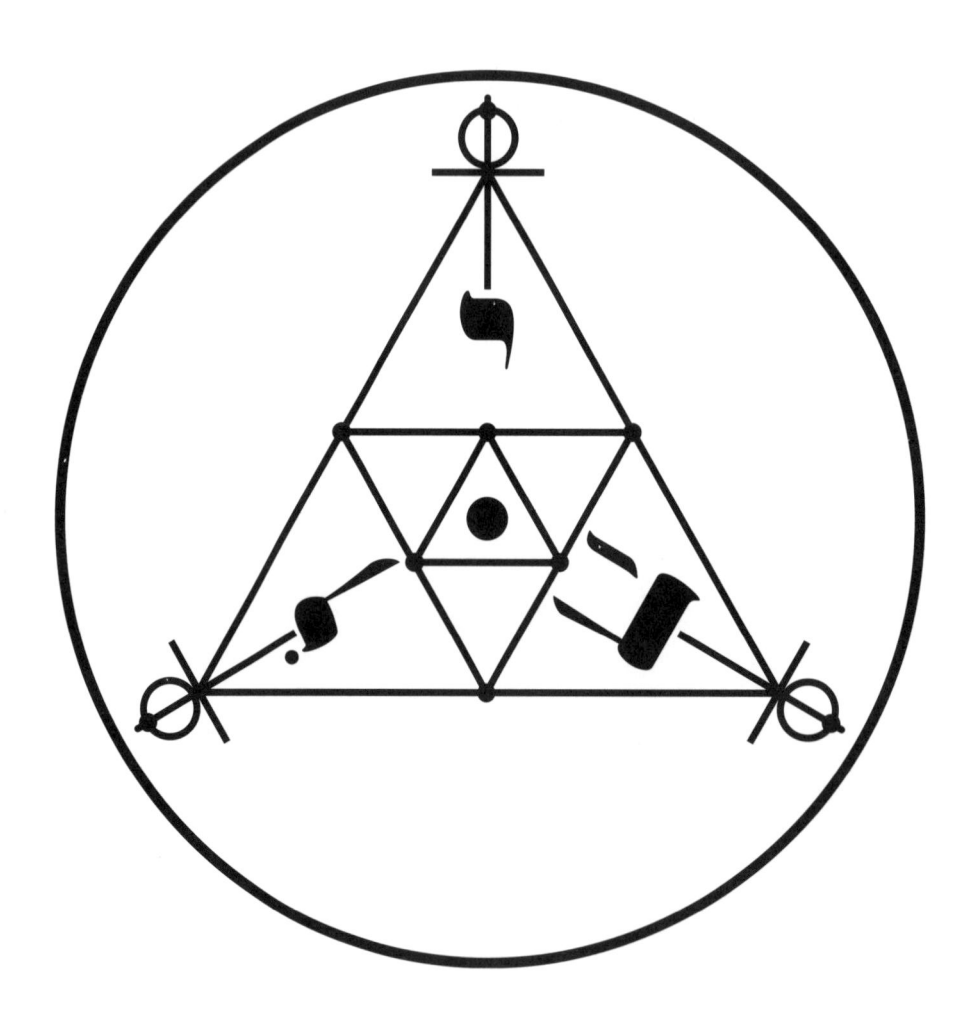

CADERNO ESPECIAL DE PRANCHAS PARA DIAGNÓSTICO NA ÁREA DA SAÚDE

SISTEMAS

A radiestesia na área de saúde, constitui-se num dos mais belos empregos desta técnica. Em função da seriedade da aplicação, só radiestesistas com um bom treino devem utilizá-la.

Os gráficos seguintes encontram-se na ordem sequencial para estabelecer um diagnóstico, no entanto, os mais experientes poderão iniciar a análise pelo gráfico de seleção simplificada, sobretudo quando o quadro clínico do doente já estiver preestabelecido, seguindo então as indicações resultantes dessa análise.

Utilize um Biômetro de Bovis todo o tempo da análise para poder determinar os percentuais de desequilíbrio (gráficos das páginas 13 e 165).

Use sempre um testemunho de seu cliente, tal procedimento facilitará a execução do exame radiestésico, visto o objeto da pesquisa se encontrar sobre o gráfico de análise e não ser necessário ter em mente aquela pessoa, talvez desconhecida, em paralelo com cada uma das perguntas que vão sendo formuladas à medida que se faz a análise.

Antes de iniciar o diagnóstico, providencie cópias da tabela da página 158, vá anotando os resultados de cada uma das respostas obtidas. Conforme pode observar, estão inclusos nesta tabela, gráficos que cobrem os aspectos sutis da anatomia humana. Muitas vezes pessoas atingidas por algum problema de saúde de difícil diagnóstico apresentam algum comprometimento nessas áreas.

"A análise partiu de um pedido expresso do paciente?" "Ele está ciente do fato?" "Tem sua anuência para uma eventual terapia energética?"

COMO PROCEDER

Seu cliente apresenta uma queixa, digamos: dor de estômago.

Coloque o testemunho sobre o círculo vazio, lance o pêndulo (com fio longo) e formule a seguinte pergunta:

"Qual sistema está relacionado com a dor de estômago de Fulano?"

Repita a pergunta até esgotar todas as respostas positivas.

Anote todos os sistemas com resposta positiva, ao final, passe para o próximo gráfico e examine todos os órgãos envolvidos com o resultado deste exame.

SISTEMAS

- ÓSSEO
- MUSCULAR
- CÉLULAS / TECIDOS / PELE
- PSICOLÓGICO
- PROPRIOCEPTOR
- AUDITIVO
- VISUAL
- IMUNOLÓGICO
- ENDÓCRINO
- RESPIRATÓRIO
- DIGESTÓRIO
- URINÁRIO
- REPRODUTOR
- LINFÁTICO
- CARDIOVASCULAR
- NERVOSO PERIFÉRICO
- NERVOSO CENTRAL

ANÁLISE DOS ÓRGÃOS

Continue a análise usando as mesmas recomendações do gráfico de sistemas, investigando agora todos os órgãos, próprios dos sistemas, que apresentaram alguma relação com as queixas do paciente detectados no gráfico anterior.

Continue também utilizando um Biômetro para determinar os percentuais de desequilíbrio de cada órgão investigado. Os órgãos com os percentuais mais elevados deverão ser os primeiros a serem tratados em qualquer tipo de terapia energética.

ÓRGÃOS

- PULMÕES
- BRÔNQUIOS
- TRAQUEIA
- LARINGE
- ALVÉOLOS
- BAÇO
- APÊNDICE VERMIFORME
- OLHOS
- OUVIDOS
- TROMPAS
- OVÁRIOS
- ÚTERO
- PRÓSTATA
- TESTÍCULOS
- URETRA
- BEXIGA
- URETERES
- RINS
- RETO
- CECO
- INT. DELGADO
- INT. GROSSO
- PÂNCREAS
- FÍGADO
- ESTÔMAGO
- ESÔFAGO
- ARTÉRIAS
- VEIAS
- CORAÇÃO
- MEDULA
- CEREBELO
- CÉREBRO
- MENTE

CONDIÇÕES

Neste gráfico serão analisadas as condições que determinaram o desequilíbrio dos órgãos. Continue anotando na tabela todos os dados observados e respectivos valores biométricos.

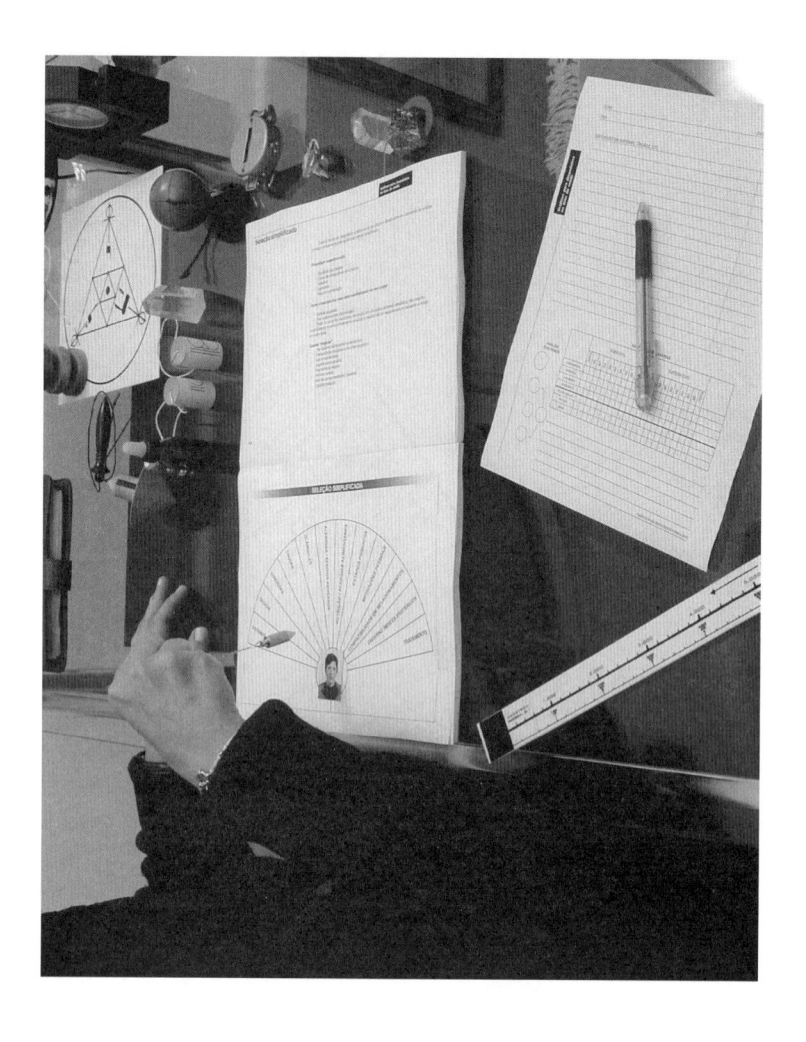

CONDIÇÕES

- ANEMIA
- SILICOSE
- CÁLCULOS
- OBSTRUÇÃO
- HIPOFUNÇÃO
- HIPERFUNÇÃO
- HIPOVOLEMIA
- DESEQ. HORMONAL
- HIPERGLICEMIA
- HIPOGLICEMIA
- TROMBOSE
- INFECÇÃO
- INFLAMAÇÃO
- ISQUEMIA
- NECROSE
- ANÓXIA
- HIPÓXIA
- SEPTICEMIA
- HIPERTENSÃO
- HIPOTENSÃO
- NEOPLASIA
- TUMOR

CAUSAS 1

Do ponto de vista estritamente radiestésico, este gráfico permite detectar os fatores causadores da doença que o paciente é portador. Proceda à análise utilizando a tabela externa do gráfico e, na sequência, a parte interna do mesmo.

CAUSAS 1

Outer ring (clockwise from top):
- PARASITISMO
  - VERMINOSES
  - PROTOZOÁRIOS
  - BACTÉRIAS
  - VÍRUS
- EFEITOS COLATERAIS DE ALOPATIA
- TOXEMIA
- ANEURISMA
- TUMORES
- DEFICIÊNCIA ALIMENTAR
- REAÇÃO ALÉRGICA
- TOXICOMANIA
- DESEQUILÍBRIO PSÍQUICO
- GENÉTICO
- MIASMA CRÔNICO
- TENSÃO GEOPÁTICA

Inner ring:
- EXCESSO
- DEFICIÊNCIA
- ITERMITENTE
- SUPER-ATIVO
- SUB-ATIVO
- CONSTANTE
- CRÔNICO
- AGUDO
- BAIXA
- NORMAL
- ALTA

CAUSAS 2

Este gráfico é uma continuação do anterior, apresentando, no entanto, aspectos normalmente tidos como "subjetivos ou mágicos". Caso obtenha alguma resposta positiva, uma investigação mais aprofundada pode ser realizada por meio do conjunto de gráficos do caderno especial para diagnóstico esotérico.

CAUSAS 2

- ONDAS DE FORMA
- TERMINAL DE COMPUTADOR / TV
- OBSESSÃO
- INFLUÊNCIA DE OUTROS
- CHAKRAS
- CÁRMICA
- MAGIA

GLÂNDULAS

Continue a análise usando as mesmas recomendações do gráfico de sistemas, investigando agora possíveis relações de desequilíbrios hormonais, com os dados coletados até este ponto.

Continue anotando na tabela todos os dados observados e respectivos valores biométricos.

GLÂNDULAS

- LINFÁTICAS
- PRÓSTATA
- TESTÍCULOS
- OVÁRIOS
- SUPRARRENAIS
- MAMÁRIAS
- PÂNCREAS
- FÍGADO
- TIMO
- TIREOIDE
- PINEAL
- HIPÓFISE

ALERGIAS E EFEITOS ADVERSOS

Constata-se, hoje, um número crescente de alérgicos nos centros urbanos, decorrentes, sem dúvida, da constante exposição aos agentes agressivos (produtos de limpeza, fumaças, tintas, conservantes alimentares, poluição eletromagnética, etc.).

ALERGIAS E EFEITOS ADVERSOS

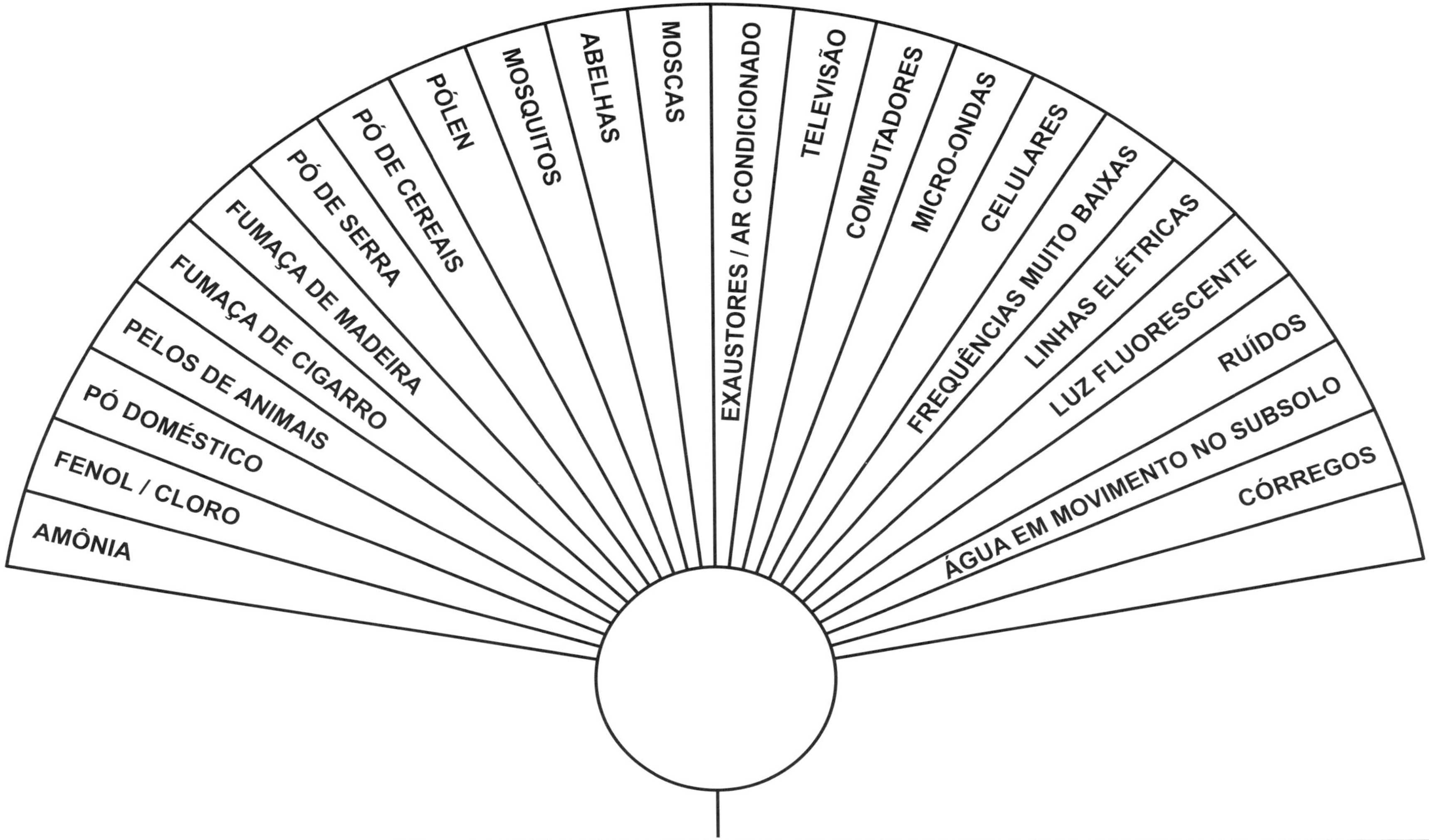

- CÓRREGOS
- ÁGUA EM MOVIMENTO NO SUBSOLO
- RUÍDOS
- LUZ FLUORESCENTE
- LINHAS ELÉTRICAS
- FREQUÊNCIAS MUITO BAIXAS
- CELULARES
- MICRO-ONDAS
- COMPUTADORES
- TELEVISÃO
- EXAUSTORES / AR CONDICIONADO
- MOSCAS
- ABELHAS
- MOSQUITOS
- PÓLEN
- PÓ DE CEREAIS
- PÓ DE SERRA
- FUMAÇA DE MADEIRA
- FUMAÇA DE CIGARRO
- PELOS DE ANIMAIS
- PÓ DOMÉSTICO
- FENOL / CLORO
- AMÔNIA

NUTRIÇÃO E ALERGIAS ALIMENTARES

Por meio deste gráfico tanto podem ser analisadas qualidades, carências e compatibilidades alimentares, quanto os efeitos negativos da ingestão de determinados produtos.

É bem conhecido o fato de muitas pessoas serem alérgicas a chocolate, bem menos conhecida, no entanto, a alergia a leite e seus derivados e as complicações intestinais decorrentes desta alimentação.

NUTRIÇÃO E ALERGIAS ALIMENTARES

- AÇÚCARES
- ÁGUA
- VEGETAIS
- TEMPEROS / ESPECIARIAS
- OSTRAS / MARISCOS
- SEMENTES
- NOZES / AVELÃS
- CARNE
- FEIJÕES
- SUCOS
- ERVAS
- GRÃOS
- AVES
- FRUTAS
- FARINHA
- PEIXE
- GORDURAS E ÓLEO
- CHOCOLATE
- CARBOIDRATOS
- BEBIDAS - ALCOOL, CAFÉ, CHÁ, REFRIGERANTES
- MORANGOS / AMORAS / GROSELHAS
- PRODUTOS ANIMAIS - LEITE, QUEIJO, OVOS

ESTADOS PSÍQUICOS 1

"Não existem doenças, existem doentes"

Tornamo-nos doentes em consequência de fatores emocionais os mais variados e díspares, na maioria das vezes, de forma totalmente inconsciente. Tão inconsciente que nos recusamos a acreditar em tal.

Investigue cuidadosamente os gráficos:

- Estados psíquicos 1
- Estados psíquicos 2
- Motivações pessoais
- Compatibilidade em relacionamentos

Os quatro gráficos são complementares. Com as informações coletadas até aí, já é possível estabelecer um diagnóstico final. O passo seguinte será determinar qual o tratamento adequado.

ESTADOS PSÍQUICOS 1

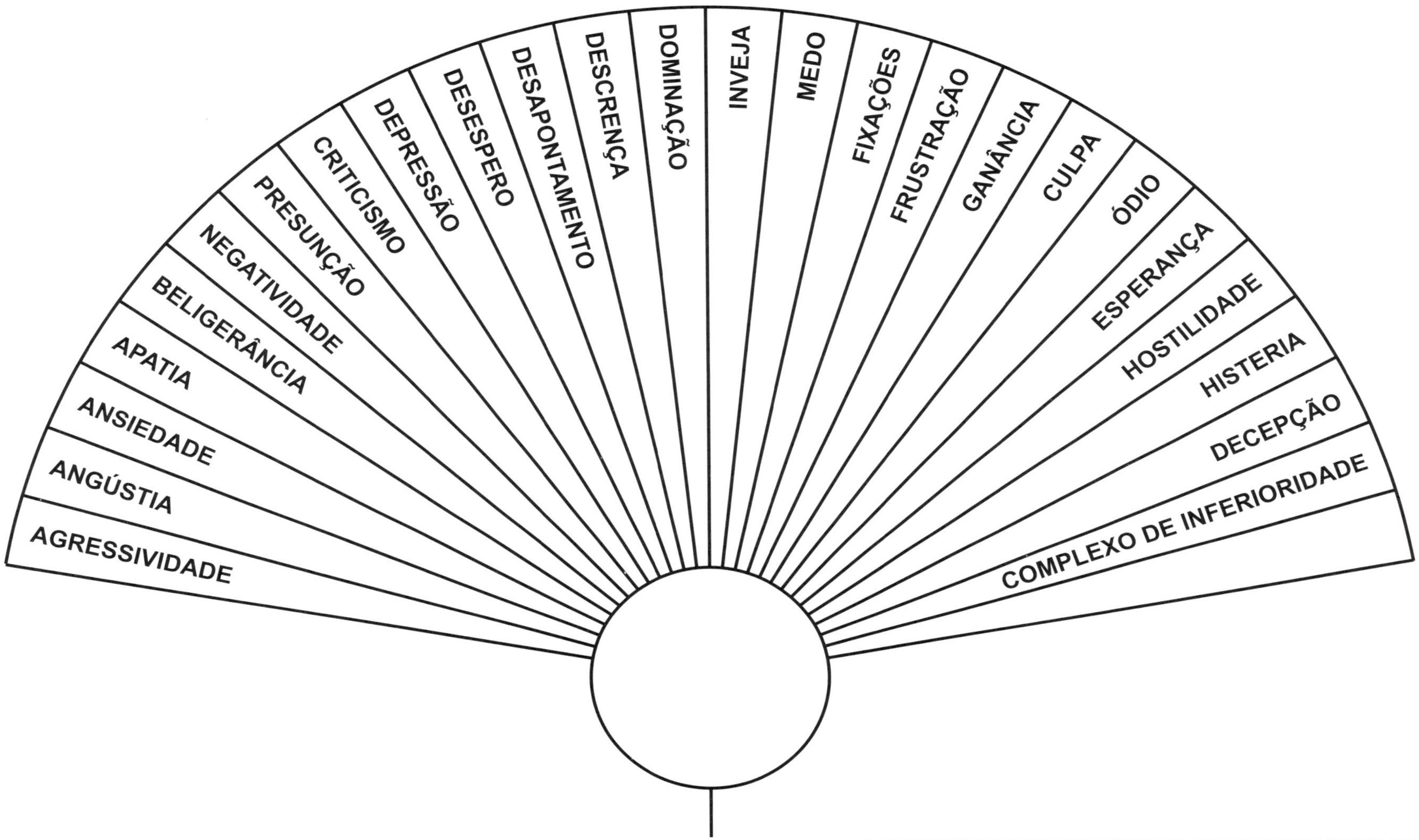

- COMPLEXO DE INFERIORIDADE
- DECEPÇÃO
- HISTERIA
- HOSTILIDADE
- ESPERANÇA
- ÓDIO
- CULPA
- GANÂNCIA
- FRUSTRAÇÃO
- FIXAÇÕES
- MEDO
- INVEJA
- DOMINAÇÃO
- DESCRENÇA
- DESAPONTAMENTO
- DESESPERO
- DEPRESSÃO
- CRITICISMO
- PRESUNÇÃO
- NEGATIVIDADE
- BELIGERÂNCIA
- APATIA
- ANSIEDADE
- ANGÚSTIA
- AGRESSIVIDADE

ESTADOS PSÍQUICOS 2

ESTADOS PSÍQUICOS 2

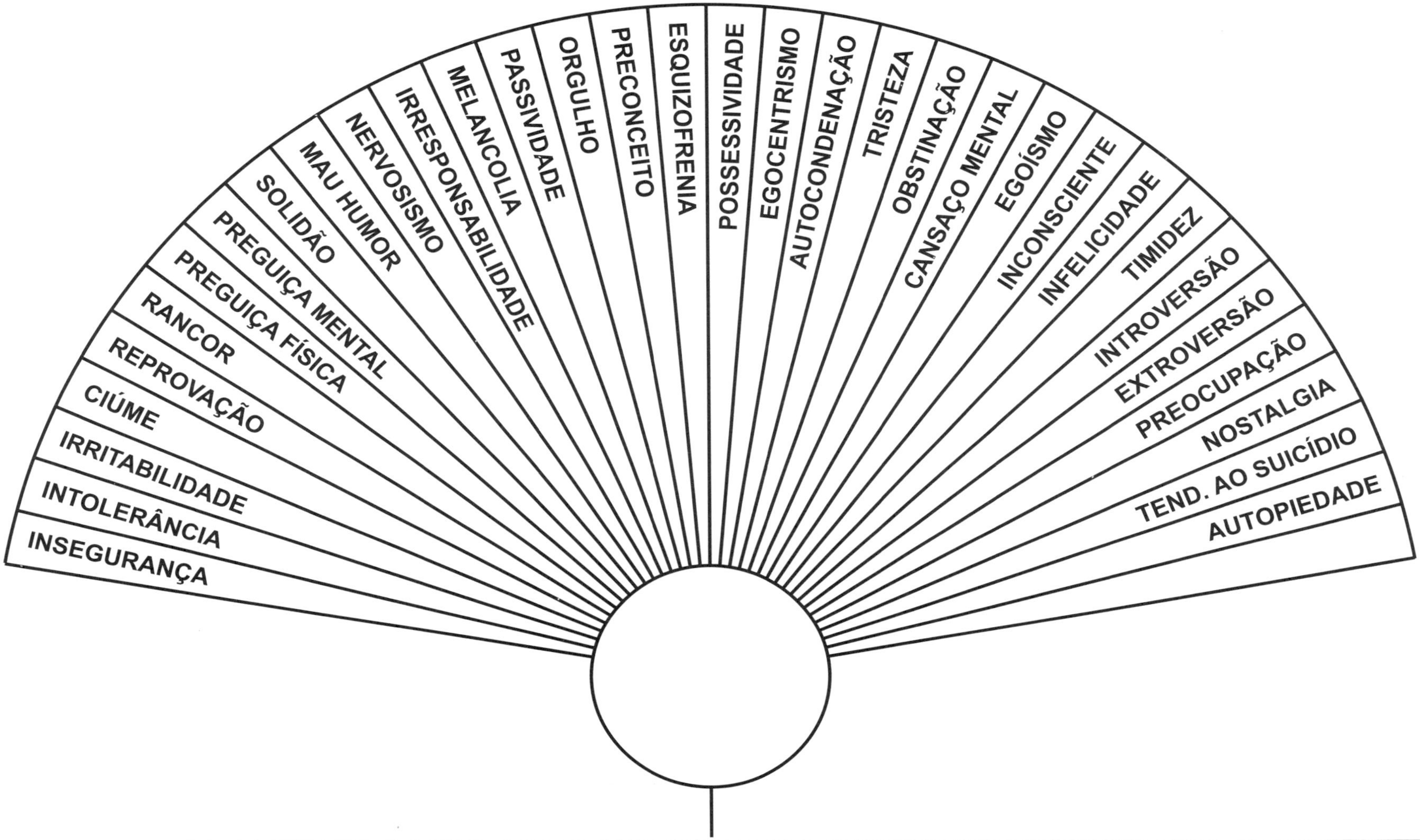

- AUTOPIEDADE
- TEND. AO SUICÍDIO
- NOSTALGIA
- PREOCUPAÇÃO
- EXTROVERSÃO
- INTROVERSÃO
- TIMIDEZ
- INFELICIDADE
- INCONSCIENTE
- EGOÍSMO
- CANSAÇO MENTAL
- OBSTINAÇÃO
- TRISTEZA
- AUTOCONDENAÇÃO
- EGOCENTRISMO
- POSSESSIVIDADE
- ESQUIZOFRENIA
- PRECONCEITO
- ORGULHO
- PASSIVIDADE
- MELANCOLIA
- IRRESPONSABILIDADE
- NERVOSISMO
- MAU HUMOR
- SOLIDÃO
- PREGUIÇA MENTAL
- PREGUIÇA FÍSICA
- RANCOR
- REPROVAÇÃO
- CIÚME
- IRRITABILIDADE
- INTOLERÂNCIA
- INSEGURANÇA

MOTIVAÇÕES PESSOAIS

MOTIVAÇÕES PESSOAIS

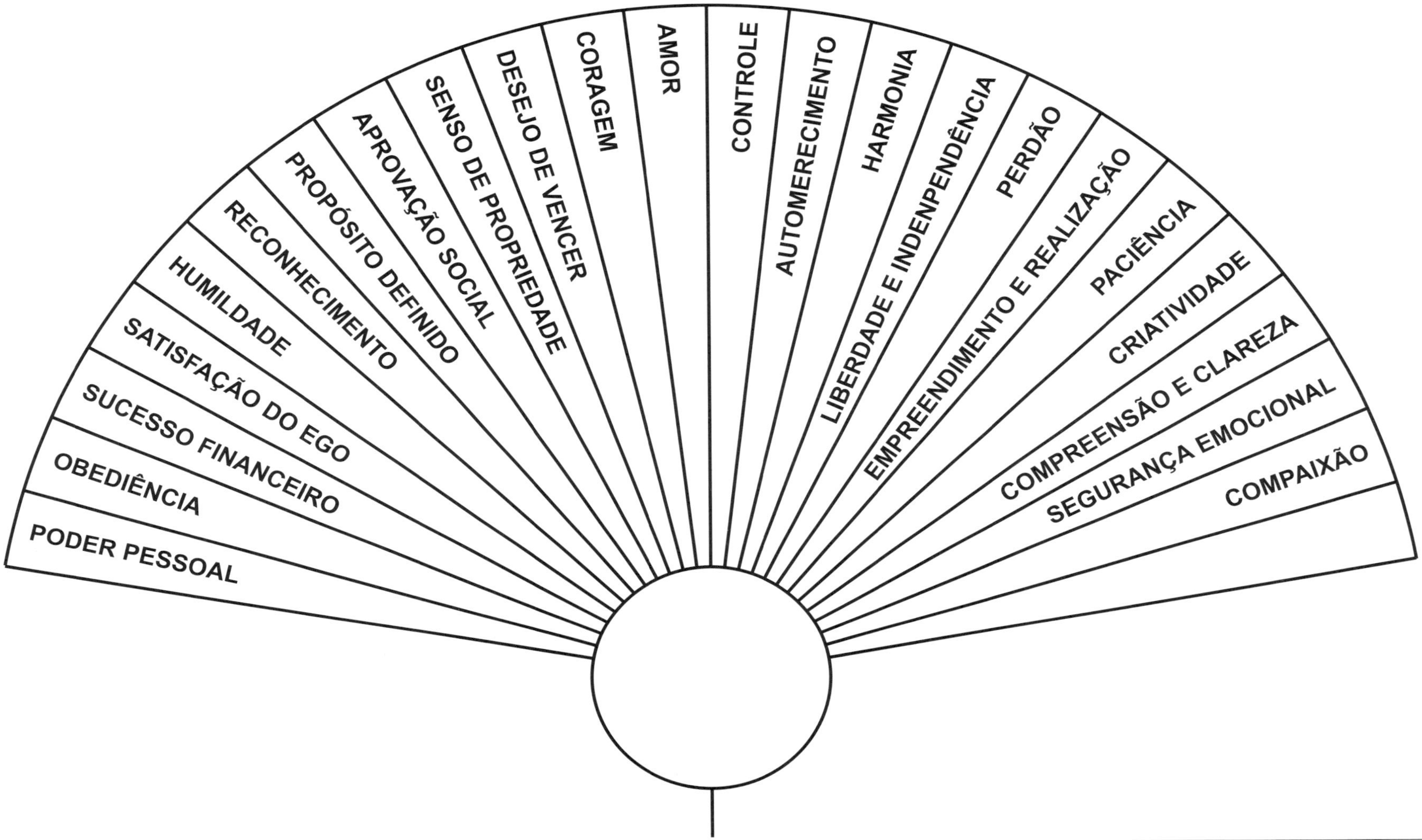

- COMPAIXÃO
- SEGURANÇA EMOCIONAL
- COMPREENSÃO E CLAREZA
- CRIATIVIDADE
- PACIÊNCIA
- EMPREENDIMENTO E REALIZAÇÃO
- PERDÃO
- LIBERDADE E INDEPENDÊNCIA
- HARMONIA
- AUTOMERECIMENTO
- CONTROLE
- AMOR
- CORAGEM
- DESEJO DE VENCER
- SENSO DE PROPRIEDADE
- APROVAÇÃO SOCIAL
- PROPÓSITO DEFINIDO
- RECONHECIMENTO
- HUMILDADE
- SATISFAÇÃO DO EGO
- SUCESSO FINANCEIRO
- OBEDIÊNCIA
- PODER PESSOAL

COMPATIBILIDADE EM RELACIONAMENTOS

Pesquise os fatores presentes no anel externo da tabela, após isso feito, pesquise os anéis médio e interno.

COMPATIBILIDADE EM RELACIONAMENTOS

LONGEVIDADE
- LONGA
- MÉDIA
- CURTA

ESPIRITUAL
- CONFIANÇA
- HONESTIDADE
- LEALDADE
- CONTROLE
- MANIPULAÇÃO

EMOCIONAL
- APOIO FINANCEIRO
- AMIGOS
- FAMÍLIA
- CRIANÇAS
- DÍVIDA CÁRMICA

MENTAL
- OPOSTOS
- IMAGEM DO PAI
- IMAGEM DA MÃE
- POSSESSIVIDADE
- ESTAGNAR / SUFOCAR
- ATRAÇÃO FINANCEIRA

FÍSICA
- ATRAÇÃO SEXUAL
- ATRAÇÃO
- PARCEIRO EM POTENCIAL
- AMOR INCONDICIONAL
- AMOR CONDICIONAL

SELEÇÃO SIMPLIFICADA

Caso já tenha um diagnóstico preliminar de seu cliente e deseje abreviar o processo de análise, comece diretamente pelo gráfico de seleção simplificada.

INVESTIGAR ASPECTOS SUTIS

Equilíbrio dos chakras
Causa de desequilíbrio dos chakras:
- Subativo
- Superativo
- Falta de coordenação

COMO A ENERGIA DOS RAIOS ESTÁ SE MANIFESTANDO NOS CORPOS

Tensão geopática
(Ver caderno sobre Geobiologia)
Todos os pacientes residentes em locais com alto índice de tensão geopática não reagirão positivamente a nenhum tratamento enquanto o padrão não for reequilibrado ou passarem a residir em outro local.

CAUSAS "MÁGICAS"

(Ver caderno sobre aspectos esotéricos)
Desequilíbrios psíquicos e de ordem esotérica
Autoencantamento
Experiência traumática
Interferência psíquica
Venenos astrais
Padrões comportamentais obsoletos
Implante psíquico

Por suas características a radiestesia na área da saúde é um precioso instrumento para análise dos fatores "ocultos" causadores das doenças. Hoje sabemos que a doença é simplesmente o resultado de um desequilíbrio da energia vital, por isso a grande importância que o radiestesista deve dispensar a esses aspectos.

SELEÇÃO SIMPLIFICADA

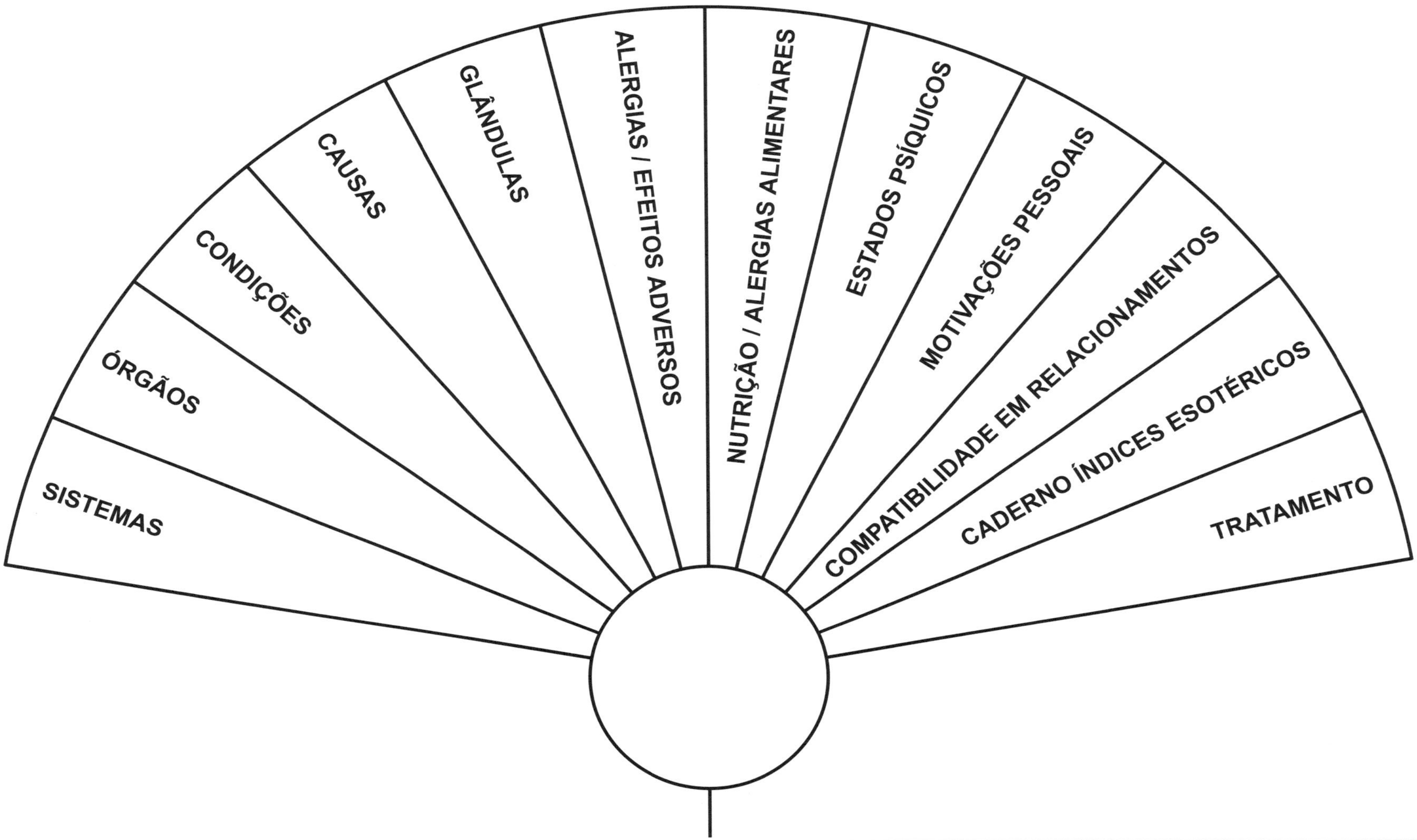

- TRATAMENTO
- CADERNO/ÍNDICES ESOTÉRICOS
- COMPATIBILIDADE EM RELACIONAMENTOS
- MOTIVAÇÕES PESSOAIS
- ESTADOS PSÍQUICOS
- NUTRIÇÃO / ALERGIAS ALIMENTARES
- ALERGIAS / EFEITOS ADVERSOS
- GLÂNDULAS
- CAUSAS
- CONDIÇÕES
- ÓRGÃOS
- SISTEMAS

TRATAMENTO

DIAGNOSTICAR TÉCNICAS DE TRATAMENTO APLICÁVEIS AO CASO ESTUDADO

Algumas técnicas quando utilizadas em conjunto com a radiestesia/radiônica propiciam bons resultados: a homeopatia, essências florais, sais de Schussler, cromoterapia.

Quer uma dica? Faça pulsar o tratamento!

Quando ocorrer algum tipo de projeção a distância, trabalhe primeiro os sistemas ou órgãos que apresentaram os índices mais baixos no biômetro. Vá sempre aferindo o tempo de aplicação no relógio radiestésico. Uma vez que as primeiras aplicações forem efetuadas, cheque no biômetro os índices resultantes para assim avaliar a eficiência das aplicações. Procure eliminar primeiro as dores ou desconfortos, intercalando as aplicações. Isto terá como resultado colateral o aumento de confiança do paciente e, consequentemente, participação positiva deste no processo. Como todas as demais terapias, as relacionadas com a radiestesia e/ou radiônica podem se mostrar pouco eficientes, não desanime. Procure analisar o caso sob outra perspectiva ou ainda reavaliá-lo em função das possíveis transformações havidas.

Determine com exatidão o período pelo qual deverá ser ministrada a terapia escolhida, e seus horários de aplicação.

Complete o conjunto de gráficos deste livro criando os seus próprios, sintonizados com sua formação e seus métodos de trabalho, no final do livro encontrará um desenho modelo para confecção de gráficos baseados na forma semicircular.

TRATAMENTO

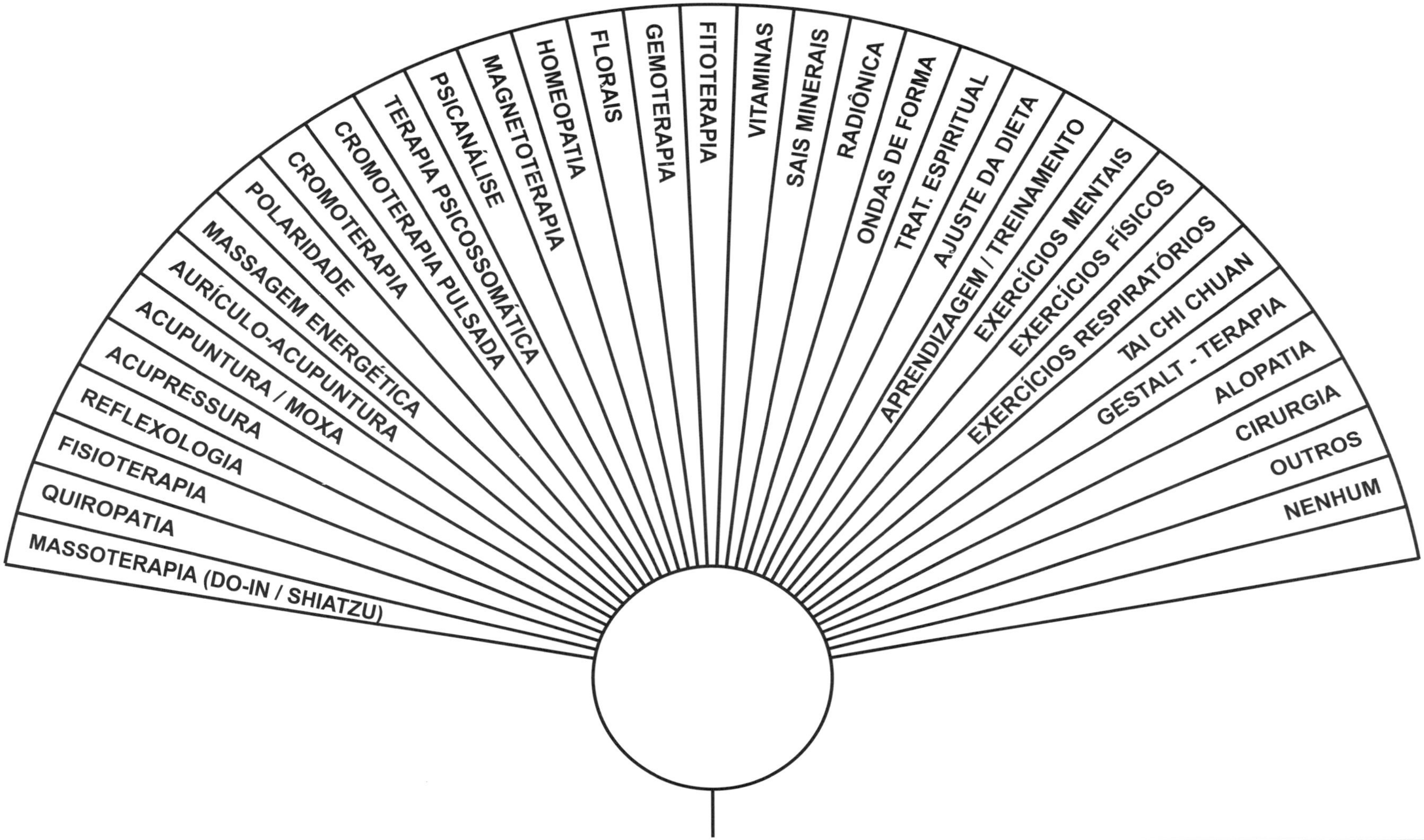

- NENHUM
- OUTROS
- CIRURGIA
- ALOPATIA
- GESTALT - TERAPIA
- TAI CHI CHUAN
- EXERCÍCIOS RESPIRATÓRIOS
- EXERCÍCIOS MENTAIS
- APRENDIZAGEM / TREINAMENTO
- AJUSTE DA DIETA
- TRAT. ESPIRITUAL
- ONDAS DE FORMA
- RADIÔNICA
- SAIS MINERAIS
- VITAMINAS
- FITOTERAPIA
- GEMOTERAPIA
- FLORAIS
- HOMEOPATIA
- MAGNETOTERAPIA
- PSICANÁLISE
- TERAPIA PSICOSSOMÁTICA
- CROMOTERAPIA PULSADA
- CROMOTERAPIA
- POLARIDADE
- MASSAGEM ENERGÉTICA
- AURÍCULO-ACUPUNTURA
- ACUPUNTURA / MOXA
- ACUPRESSURA
- REFLEXOLOGIA
- FISIOTERAPIA
- QUIROPATIA
- MASSOTERAPIA (DO-IN / SHIATZU)

NOME _____ DATA _____

END. _____

DISTÚRBIOS EM SISTEMAS, ÓRGÃOS, ETC.	VALORES %

ANÁLISE DOS CHAKRAS

ANÁLISE DOS RAIOS

		SUBATIVO										NORMAL	SUPERATIVO									
		100%	90	80	70	60	50	40	30	20	10		10	20	30	40	50	60	70	80	90	100%
	CORONÁRIO																					
	FRONTAL																					
	LARÍNGEO																					
	CARDÍACO																					
	PLEXO SOLAR																					
	SACRO																					
	BASE																					

FAZER CÓPIAS DESTE FORMULÁRIO

RELÓGIO RADIESTÉSICO

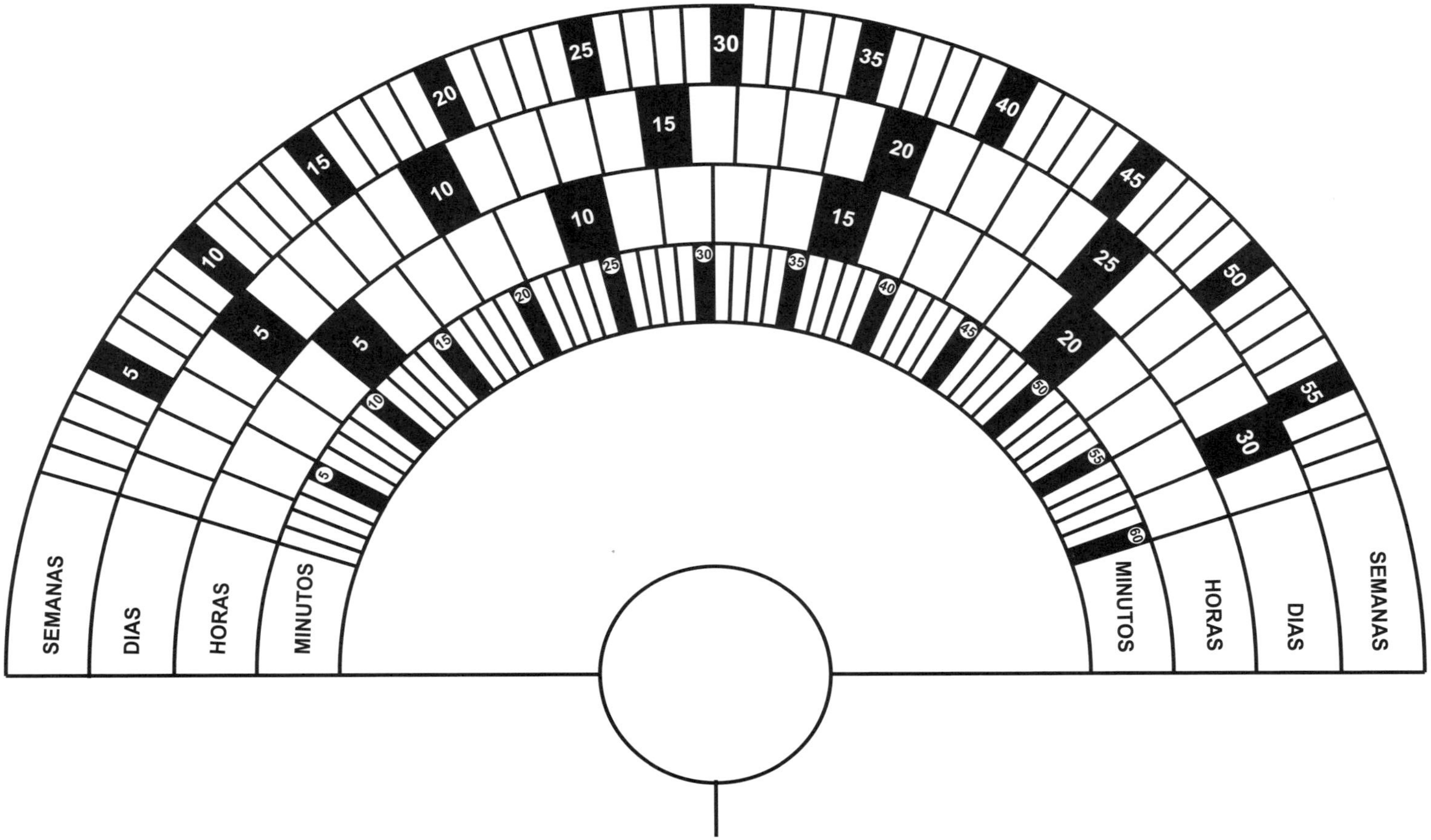

CADERNO ESPECIAL DE PRANCHAS PARA DIAGNÓSTICO ESOTÉRICO

ANÁLISE GERAL

A Radiestesia Cabalística presta-se de uma forma muito especial à análise dos aspectos "ocultos" das manifestações energéticas e nos dá indicações preciosas sobre estas energias.

Um diagnóstico esotérico por meio da radiestesia pode investigar objetos, lugares, pessoas, animais e plantas, todos eles são passíveis de serem portadores deste tipo de energias.

Estas energias podem revestir-se dos mais diferentes aspectos e serem originárias das mais diferentes fontes.

Objetos com determinadas formas podem apresentar emissões detectadas pelos pêndulos hebraicos Magia, Necromancia, Espírito, isto sem que sejam objetos tipicamente "mágicos" ou de caráter ritualístico, bastando a forma para disparar o processo. Claro que, os seres vivos em sua vizinhança sofrerão suas influências desarmonizantes.

Qualquer objeto de caráter mágico/religioso pode emitir energias nocivas, é comum vermos reproduções de entidades, por exemplo, da cultura hindu, animadas pela energia psíquica de quem as olha, as venera ou utiliza essas reproduções para rituais. A partir de então, a imagem passa a emitir seu conteúdo arquetípico complexo, resultado da conexão com a egrégora.

Animais, plantas, locais, objetos, muitas vezes são portadores de energias projetadas por quem os inveja, deseja ou até em certos casos adora, gosta muito. A cultura popular chama certas pessoas de "seca-pimenteira", ou ainda, dizem delas que têm "olho gordo". Sem a radiestesia só é possível intuir estas manifestações. Com a radiestesia podemos avaliar se estão presentes, qualificá-las e quantificá-las.

Este caderno para análise esotérica pela radiestesia visa a facilitar e sistematizar a prática.

O gráfico para análise geral deve ser usado sempre que for necessário colher algum dado quantitativo. A graduação de 0 a 100, presta-se a uma análise percentual.

ANÁLISE GERAL

BIÔMETRO ESCALA 1

O Biômetro permite a avaliação energética de lugares, de pessoas por meio de seu testemunho e ainda de alimentos. O patamar energético ideal se encontra em 6.500 Unidades Bovis.

ESCALA 1	ESCALA 2	ESCALA 3	ESCALA 4
0 / 10.000	10.000 / 13.000	13.000 / 18.000	18.000 / 36.0000

Qual é a taxa vibratória de... ?, do lugar, dos habitantes, sobre o Plano 1?

- 0-200 Radiação telúrica sobre o cruzamento geomagnético
- 2.000 Radiação do cruzamento da rede geomagnética
- 4.000 Banda da rede geomagnética
- 5.000 Abaixo desta taxa a vitalidade é ruim, desvitalização
- 6.500 Média energética física – PLANO 1
- 9.000 Patamar elevado – PLANO 1

Acima desta taxa elevada, a viabilidade permanente é a de controlar:
Os lugares medidos acima deste limite são chamados de:
GRANDES LUGARES COSMOTELÚRICOS

ESCALA 1 O FÍSICO
ESCALA 2 CORPO ETÉRICO Corpo energético (pra lá da concepção de Bovis).
ESCALA 3 ESPIRITUAL Medição em santuários, ou pontos raros de iniciação.
ESCALA 4 O DESCONHECIDO Caso raro de Santiago de Compostela.

BIÔMETRO ESCALA 1

BIÔMETRO ESCALA 2, 3, 4

O Biômetro de Bovis em sua versão original não previa as escalas 2, 3 e 4. Estas escalas permitem mensurar vibrações que estão para além do plano físico, por exemplo: objetos de culto, objetos mágicos, lugares sagrados, qualquer coisa suspeita de estar sob um estado de magia.

Esta medida dará um valor quantitativo, não qualitativo. Para conhecer melhor o objeto da pesquisa nesta escala, é aconselhável usar os pêndulos de radiestesia cabalística.

Para usar esta escala, proceda da mesma forma que para a Escala 1.

BIÔMETRO ESCALAS 2, 3, 4

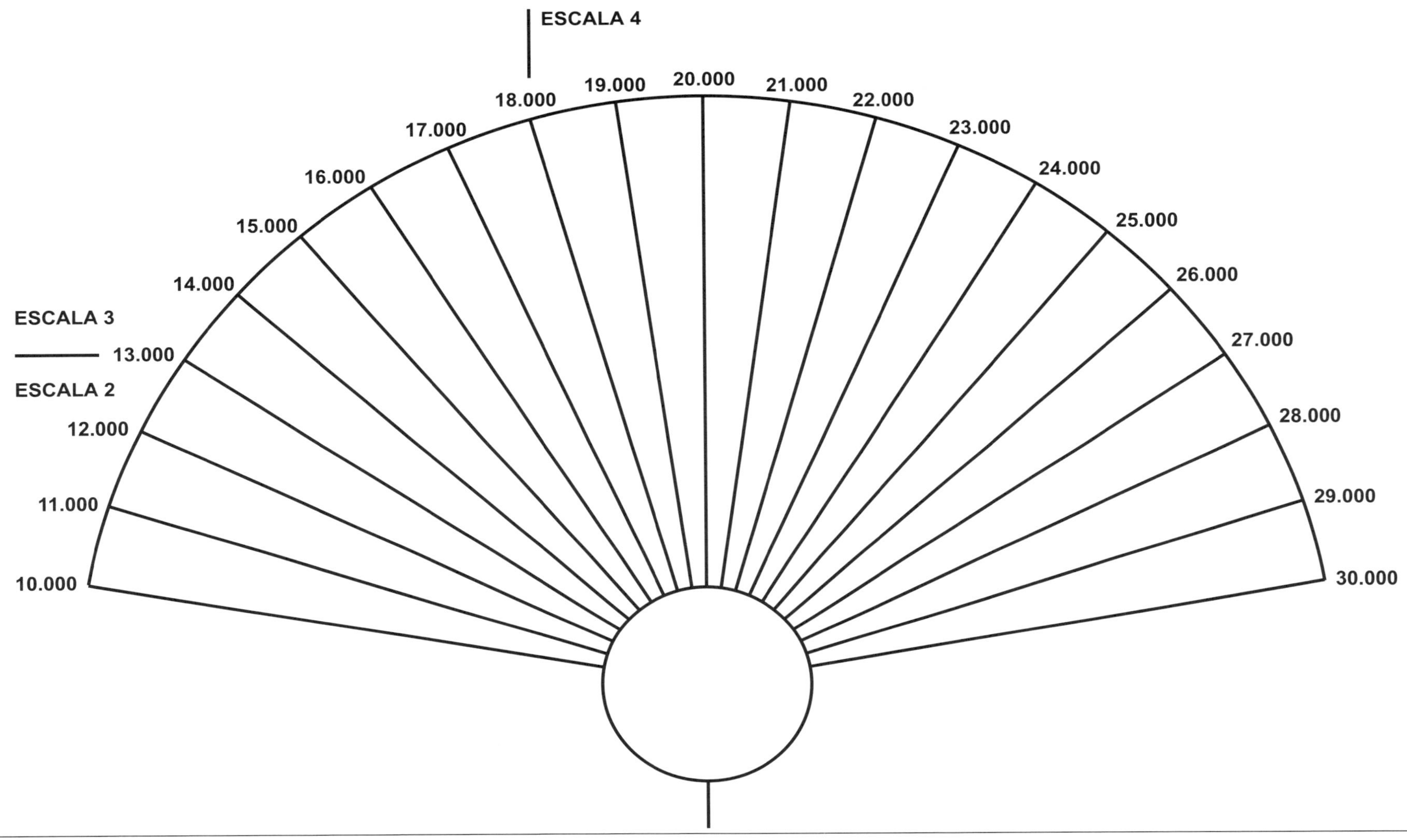

ESCALA 4

ESCALA 3

ESCALA 2

10.000
11.000
12.000
13.000
14.000
15.000
16.000
17.000
18.000
19.000
20.000
21.000
22.000
23.000
24.000
25.000
26.000
27.000
28.000
29.000
30.000

ANÁLISE DOS CHAKRAS

Coloque o testemunho a analisar sobre o círculo, lance o pêndulo e, com o dedo indicador da mão livre ou um ponteiro, vá indicando os círculos correspondentes aos chakras, do CORONÁRIO ao BASE anotando na tabela da página 138 os valores obtidos.

ESPLÊNICO

BAÇO
Índice de vitalidade

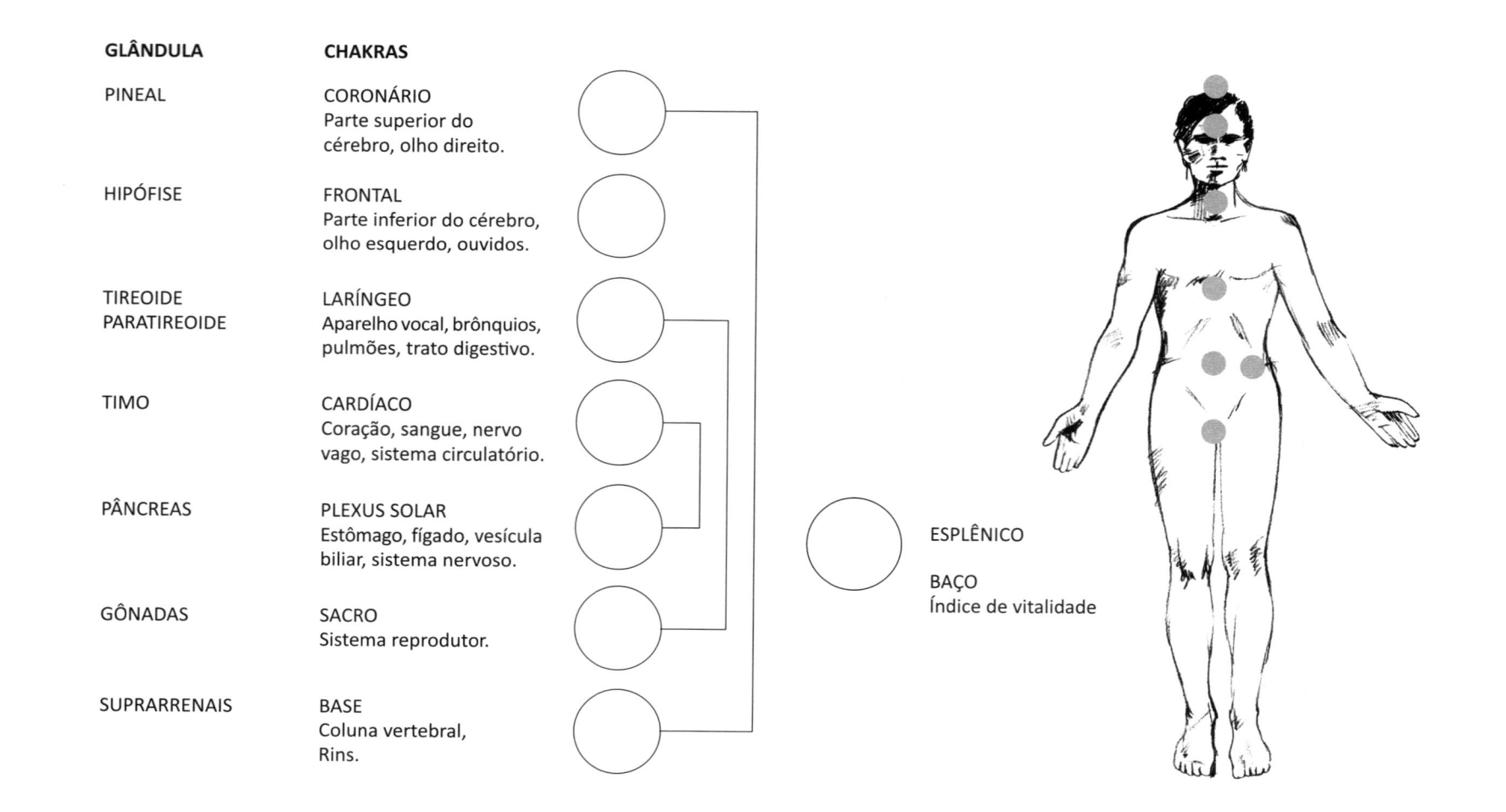

GLÂNDULA	CHAKRAS
PINEAL	CORONÁRIO Parte superior do cérebro, olho direito.
HIPÓFISE	FRONTAL Parte inferior do cérebro, olho esquerdo, ouvidos.
TIREOIDE PARATIREOIDE	LARÍNGEO Aparelho vocal, brônquios, pulmões, trato digestivo.
TIMO	CARDÍACO Coração, sangue, nervo vago, sistema circulatório.
PÂNCREAS	PLEXUS SOLAR Estômago, fígado, vesícula biliar, sistema nervoso.
GÔNADAS	SACRO Sistema reprodutor.
SUPRARRENAIS	BASE Coluna vertebral, Rins.

ANÁLISE DOS CHAKRAS

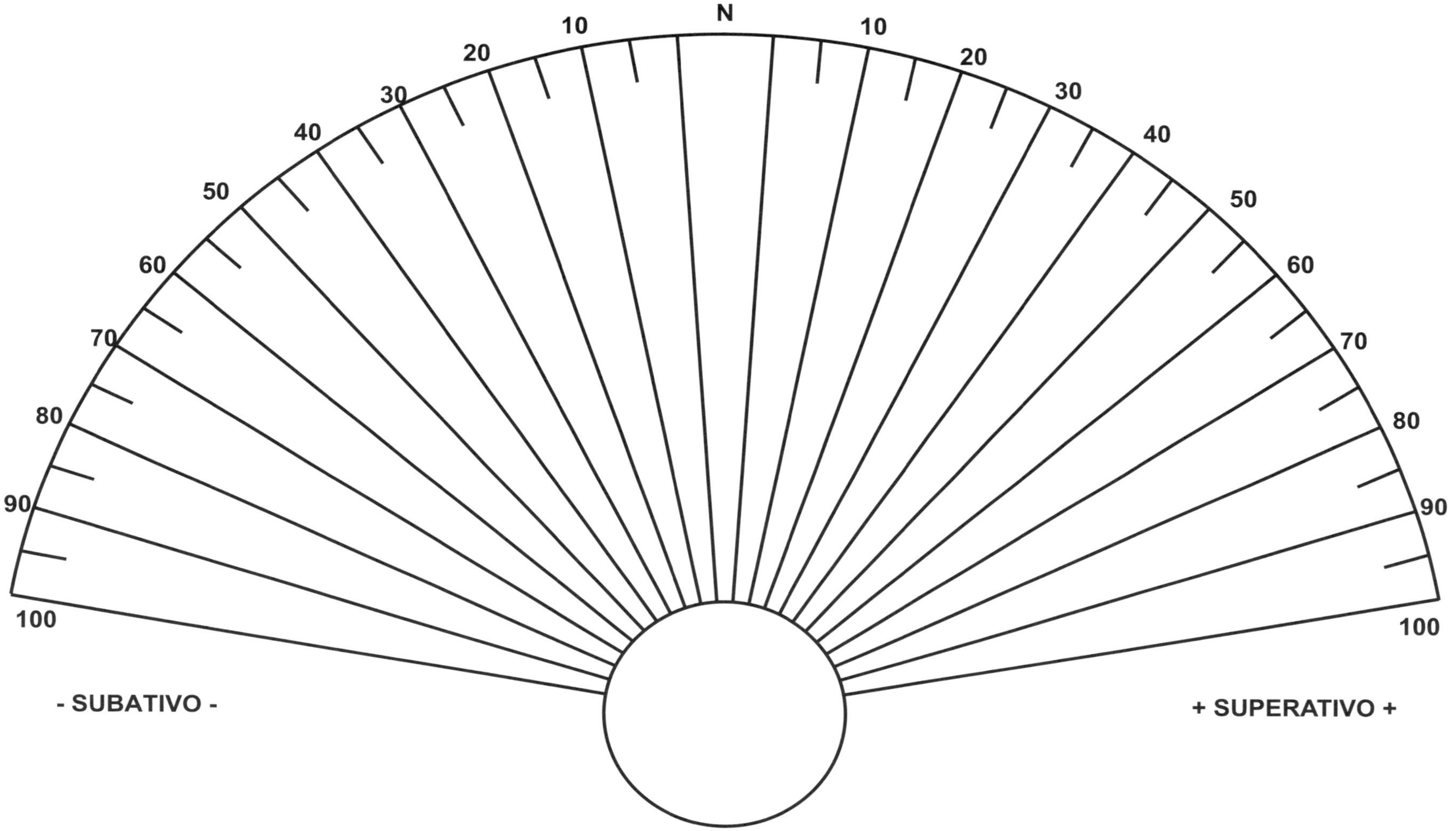

+ SUPERATIVO +

- SUBATIVO -

N

ANÁLISE DOS RAIOS

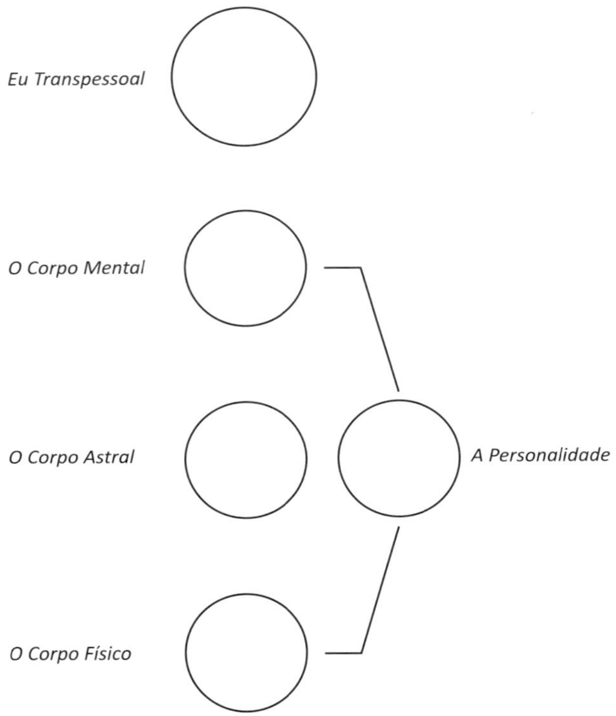

A correta análise dos raios fornecerá um perfil espiritual e psicológico da pessoa investigada. Para proceder à correta interpretação da análise dos raios é imprescindível um perfeito conhecimento da estrutura dos raios.

- Coloque os dois primeiros dedos de sua mão livre sobre o símbolo do primeiro raio. Coloque o pêndulo sobre o testemunho do paciente e, mentalmente, faça a pergunta: o Eu transpessoal de...... está no 1º raio?
- Repita este procedimento até obter uma resposta positiva com um dos símbolos dos raios. Marque o número daquele raio no círculo superior do diagrama que representa o Eu transpessoal ou Alma.
- Este processo deve ser repetido até se obter resposta para cada um dos três corpos sutis e para o raio da personalidade.
- Anote cada um dos números obtidos dentro dos respectivos círculos do diagrama fornecido anexo.
- Procure agora por meio de qual corpo o raio transpessoal está trabalhando, e por meio de qual corpo sutil o raio da personalidade está trabalhando.

LITERATURA RECOMENDADA

Geoffrey Hodson – O Homem e seus Sete Temperamentos

Alice Bailey – Tratado sobre Magia Branca
– Tratado sobre o Fogo Cósmico
– O Discipulado na Nova Era
– Tratado sobre os Sete Raios

David V. Tansley – Chakras Raios e Radiônica
– As Trajetórias dos Raios e os Portais dos Chakras

A Personalidade

Eu Transpessoal

O Corpo Mental

O Corpo Astral

O Corpo Físico

ANÁLISE GERAL

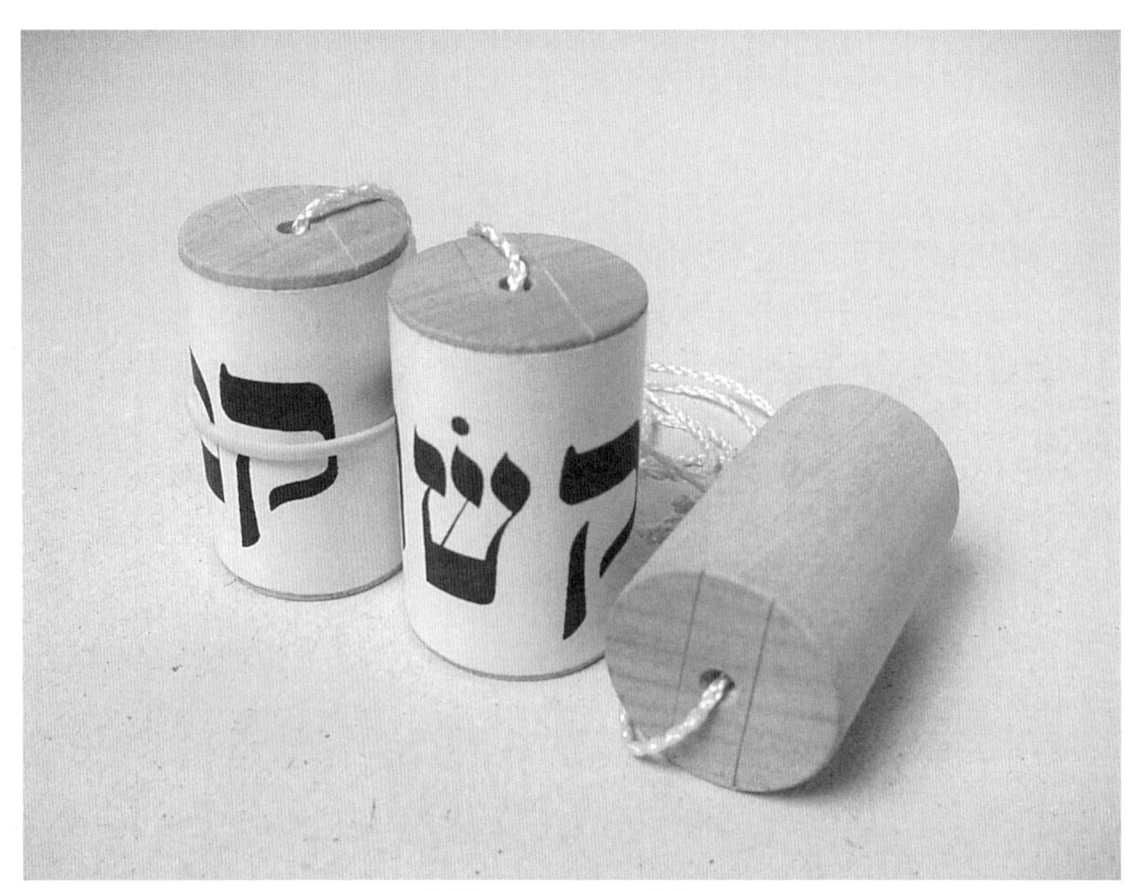

Pêndulos para radiestesia cabalística.

As "camisas" para pêndulos hebraicos anexas deverão ser xerocadas, recortadas e coladas, ou simplesmente presas com pequenos elásticos sobre o corpo dos pêndulos cilíndricos despolarizados, próprios para a Radiestesia Cabalística.

Além das expressões hebraicas, está anexo um jogo de figuras geomânticas, figuras ativas, utilizáveis para detecção e emissão.

Comece sua análise pelas expressões de conteúdo mais "light", para, lentamente, investigar os aspectos mais perigosos. Use de prudência, o contato voluntário ou não com certas energias pode disparar processos de contaminação bastante desagradáveis.

יְהֹוָה	אֶת יְהֹוָה
צְרוֹר הַחַיִּים	אַךְ
בֹּשֶׁה	דְּאָגָה
תְּשׁוּבָה	מִצְרַיִם

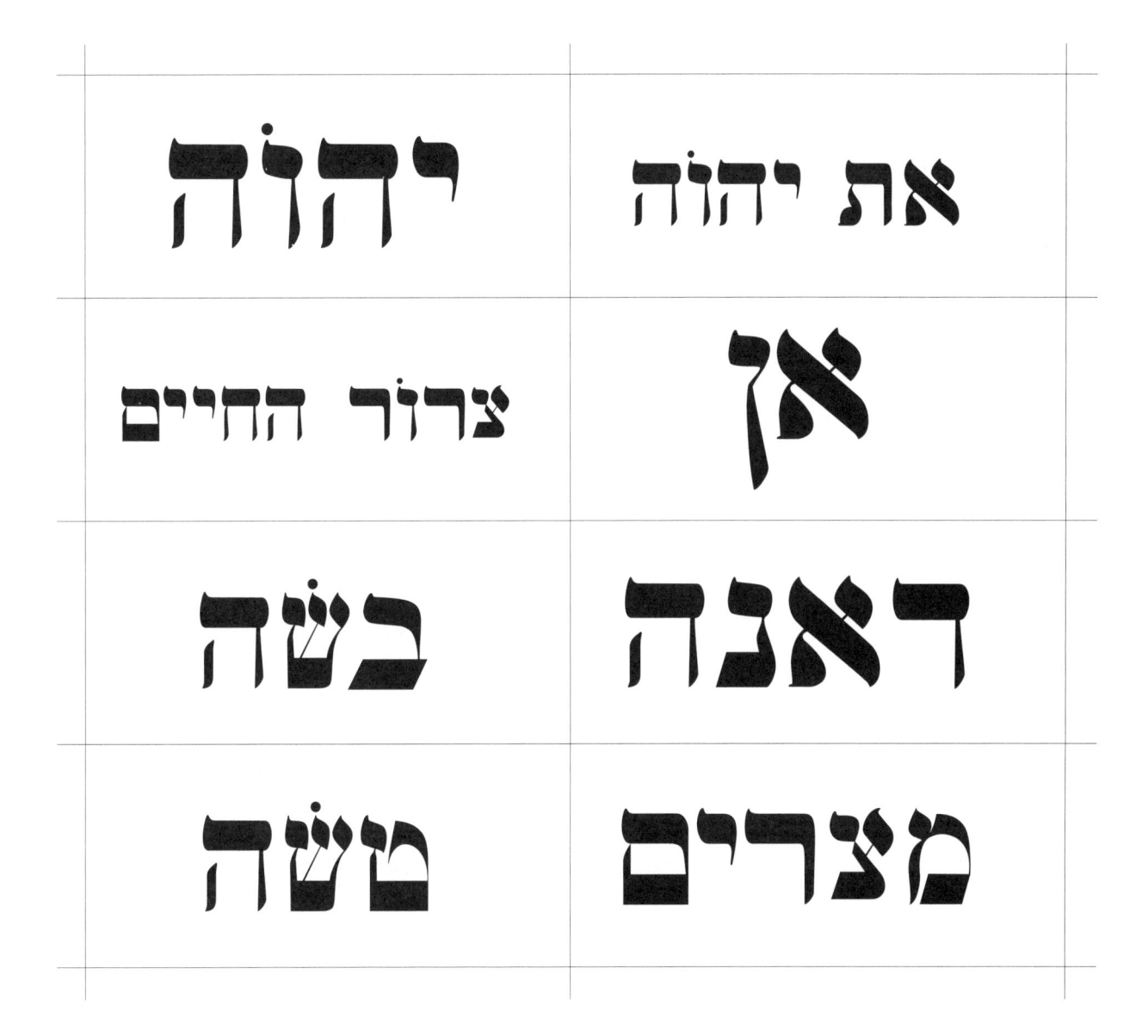

יְהֹוָה	JEOVÁ
אֶת יְהֹוָה	JUNTO DE DEUS
צְרוֹר הַחַיִּים	ENVELOPE DAS VIDAS
אַךְ	DOR
בֹּשֶׁה	VERGONHA
דְּאָגָה	ANSIEDADE
תְּשׁוּבָה	RETORNO, ARREPENDIMENTO
מִצְרַיִם	DIFICULDADES

שׁ	כשׁף
ב.שׁ.ף.	ב.שׁ.ף.
ב.שׁ.ף.	שׁדים
דרשׁאלהמתים	דרשׁ אלהמתים

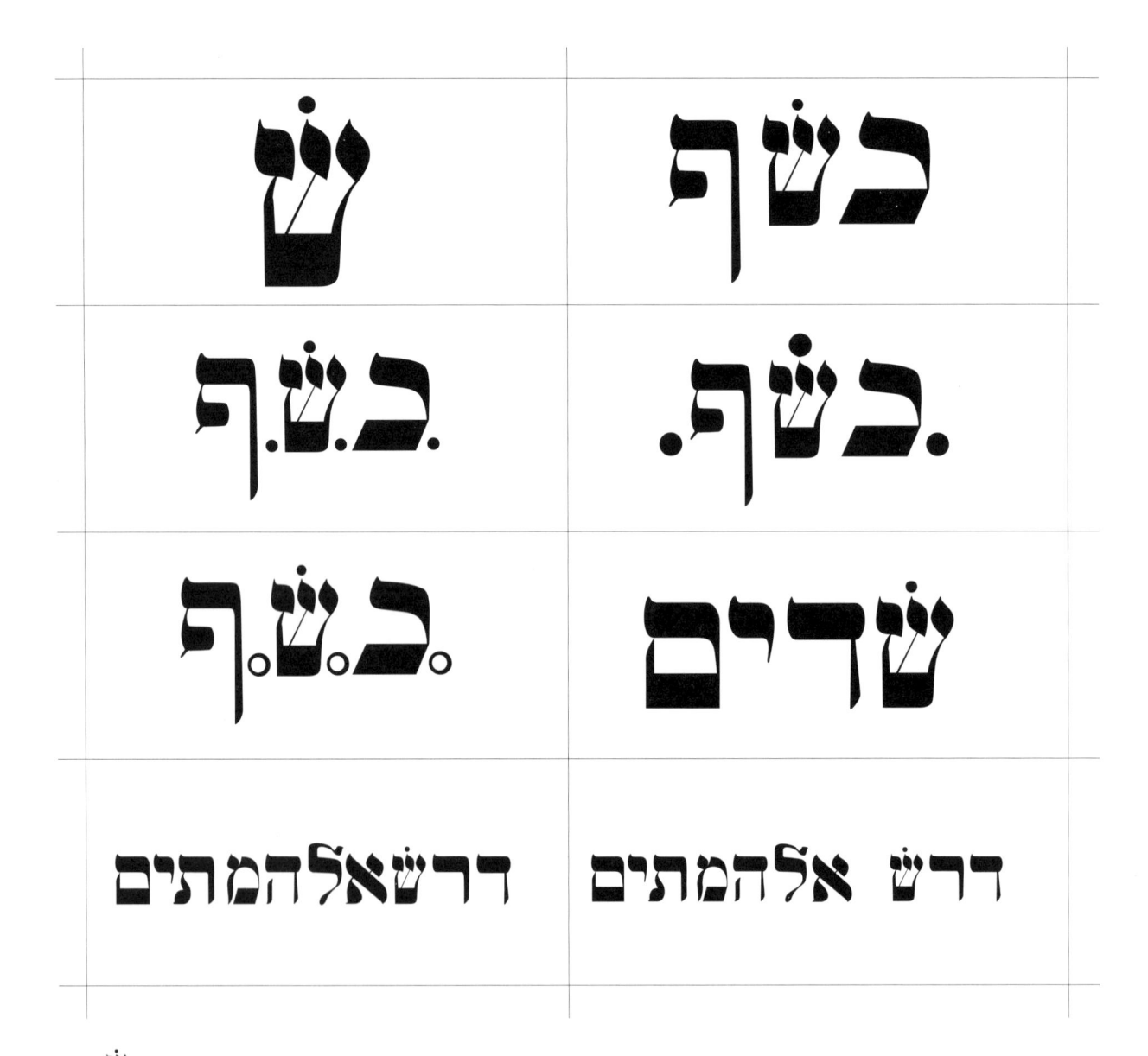

שׁ	SHIN
כשׁף	MAGIA
ב.שׁ.ף.	MAGIA I
ב.שׁ.ף.	MAGIA II
ב.שׁ.ף.	MAGIA III
שׁדים	FORÇAS DO MAL
דרשׁאלהמתים	NECROMANCIA
דרשׁ אלהמתים	O NECROMANTE

שָׂטָן	שָׂחָאן
הַשָׂטָן	שֵׁדִין
אוֹיֵב	שִׂטְנָה
נַחֲלָה	בְּתוֹךְ כַּף הַקֶּלַע

שָׂטָן	SATAN
שָׂחָאן	SATAN I
הַשָׂטָן	SATAN II
שֵׁדִין	DEMÔNIOS
אוֹיֵב	UM INIMIGO
שִׂטְנָה	OPOSIÇÃO
נַחֲלָה	POSSESSÃO
בְּתוֹךְ כַּף הַקֶּלַע	NO VAZIO DA FOSSA

AS FIGURAS GEOMÂNTICAS

"Camisas" para pêndulos icônicos. Alguns destes pêndulos também podem ser suspensos pelo lado inferior do fio, desta forma, a figura ficará invertida.

(Significado das figuras, ler da esquerda para a direita, de cima para baixo)

	2222	Populus	1111	Via
A direito	2111	Caput Draconis	1222	Laetitia
Invertido	1112	Cauda Draconis	2221	Tristitia
A direito	1211	Puella	2122	Albus
Invertido	1121	Puer	2212	Rubeus
A direito	2211	Fortuna Major	2121	Acquisitio
Invertido	1122	Fortuna Minor	1212	Amissio
	2112	Conjunctio	1221	Carcer

CADERNO ESPECIAL DE PRANCHAS PARA PESQUISA EM GEOBIOLOGIA

GEOBIOLOGIA

A geobiologia é uma ciência que estuda as relações entre o meio ambiente e sua influência sobre o equilíbrio dos seres vivos. A Terra, feita um gigantesco ser vivo, vibra e emite essas vibrações além da superfície do solo. Algumas dessas energias são benéficas e indispensáveis para a manutenção da vida, por exemplo, o magnetismo. O Cosmo também nos bombardeia diariamente, e o equilíbrio entre a energia telúrica e a cósmica, que em radiestesia toma o nome de "Teoria das forças compensadas", possibilita o surgimento e a manutenção da vida. A pesquisa experimental de alguns radiestesistas deu origem ao nome geobiologia, pois inicialmente apenas estudaram os problemas de origem telúrica. Mais tarde se percebeu que tudo, absolutamente tudo à nossa volta interfere positiva ou negativamente com nosso equilíbrio biológico, assim, hoje são levadas em conta as interferências causadas pela forma dos edifícios, as emissões parasitas decorrentes de aparelhos eletrodomésticos, da rede elétrica de alimentação, do campo mental das pessoas e até das energias de origem espiritual.

Nesta ciência um pesquisador se destacou em particular: o Dr. Ernst Hartmann, médico e radiestesista alemão, foi quem mais profundamente estudou o assunto, daí a principal malha energética da Terra ser conhecida hoje como Rede de Hartmann. Esta rede é retangular e mede cerca de 2 metros no sentido Norte-Sul e 2,5 metros no sentido Leste-Oeste. As paredes desta rede têm em média 21 cm de espessura, podendo chegar a até 80 cm durante a Lua cheia. Além dos efeitos lunares, as bandas verticais da rede de Hartmann sofrem as influências dos movimentos sísmicos e dos testes nucleares.

Os cruzamentos da rede H (rede de Hartmann), quando emissores de determinadas energias nocivas, tomam o nome de "pontos geopatogênicos" pois emitem raios gama e V-e. Estes pontos podem ainda emitir V+e, Vermelho, raios alfa e raios beta. Quando uma pessoa fica sobre esses pontos por muito tempo (dormindo, trabalhando, estudando ou em lazer) ela poderá desenvolver inúmeras doenças.

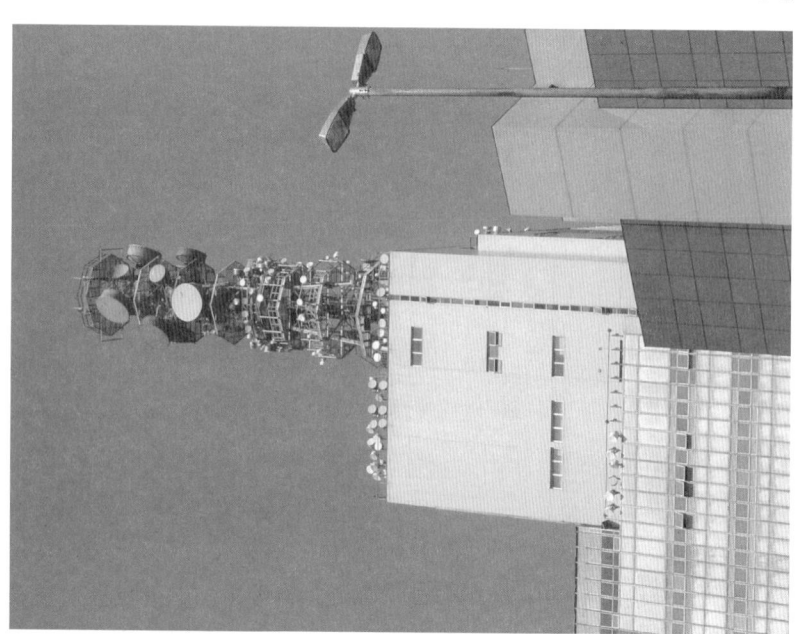

Paisagem urbana, com torre de retransmissão de micro-ondas, gerando ao seu redor uma saturação eletromagnética.

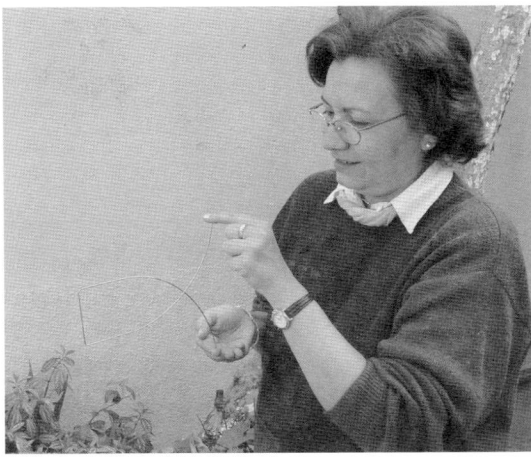

Falha seca profunda

REDE HARTMANN

Veio de água

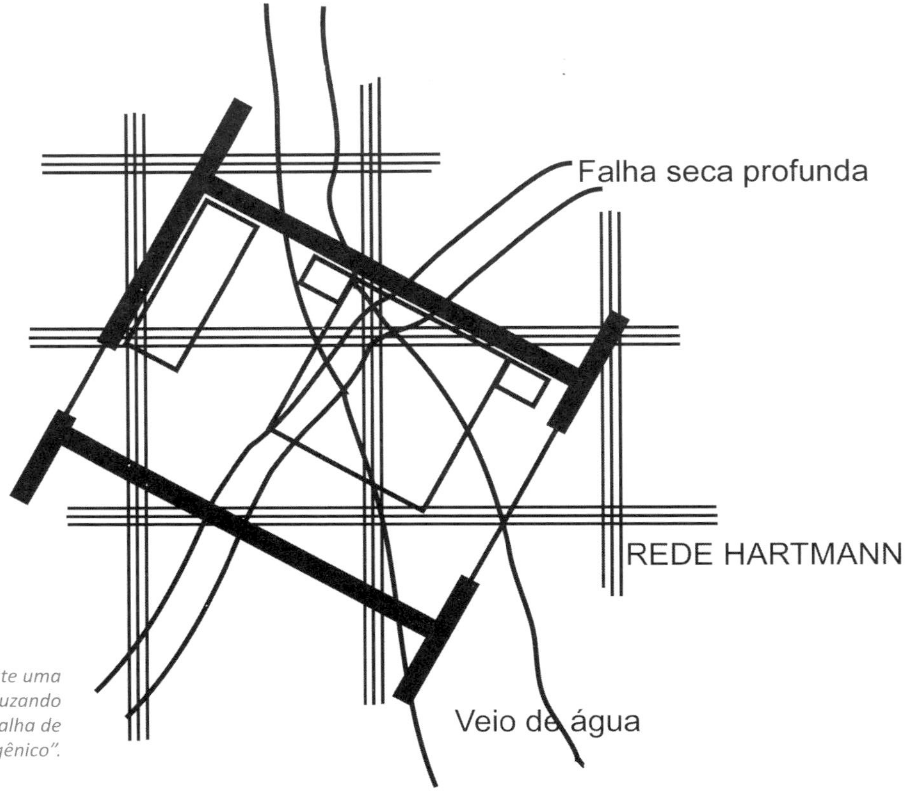

Ilustração de um quarto de dormir, sob o qual existe uma falha seca e um veio de água subterrânea, os dois se cruzando sob a cama no ponto exato de um cruzamento da malha de Hartmann, gerando um ponto "geopatogênico".

Prospecção da malha de Hartmann com lobo antena

GEOBIOLOGIA

Sempre que em radiestesia se inicia uma pesquisa, o primeiro procedimento deve ser:

Pergunta: Posso fazer esta pesquisa?

Algumas vezes a resposta será NÃO, esta indicação deverá então ser seguida.

Esta interdição pode ser provisória, procure então em que data a pesquisa poderá se efetuar.

Imediatamente	resposta positiva
Em outro dia	
Só acompanhado	
Mais tarde – amadurecer	resposta negativa
Incompatibilidade	
Caso difícil	
Atenção – armadilha	
Transtornos, mais tarde	
Recusar	

ANÁLISE PRELIMINAR

- RECUSAR
- TRANSTORNOS, MAIS TARDE
- ATENÇÃO – ARMADILHA
- CASO DIFÍCIL
- SÓ ACOMPANHADO
- INCOMPATIBILIDADE
- MAIS TARDE – AMADURECER
- EM OUTRO DIA
- IMEDIATAMENTE

TAXA VIBRATÓRIA

Pergunta: Qual a taxa vibratória, a vitalidade de... em porcentagem?
Do lugar, dos habitantes.

QUAL A INTENSIDADE DA TAXA VIBRATÓRIA?

	Resposta
0%	o testemunho extremamente enfraquecido (pesquisar as origens)
até 55%	o testemunho está em fase de desvitalização (doença, etc.)
até 72%	boa vitalidade do testemunho
para lá de 72%	o testemunho é bastante energético

No caso em que a mensuração se faz sobre um objeto, uma bijuteria, por exemplo, colocar o testemunho sobre o círculo do gráfico.
Não é aconselhável usar uma bijuteria com índice vibratório abaixo de 55%.
Este gráfico é valido para o controle das taxas vibratórias nos planos físico, psíquico e espiritual.
Outra informação pode ser obtida com o auxílio deste gráfico; a intensidade, a força, a potência emitida por uma irradiação, um objeto.
Por exemplo: um ponto geopatogênico terá uma taxa vibratória de 20% e uma intensidade de 70%. Esse ponto terá uma vibração baixa mais uma nocividade de 70%.

TAXA VIBRATÓRIA

BIÔMETRO ESCALA 1

O Biômetro permite a avaliação energética de lugares e de pessoas por meio de seu testemunho e ainda de alimentos. O patamar energético ideal se encontra em 6.500 Unidades Bovis.

ESCALA 1	ESCALA 2	ESCALA 3	ESCALA 4
0 / 10.000	10.000 / 13.000	13.000 / 18.000	18.000 / 36.0000

Qual é a taxa vibratória de... ?, do lugar, dos habitantes, sobre o Plano 1?

0-200	Radiação telúrica sobre o cruzamento geomagnético
2.000	Radiação do cruzamento da rede geomagnética
4.000	Banda da rede geomagnética
5.000	Abaixo desta taxa a vitalidade é ruim, desvitalização
6.500	Média energética física – PLANO 1
9.000	Patamar elevado – PLANO 1

Acima desta taxa elevada, a viabilidade permanente é a controlar:
Os lugares medidos acima deste limite são chamados:

GRANDES LUGARES COSMOTELÚRICOS
ESCALA 1 O FÍSICO
ESCALA 2 CORPO ETÉRICO Corpo energético (pra lá da concepção de Bovis).
ESCALA 3 ESPIRITUAL Medição em santuários ou pontos raros de iniciação.
ESCALA 4 O DESCONHECIDO Caso raro de Santiago de Compostela.

BIÔMETRO ESCALA 1

- 0
- 1.000
- 2.000
- 3.000
- 4.000
- 5.000
- 6.000
- 7.000
- 8.000
- 9.000
- 10.000

BIÔMETRO DE BOVIS

O Biômetro de Bovis em sua versão original não previa as escalas 2, 3 e 4. Estas escalas permitem mensurar vibrações que estão para além do plano físico, por exemplo: objetos de culto, objetos mágicos, lugares sagrados, qualquer coisa suspeita de estar sob um estado de magia.

Esta medida dará um valor quantitativo, não qualitativo. Para conhecer melhor o objeto da pesquisa, nesta escala é aconselhável usar os pêndulos de radiestesia cabalística.

Para usar esta escala, proceda da mesma forma que para a Escala 1.

BIÔMETRO ESCALAS 2, 3, 4

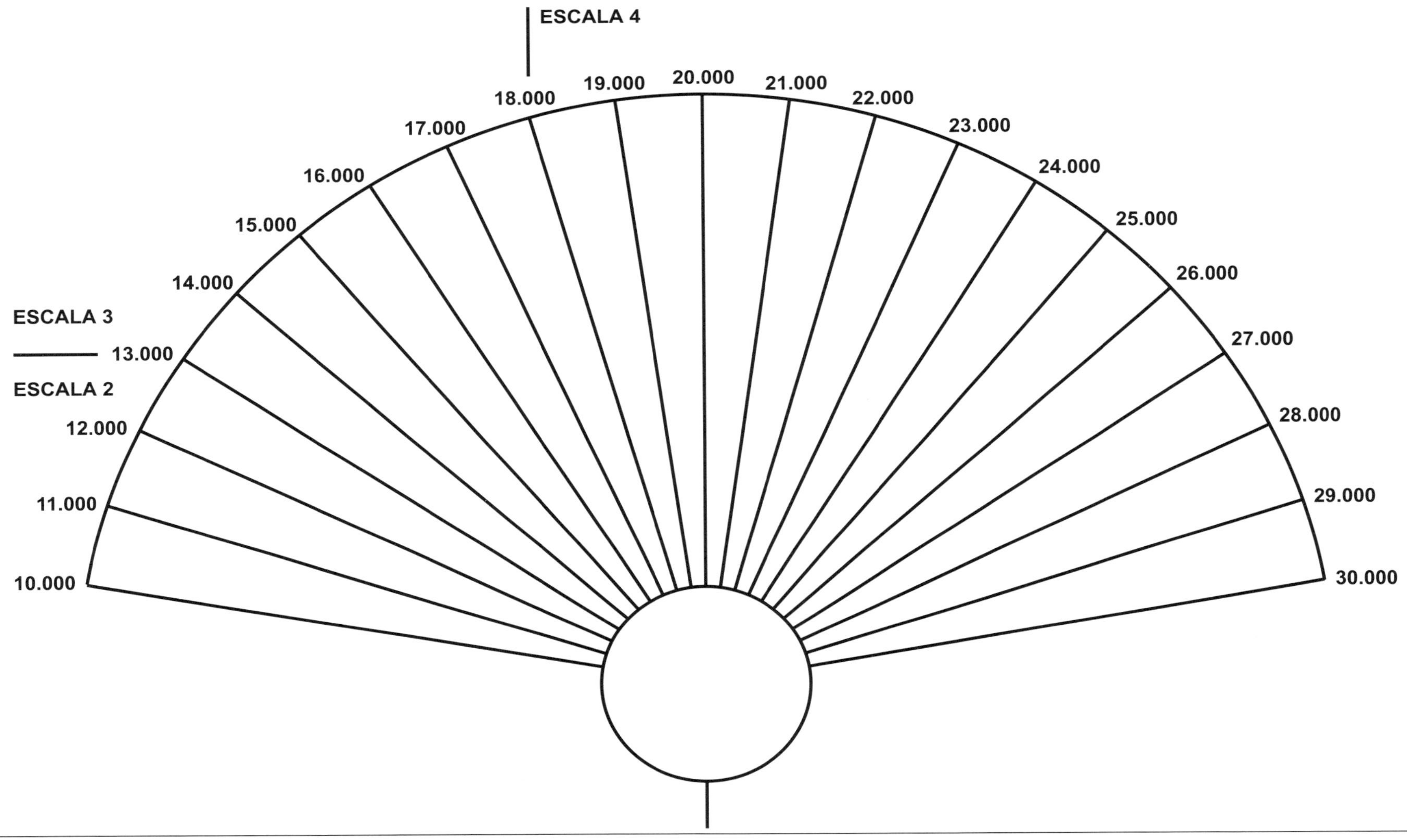

ESCALA 4

ESCALA 3
ESCALA 2

10.000 · 11.000 · 12.000 · 13.000 · 14.000 · 15.000 · 16.000 · 17.000 · 18.000 · 19.000 · 20.000 · 21.000 · 22.000 · 23.000 · 24.000 · 25.000 · 26.000 · 27.000 · 28.000 · 29.000 · 30.000

RÉGUA GEOBIOLÓGICA

Alinhar obrigatoriamente o gráfico na direção NORTE conforme indicado.
Balançar o pêndulo transversalmente ao gráfico sobre o 0.

PERGUNTA: EXISTEM AQUI ONDAS NOCIVAS?

Resposta:
Desvio do pêndulo para a direita
Nocividade do ar
De 0 a 20 fraca

Desvio do pêndulo para a esquerda
Nocividade do subsolo
De 0 a 40 fraca

Para lá destes índices, verifique as origens destas ondas com os gráficos seguintes.

Atenção:
É possível que existam várias nocividades provenientes do ar e do subsolo. Repita a operação acima até que o pêndulo indique claramente que todas as ondas nocivas foram encontradas, o pêndulo então permanecerá sobre o 0 original.

RÉGUA GEOBIOLÓGICA

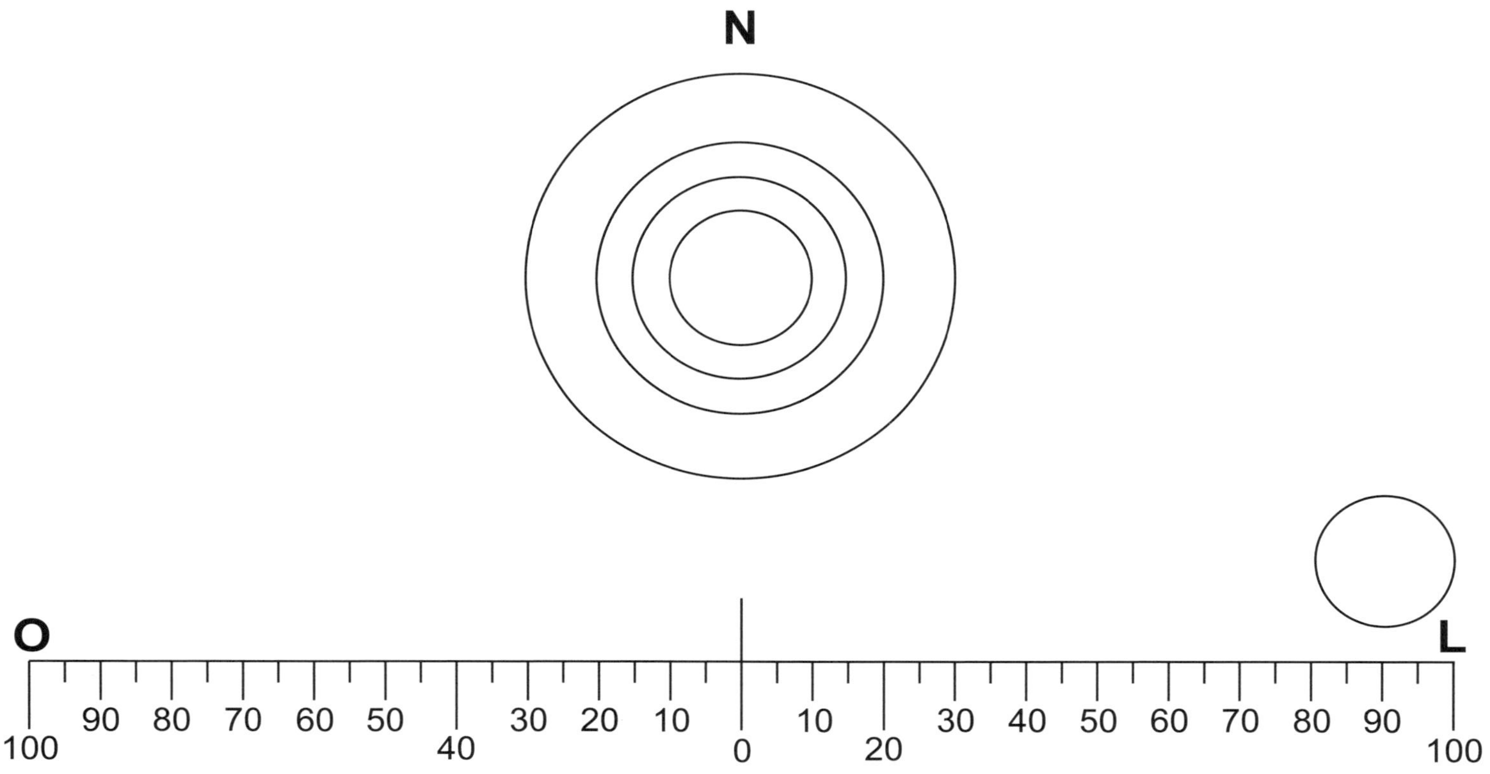

N

O 100 90 80 70 60 50 40 30 20 10 0 10 20 30 40 50 60 70 80 90 100 L

ORIGEM DAS ONDAS NOCIVAS

PERGUNTA: QUAIS AS ORIGENS DAS ONDAS NOCIVAS DE...?

Este gráfico dá informações gerais.
Este gráfico é completado pelos dois seguintes.

ORIGEM DAS ONDAS NOCIVAS

- FORMA DO EDIFÍCIO
- ORIENTAÇÃO DO EDIFÍCIO
- INTERIOR DO EDIFÍCIO
- OUTRAS CAUSAS
- EDIFÍCIO VIZINHO
- SUBSOLO GEOLÓGICO
- LOCAL CLIMÁTICO

ORIGEM DAS ONDAS NOCIVAS 2

PERGUNTA: QUAIS AS ORIGENS DAS ONDAS NOCIVAS?

Resposta:

Água: determinar se a água é corrente, sua vazão, sentido de percurso horizontal, ou se é água estagnada.

Quadrilátero: completar para saber se é da malha Hartmann ou de outras.

Cama: completar para conhecer a origem, posição ou orientação.

Poluição elétrica: pesquisar as origens, aterramento defeituoso, aparelhos, etc.

Espaço fechado: chaminé, fossa, porão, poço, cavidade natural.

Micro-ondas: pesquisar as origens, TV, forno, antenas várias.

Causa psíquica: só para informação.

Paranormal: ver gráfico sobre magia, usar pêndulos cabalísticos.

ORIGEM DAS ONDAS NOCIVAS 2

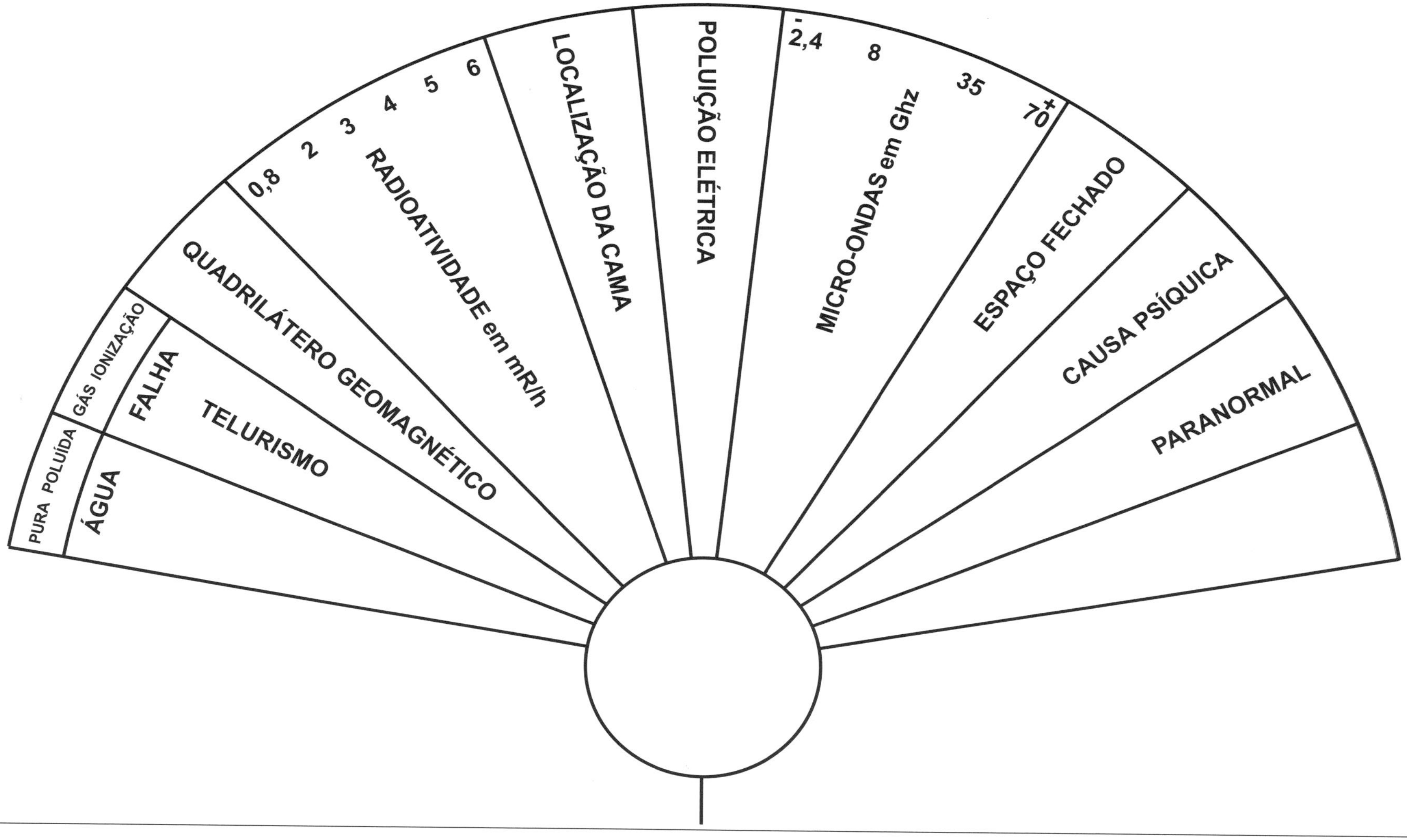

- PARANORMAL
- CAUSA PSÍQUICA
- ESPAÇO FECHADO
- MICRO-ONDAS em Ghz: 2,4 / 8 / 35 / 70+
- POLUIÇÃO ELÉTRICA
- LOCALIZAÇÃO DA CAMA
- RADIOATIVIDADE em mR/h: 0,8 / 2 / 3 / 4 / 5 / 6
- QUADRILÁTERO GEOMAGNÉTICO
- TELURISMO
- FALHA — GÁS IONIZAÇÃO
- ÁGUA — PURA / POLUÍDA

MEDIDA DE POTENCIAL ESPONTÂNEO

Para efetuar a pesquisa, mantenha o pêndulo suspenso com fio longo sobre a área central da linha de base do gráfico, enquanto aponta para a zona da planta a investigar com um ponteiro, ou, opcionalmente, com o dedo indicador da mão livre.

O livro *Radiestesia Prática e Avançada*, de nossa autoria, contém um capítulo sobre a pesquisa hidromineral, explicando detalhadamente esta técnica.

Medidor de diferença de potencial espontâneo em milivolt/metro. Tem a função de medir anomalias eletromagnéticas emitidas por: lado (+) – água subterrânea em movimento. Águas de subsolo que percolam entre o solo e a rocha semi-sã, em encostas inclinadas. A água indo para o local mais baixo gerando uma diferença de potencial positivo e ocasionando anomalias nocivas.

Lado (-) – zona tectônica: fraturas, falhas, descontinuidades geológicas, contatos bruscos entre tipos de rochas diferentes, gerando planos subverticais, com uma diferença de potencial negativo. São locais com anomalias nocivas muito fortes.

MEDIDA DE POTENCIAL ESPONTÂNEO

UNIDADE DE MEDIDA: MILIVOLT (MV)

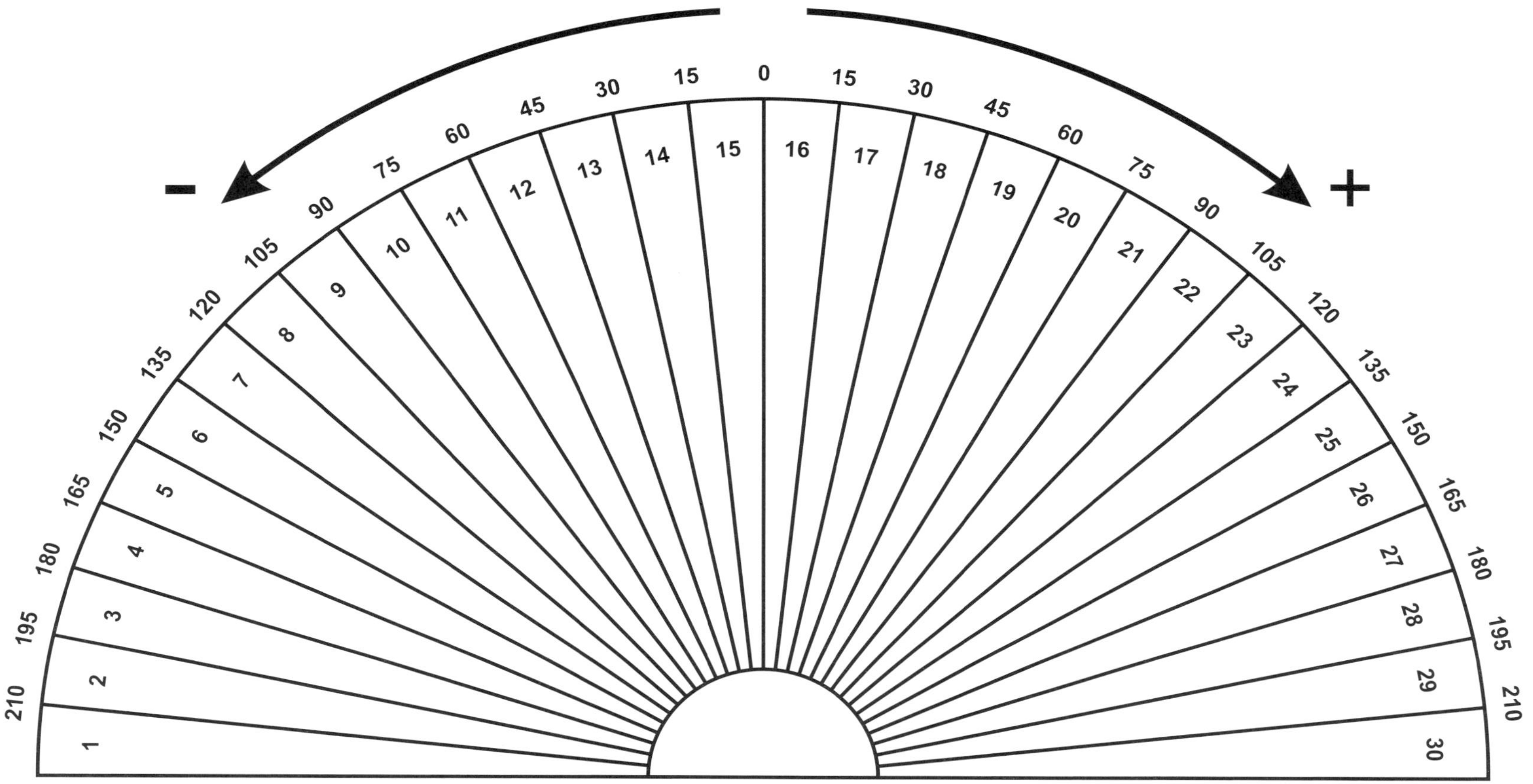

RADIAÇÃO IONIZANTE

Esses gráficos indicam a presença de gás radônio (em m R/h) e tipo polônio (em Bq/m3), devidos à desintegração atômica, por exemplo, de urânio, rádio, contidos em rochas cristalinas. Essas rochas ao sofrerem desintegração intensa, devido a intempéries (chuva, sol, ressecamento, etc.), transformam-se em solo arenoso e argiloso, emissores de radioatividade. Na rocha sã a radioatividade emitida é muito pequena.

Lembrete: nem todas as rochas são emissoras de radioatividade, é necessário medi-las.

RADIAÇÃO IONIZANTE

BECQUEREL M³
RADIAÇÃO α β

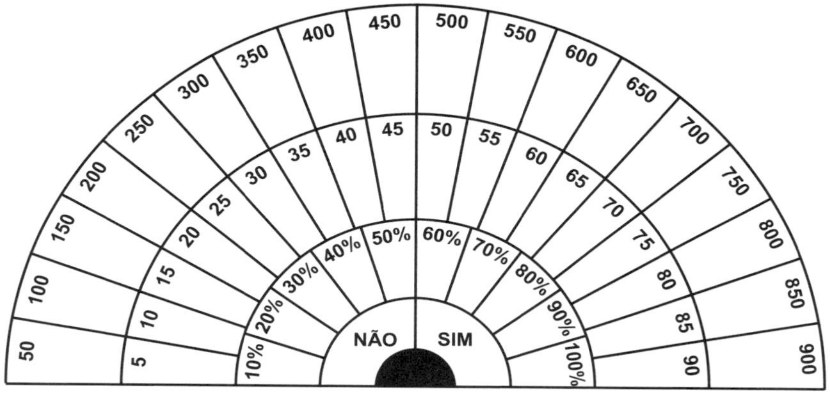

MICRO RÖTGEN/HORA
RADIAÇÃO GAMA γ

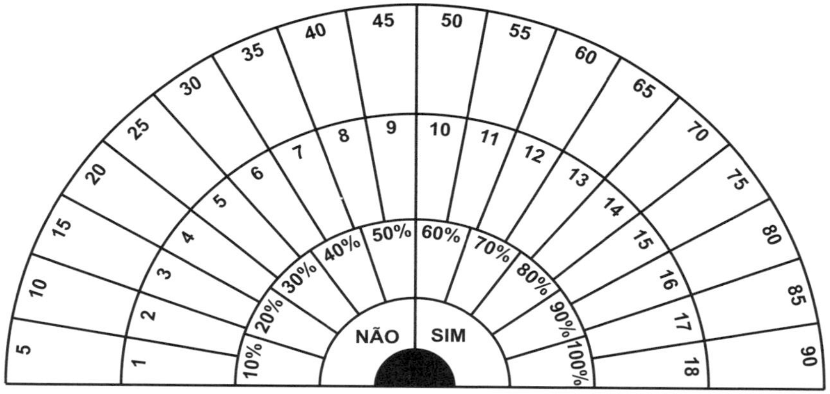

PROVENIÊNCIA PARANORMAL DAS ONDAS NOCIVAS

PERGUNTA: QUAL É A PROVENIÊNCIA PARANORMAL DESTAS ONDAS NOCIVAS?

Resposta:

Falecido: "almas errantes", "miasmas", "sombras".

Memória das paredes: Procurar a origem das impregnações: antigo ocupante, crime, suicídio, etc.

Ondas de Forma: pesquisar as origens.

Magia:

Autoencantamento do testemunho que acredita estar sob o efeito de magia.

Direta: magia efetuada diretamente sobre uma habitação ou sobre seu habitante.

Por terceiros: magia efetuada por um terceiro encomendada por outra pessoa.

Telepatia: pensamento negativo.

Área livre: outras fontes paranormais

PROVENIÊNCIA PARANORMAL DAS ONDAS NOCIVAS

- DESTINO
  - VIA TERCEIROS
  - DIRETA
- ENCANTAMENTO
  - TELEPÁTICA
  - AUTO
- ONDAS DE FORMA
- ELEMENTO CARREGADO
  - BIJUTERIA
  - OBJETO
  - VESTUÁRIO
- MEMÓRIA DAS PAREDES
- FALECIDO

MÉTODOS PARA HARMONIZAÇÃO

PERGUNTA: QUAIS MEIOS DE HARMONIZAÇÃO DEVO UTILIZAR?

Alguns meios de proteção devem ser controlados periodicamente, no mínimo a cada 45 dias.

Alguns equipamentos de proteção perdem ação protetora contra as ondas nocivas por saturação ou após uma mudança de lua.

Sempre que se apresentarem casos de magia, controlar os estados presentes por meio de pêndulos para radiestesia cabalística.

Fazer levantamento da malha de Hartmann para conhecer os pontos de cruzamento.

Resposta:

Absorção: chumbo, carvão de madeira, etc.

Derivação: cintura de cobre, ponteiros de ferro com solenoide.

Escudo: ponteiro com tela metálica aterrada.

Alinhamento do campo vibratório: ponto pontual de intervenção.

Formologia: utilização de volumes ou de desenhos.

MÉTODOS PARA HARMONIZAÇÃO

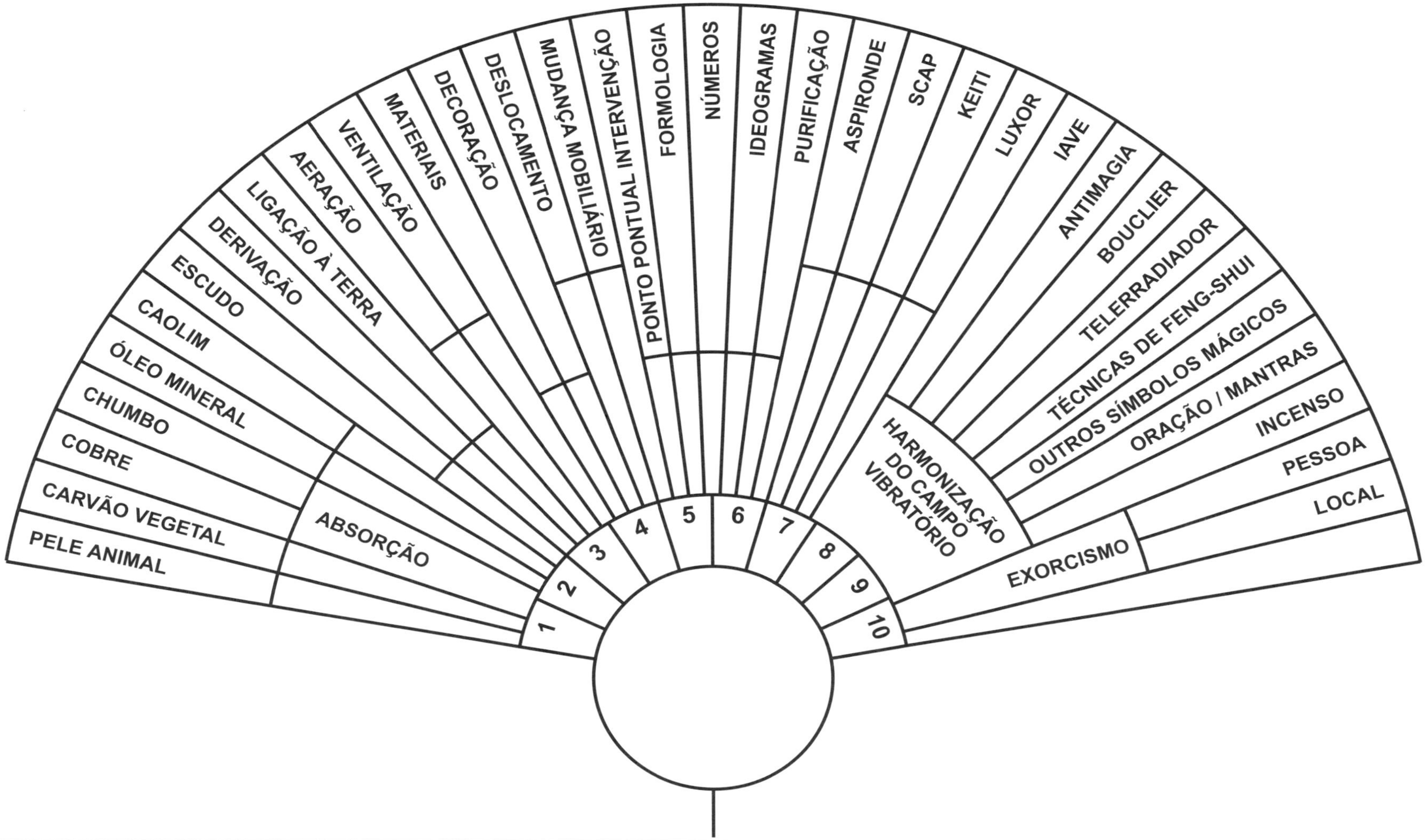

Harmonização do Campo Vibratório
- Exorcismo
- Local
- Pessoa
- Incenso
- Oração / Mantras
- Técnicas de Feng-Shui
- Outros Símbolos Mágicos
- Telerradiador
- Bouclier
- Antimagia
- Iave
- Luxor
- Keiti
- Scap
- Aspironde
- Purificação
- Ideogramas
- Números
- Formologia

Ponto Pontual Intervenção
- Mudança Mobiliário
- Deslocamento
- Decoração
- Materiais
- Ventilação
- Aeração
- Ligação à Terra
- Derivação
- Escudo

Absorção
- Caolim
- Óleo Mineral
- Chumbo
- Cobre
- Carvão Vegetal
- Pele Animal

1 2 3 4 5 6 7 8 9 10

NOME _____ DATA _____

END. _____

_____

MOTIVO DA PESQUISA _____

_____

FENÔMENOS ENCONTRADOS	LOCAL	VALORES

MEIOS DE NEUTRALIZAÇÃO/EQUILÍBRIO PRECONIZADOS

_____

_____

_____

_____

_____

FAZER CÓPIAS DESTE FORMULÁRIO

ANÁLISE GERAL

CADERNO ESPECIAL DE PRANCHAS PARA PESQUISA HÍDRICA

MEDIDOR DE DIFERENÇA DE POTENCIAL ESPONTÂNEO

Medidor de diferença de potencial expontâneo em milivolt/metro. Tem a função de medir anomalias eletromagnéticas emitidas por descontinuidades geológicas, indicativas de presença de fraturas, falhas geológicas, contatos entre tipos de rochas diferentes. As anomalias indicadas podem sugerir a presença de água contida nessas descontinuidades.

Lado esquerdo - Valor (-):
Fratura de rocha
Movimentos tectónicos
Quanto maior o valor acima de 0, indica ruptura.
Se necessário multiplique por:
x 1
x 10
x 100

Lado direito (+):
Quanto maior o valor acima de 0...
relacionado com a velocidade da água.

A radiestesia teve sua origem na rabdomancia que, durante séculos, foi usada exclusivamente na procura de minerais e água, fazendo uso de um tosco instrumento: a forquilha ou vareta radiestésica obtida de um galho de árvore de madeira macia e flexível. Absolutamente às cegas, o pesquisador percorria o terreno em zigue-zague, tendo em mente a pergunta; se tinha água naquele local. Ao longo dos séculos, estabeleceram-se um conjunto de procedimentos singelos, feito um protocolo primitivo. Nos tempos antigos, qualquer água era em tese "bebível", a saber: encontramos três níveis de ocorrência de água: 1° de superfície, todas em estado lamentável; 2° de subsuperfície, em até 30 ou 40 metros de profundidade, normalmente também contaminadas por resíduos de lixo, águas de lavagem, águas pluviais que arrastam todo o tipo de poluição e defensivos agrícolas; 3° de águas profundas, a mais de 150 metros, essas sim indicadas para consumo humano.

Graças a um geólogo/radiestesista brasileiro, Marcos Alves de Almeida, tivemos uma mudança de paradigma na pesquisa hídrica. Os métodos clássicos são inapropriados para a pesquisa de água a tais profundidades. Segundo sua metodologia não procuramos mais água diretamente, procuramos fraturas nas rochas a grande profundidade, dentro das quais corre nossa água. Por meio deste caderno de pranchas podemos levantar as diferentes alterações em padrões físicos decorrentes da existência dessa água.

MEDIDA DE POTENCIAL ESPONTÂNEO

UNIDADE DE MEDIDA: MILIVOLT (MV)

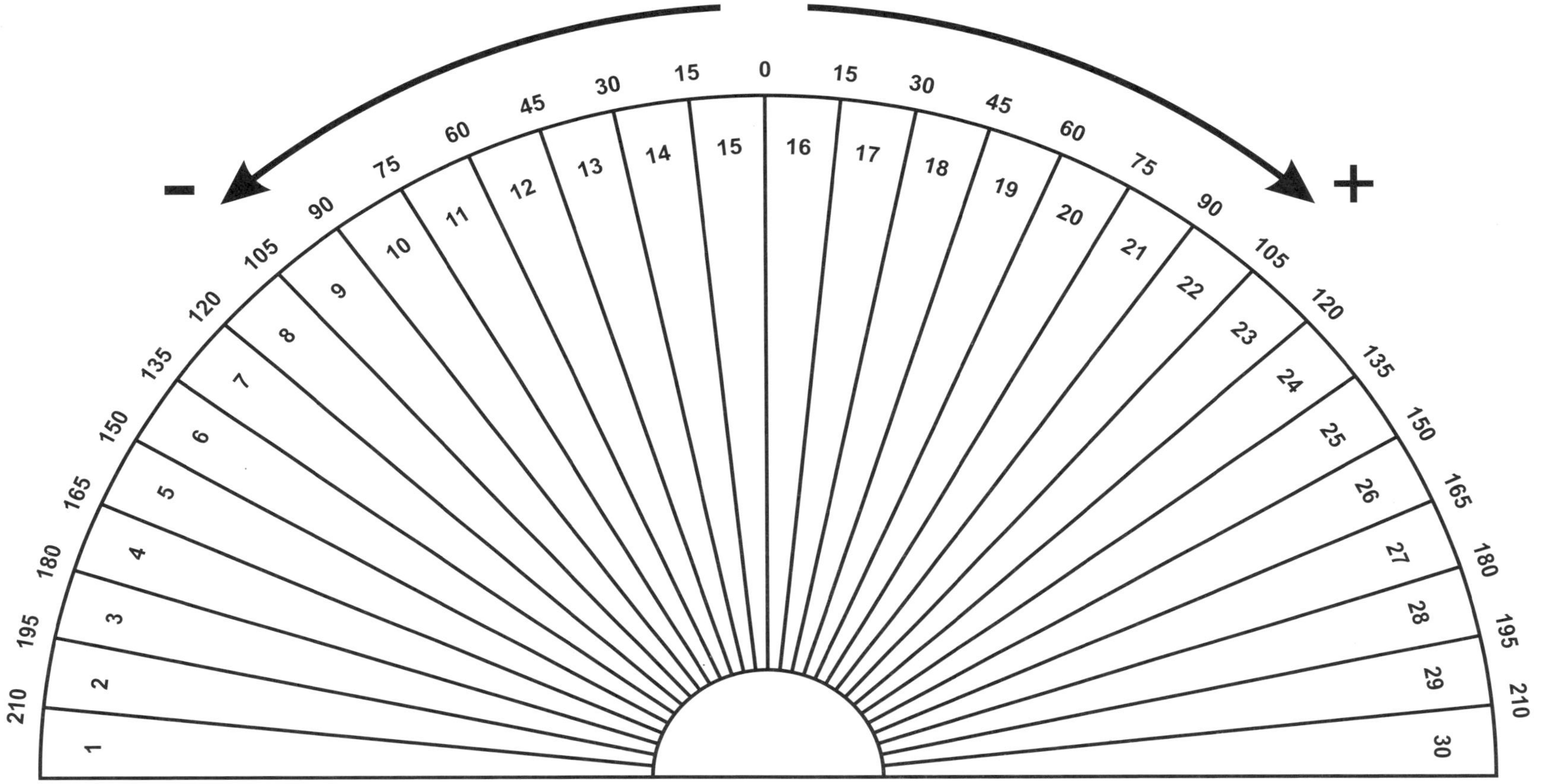

MEDIDOR DE ONDAS ELETROMAGNÉTICAS

Medidor de ondas eletromagnéticas de baixa frequência. Apresentam comprimentos de ondas longos (de 10^8 a 10^5 Angströns) que são medidas em HERTZ (Hz). Variam entre 3 e 300 Hz.. São indicativos de anomalias eletromagnéticas associadas à presença de água subterrânea. A frequência em Herzts é inversamente proporcional ao comprimento de onda em Angström.

Um valor acima de 60 Hz, indica água ou fratura.
Um valor de 10 Hz, pode indicar um muito pequeno volume de água....

ONDAS ELETROMAGNÉTICAS

HERTZ (UNIDADE DE FREQUÊNCIA = 1 MUDANÇA POR SEGUNDO)

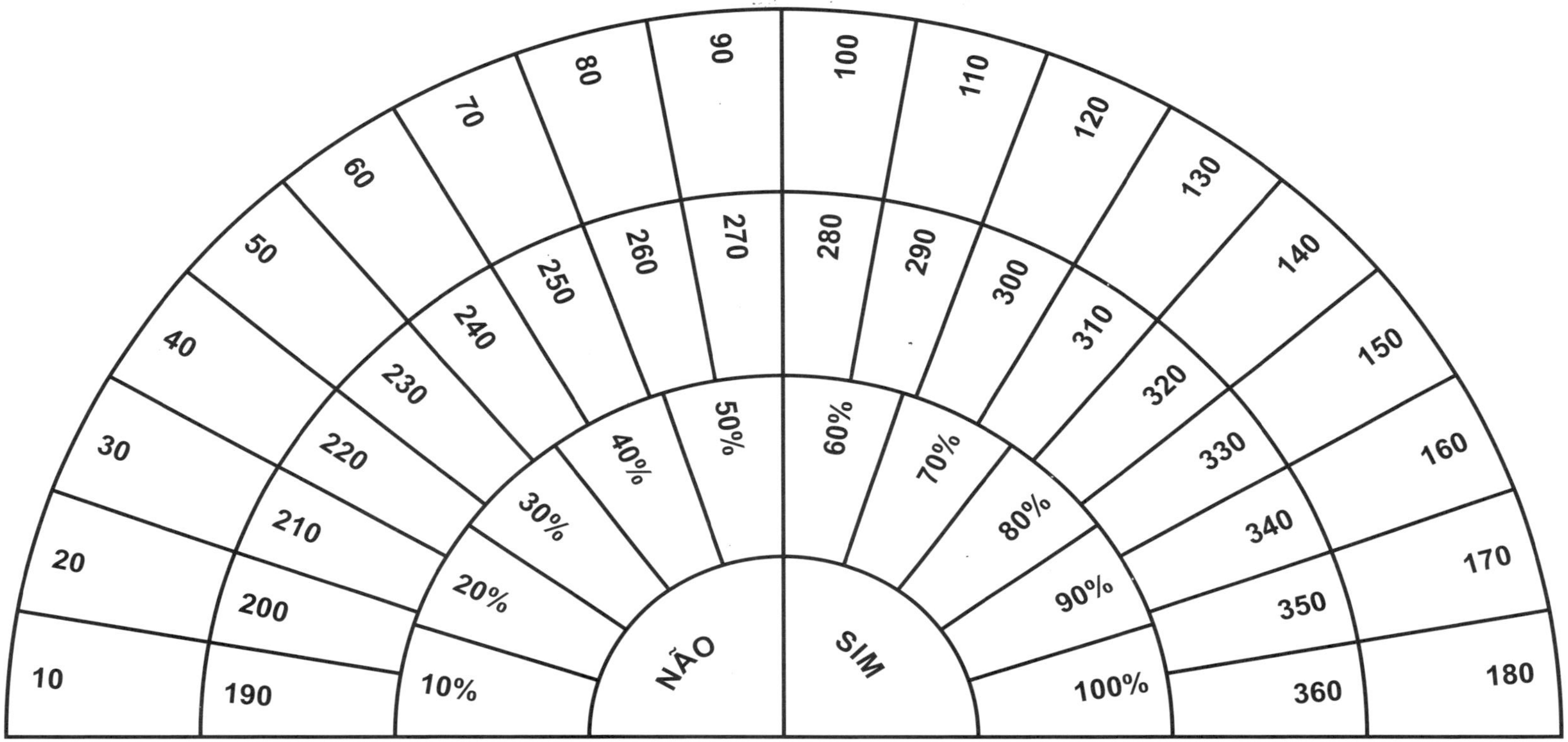

MEDIDOR DE CAMPO ELÉTRICO NATURAL INDUZIDO

Medidor de campo elétrico natural induzido. A unidade é em quilovolt ampère (KVA = quilowatts). A presença de água subterrânea em movimento que forma um dipolo, gera um campo elétrico natural induzido.

Qualquer valor indica a presença de anomalia...
Valores maiores indicam anomalias maiores, tais como:
Água;
Radônio;
Polônio;
Alta-tensão;
Cavidade...

CAMPO ELÉTRICO

KVA (KILOVOLT/AMPERE= KILOWATT)

MEDIDOR DE CAMPO MAGNÉTICO NATURAL INDUZIDO

Medidor de campo magnético natural induzido. A unidade é em nanoTesla (nT). Esse campo é gerado em presença de água subterrânea em movimento, como consequência da geração de um campo elétrico induzido. Os dois campos ocorrem simultaneamente (são perpendiculares entre si).

Qualquer valor indica a presença de anomalia...
Valores maiores indicam anomalias maiores, tais como:
Água;
Radônio;
Polônio;
Alta-tensão;
Cavidade...

CAMPO MAGNÉTICO

NANOTESLA (nT)

MEDIDOR DE QUANTIDADE DE ÁGUA

Medidor de quantidade de água. Após ter identificado a fratura armazenadora de água, gráficos anteriores e da análise geológica, utiliza-se este gráfico que sugere a quantidade de água provável existente no local. A vazão depende do tipo de bomba e do diâmetro dos dutos de água. Esta análise requer, da parte do pesquisador, afinidade com o processo de pesquisa hídrica e uma boa prática.

VAZÃO DA ÁGUA EM METROS CÚBICOS/HORA

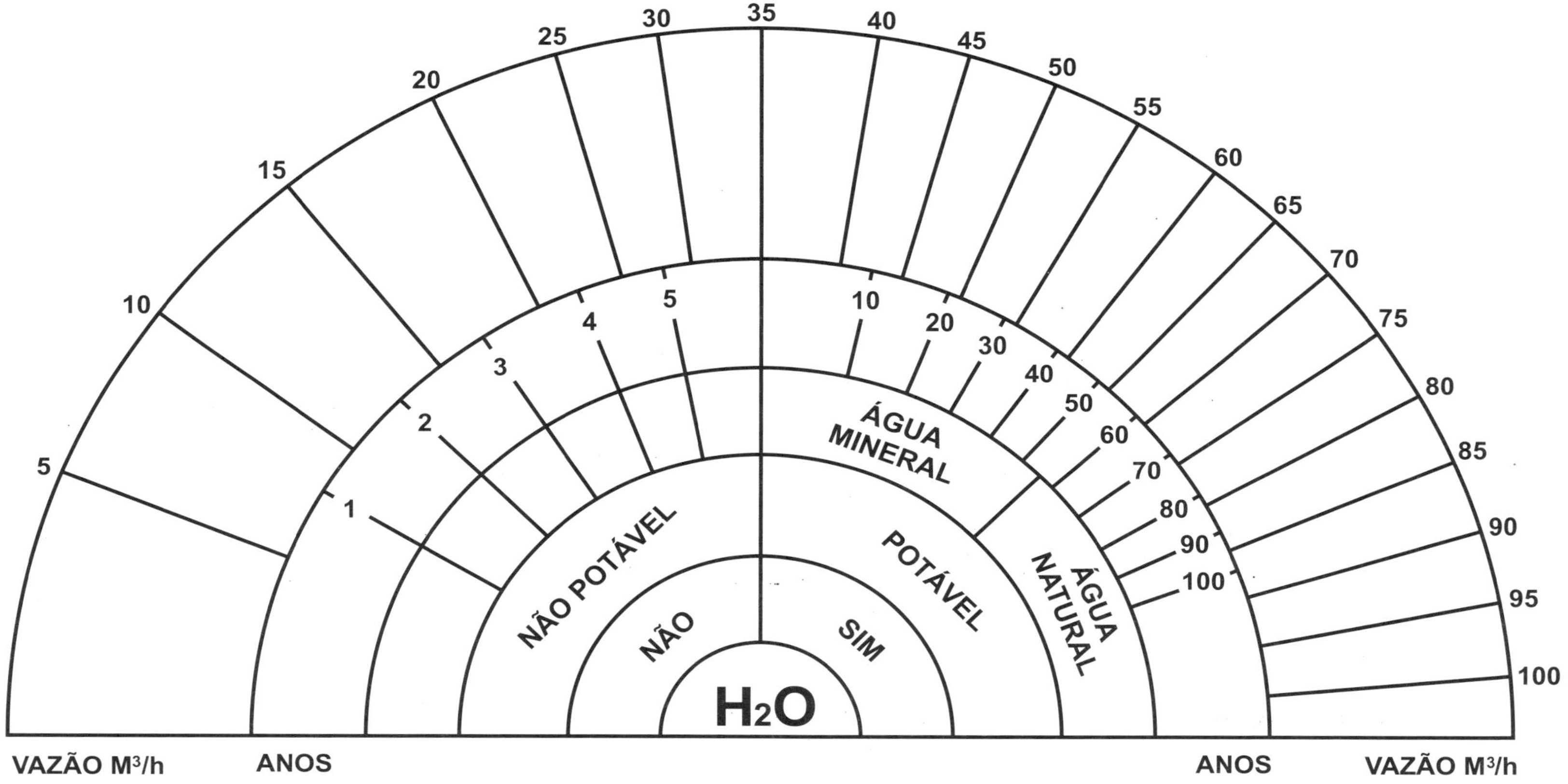

VAZÃO M³/h — 5, 10, 15, 20, 25, 30, 35, 40, 45, 50, 55, 60, 65, 70, 75, 80, 85, 90, 95, 100 — **VAZÃO M³/h**

ANOS — 1, 2, 3, 4, 5, 10, 20, 30, 40, 50, 60, 70, 80, 90, 100 — **ANOS**

- NÃO POTÁVEL / POTÁVEL
- ÁGUA MINERAL / ÁGUA NATURAL
- NÃO / SIM
- H_2O

MEDIDOR DE PROFUNDIDADE

Medidor de profundidade de água subterrânea em fraturas abertas em rochas cristalinas, ígneas e/ou metamórficas. A medição indica a profundidade da superfície da água armazenada na fratura.

PROFUNDIDADE DA ÁGUA EM METROS

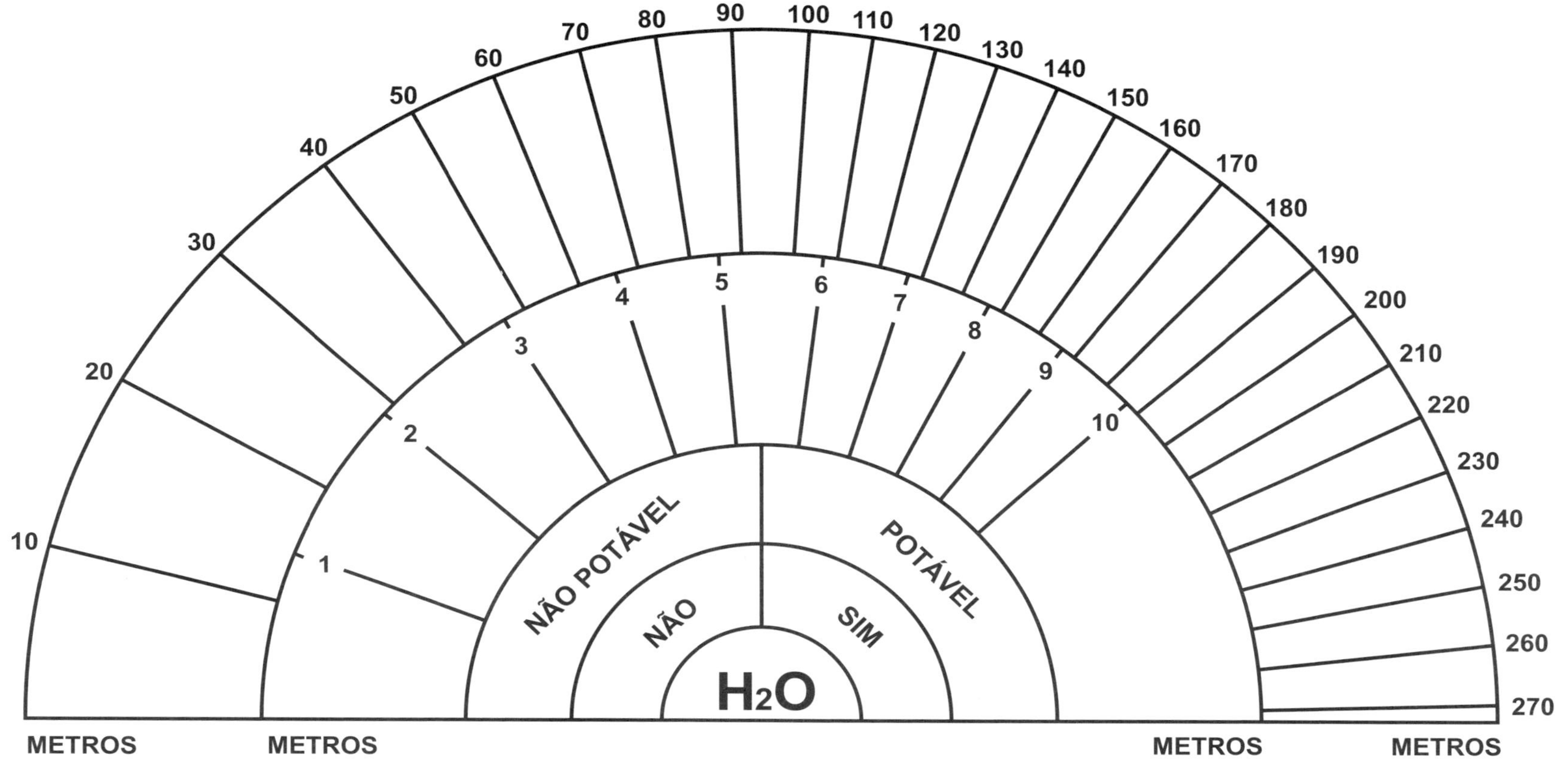

MEDIDOR DAS CONDIÇÕES DE IONIZAÇÃO
GRÁFICO PARA DETERMINAÇÃO DO PERCENTUAL YIN/YANG

Medidor das condições de ionização (para lugares e para seres vivos) de Jacques La Maya.

Valores (+): positivos ou maléficos. Valores (-): negativos ou bons. Esse gráfico tem a função de identificar a presença de íons positivos nocivos de um lugar. Em presença de água subterrânea em movimento, falhas e fraturas geológicas, campos elétrico e magnético, radioatividade, micro-ondas, ar condicionado, ventiladores em lugares fechados, locais fechados por muito tempo e uma infinidade de anomalias nocivas que se pode identificar, tanto as naturais como as domóticas. Íons positivos tentam se equilibrar atuando sobre as células das pessoas na tentativa de incorporar um elétron, por exemplo, no seu campo de forças, com isso afetam as células, desequilibrando-as.

Gráfico para determinação do percentual Yin/Yang de Jacques La Maya.

0: Neutralidade Yin/Yang Equilíbrio aceitável: de -10 a +10. Esse gráfico tem como função verificar se um lugar tem excessos de energia. Energia Yin acima de -10 indica que o lugar está "roubando" energia dos seres vivos (animais, plantas e seres humanos). Locais insalubres e os mesmos já citados. Enquanto que energia excessivamente Yang indica locais com energia sufocante, como, por exemplo, subir no Monte Everest, a quase 9.000 m de altura. A energia de um local não pode ser excessiva (Yang) nem escassa (Yin). É muito bom um local com energia Yang até + 25: microclima de montanha ou de uma praia, por exemplo. Em locais com água subterrânea o gráfico indica o máximo Yin.

IONIZAÇÃO - YIN/YANG

MEDIÇÃO E ESTUDO DAS CONDIÇÕES DE IONIZAÇÃO
(Para lugares e seres vivos)
valores (+): positivos ou maléficos
valores (-): negativos ou bons

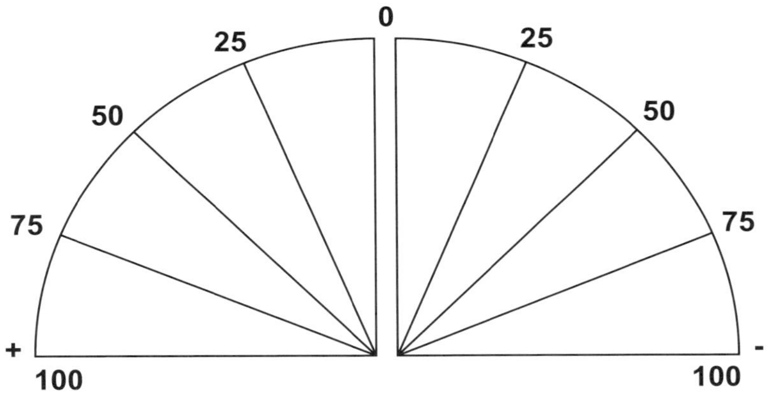

TABELA DE DETERMINAÇÃO DO PERCENTUAL YIN/YANG
0: neutralidade Yin/Yang (de -10 até +10)

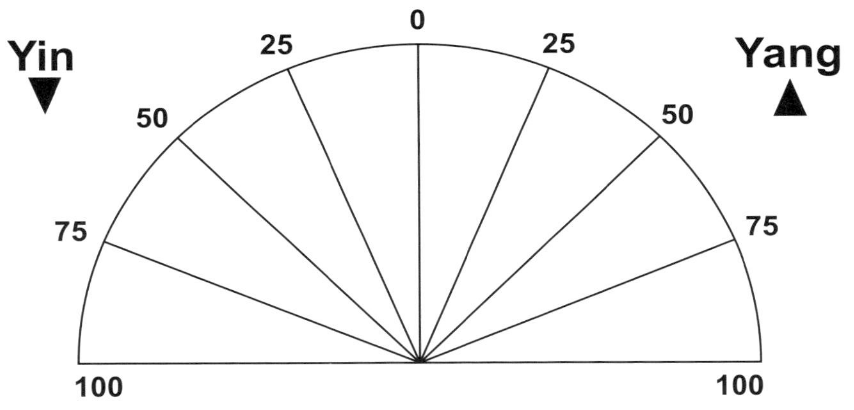

CADERNO ESPECIAL DE PRANCHAS PARA PESQUISA EM AGRICULTURA

AGRICULTURA

Hoje, muitas pessoas já manifestam uma forte preocupação com os aspectos ambientalistas. Sem dúvida a produção agrícola está inserida dentro desse contexto de questionamentos e cuidados a ter com a "terra". Este gráfico é apenas um ensaio e esperamos que possa servir de estímulo para os que lidam em seu cotidiano com esse meio.

Alguns outros gráficos poderão ser elaborados tendo como exemplo este aqui. Na página seguinte veja um desenho básico para ajudar a desenvolver seus próprios gráficos para agricultura ou outra atividade. Sempre que possível, use testemunhos em suas análises e uma régua para percentuais ou para qualquer outro padrão de avaliação. Em radiestesia é melhor um valor, mesmo que abstrato, que valor nenhum.

AGRICULTURA

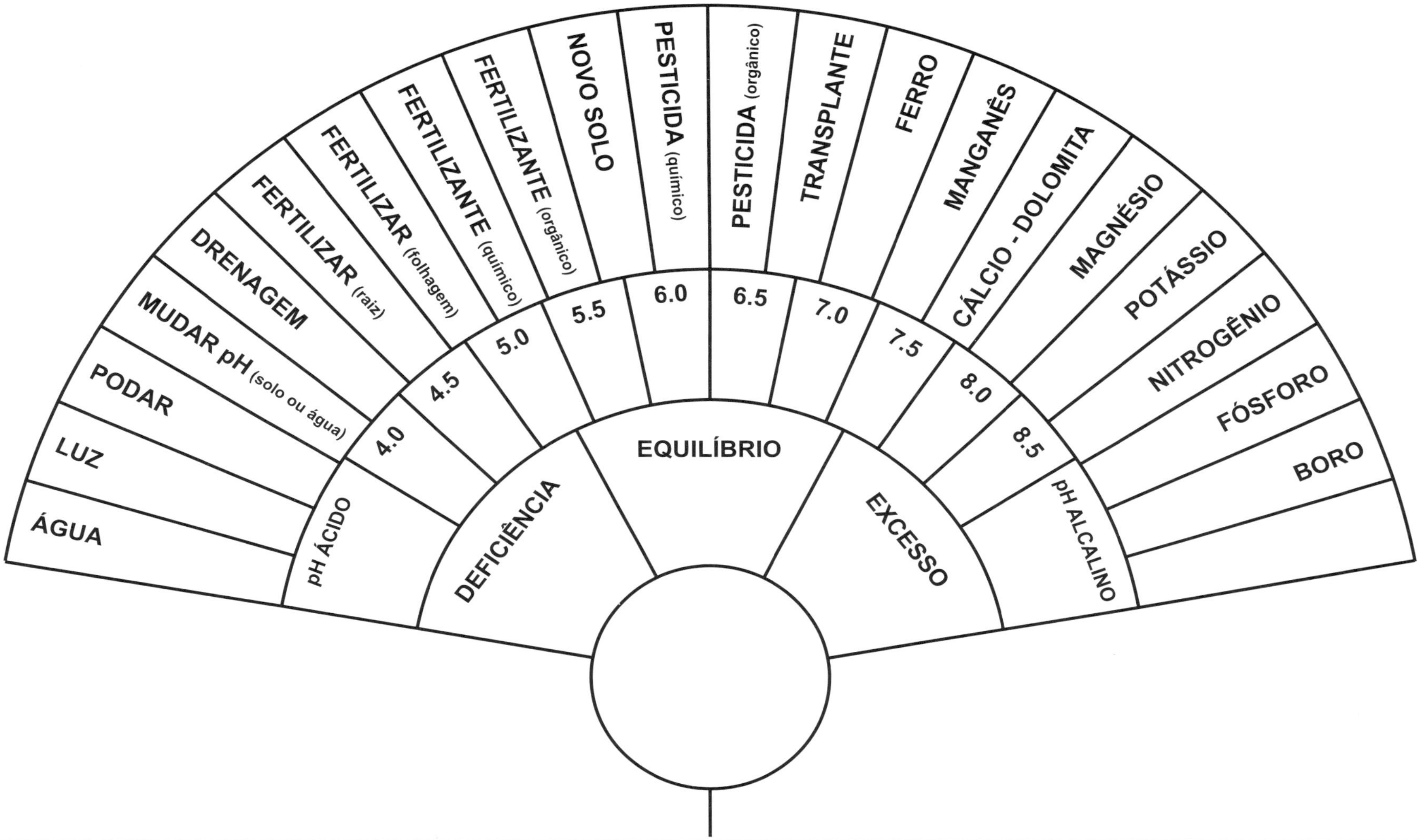

ÁGUA
LUZ
PODAR
MUDAR pH (solo ou água)
DRENAGEM
FERTILIZAR (raiz)
FERTILIZAR (folhagem)
FERTILIZANTE (químico)
FERTILIZANTE (orgânico)
NOVO SOLO
PESTICIDA (químico)
PESTICIDA (orgânico)
TRANSPLANTE
FERRO
MANGANÊS
CÁLCIO - DOLOMITA
MAGNÉSIO
POTÁSSIO
NITROGÊNIO
FÓSFORO
BORO
pH ÁCIDO
4.0
4.5
5.0
5.5
6.0
6.5
7.0
7.5
8.0
8.5
pH ALCALINO
DEFICIÊNCIA
EQUILÍBRIO
EXCESSO

BIBLIOGRAFIA CONSULTADA

Bacler, Käthe: *Radiestesia e Saúde*, Cultrix, São Paulo, 1989.
Bardet, Jean-Gaston: *Mystique et Magies*, La Pensée Universelle, Paris, 1974.
Bennett, J. G.: *Radiations and Emanations*, Coombe Springs Press, North Yorkshire, 1971.
Bersez, Jacques et A. Masson: *Initiations aux Ondes de Forme: la Médecine d'Asklepios*, Édition Jacques Bersez, Villeneuve-sur-Bellot, 1978.
Bird, Christopher: *La Main Divinatoire*, Robert Laffont, Paris, 1981.
Bueno, Mariano: *Vivir en Casa Sana*, Martinez Roca, Barcelona 1988.
Chaumery, Léon et André de Bélizal: *Essai de Radiesthésie Vibratoire*, Desforges, Paris, 1976.
Chaumery, Léon et André de Bélizal: *Phisique Micro-Vibratoire et Forces Invisibles*, Desforges, Paris, 1976.
Cooper-Hunt, Major C. l.: *Radiesthetic Analysis, The Pendulum*, California, 1969.
Davidson, John: *Energia Sutil*: Pensamento, São Paulo, 1992.
Degueldre, Gilbert: *La Radiesthésie Cet Instinct Original*, Degueldre Editeur, Verviers, 1983.
Doczi, György: *O Poder dos Limites*, Mercuryo, São Paulo, 1990.
Eitel, J. Ernest: *Feng-Shui*, Ground Editora, São Paulo, 1985.
Enel: *Radiations de Forme et Cancer*, Editions Dangles, Paris, 1959.
Foye, Jean de La: *Ondas de Vida Ondas de Morte*, Edições Siciliano, São Paulo, 1991.
Gesta, Dr. Adrien: *Radiestesia Medica*, Ediciones Indigo, Barcelona, 1989.
Gonçalves, Neuci da Cunha: *Radiestesia hoje*, Editora Francisco Waldomiro Lorens, São Paulo, 1996.
Goulart, Virgílio: *A Radiestesia em 6 Lições Práticas*, Edição do autor, São Paulo, 1941.
Graves, Tom: *Radiestesia Practica*, Martinez Roca, Barcelona, 1976.
Herrinckx, W. - Servranx: *Initiation à la Radiesthésie Médicale*, Éditions Jacques Bersez, Paris, 1978.
Hill, Ann: *Guia das Medicinas Alternativas*, Hemus, São Paulo, 1990.
Jonckheere, Paul: *La Radiesthésie Psychique*, Éditions H. Hubert, Paris, 1947.
Lafforest, Roger de La: *A Magia das Energias*, Edições Siciliano, São Paulo, 1991.
Lafforest, Roger de La: *Casas que Matam*, Ground, São Paulo, 1986.
Lakhovsky, Georges: *The Secret of Life*, True Health Publishing Co., Stockwell, 1951.
Lawlor, Robert: *Geometria Sagrada*, Edições Del Prado, Madrid, 1996.
Maya, Jacques La: *Medicina da Habitação*, Roka, São Paulo, 1995.
Mermet, Abbé: *Comment J'Opere...*, Maison de La Radiesthésie, Paris, 1935.
Merz, Blanche: *Pirámides, Catedrales y Monasterios*, Martinez Roca, Bracelona, 1987.
Moine, Michel: *La Radiestesia*, Martinez Roca, Barcelona, 1974.
Nelson, Dee Jay e David H. Coville: *A Força da Vida nas Grandes Pirâmides*, Record, Rio de Janeiro, 1990.
Pagot, Jean: *Radiesthésie et émissions de Forme*, Edição do Autor, Gif-sur-Yvette, 1988.
Palhoto, Prof. F. M.: *Tratado de Biorradiestesia*, A. W. Porpilio, Osasco, 1967.
Pencréach, Roger: *Vers Une Radiesthésie du 3eme Millenaire*, Desforges, Paris, 1986.
Pochan, André: *O Enigma da Grande Pirâmide*, Difel, Rio de Janeiro, 1977.
Rémi, Alexandre: *Votre lit est-il à la Bonne Place?*, Editions La Rochelle, Paris, 1985.
Reyner, J. H.: *Psionic Medicine*, Routledge & Kegan Paul, London, 1982.
Rocard, Yves: *Le Pendyule Explorateur*, Editions ERG, Maurecourt, 1983.
Rosgnilk, Vladimir: *L'Emergence de L'Enel ou L'Immergence des Repères*, 3 Volumes, Fondation Ark'all, Orsay, 1988.
Saevarius, Dr. E.: *Manual Teórico e Prático de Radiestesia*, Pensamento, São Paulo, 1992.
Servranx, F. et W.: *Matérialisations Radiesthésiques*, Faire Savoire, Viels-Maison, 1987.
Tansley, David: *La Radiónica Y la Anatomia Sutil del Hombre*, Editorial Sirio, Málaga, 1987.
Tansley, David: *The Raiment of Light*, Arkana, England, 1983.
Tressel, Pierre: *La Pratique de la Radiesthésie*, Éditions Alsatia, Paris, 1965.
Turenne, Louis: *De la Baguette de Coudrier aux Detecteurs du Prospecteur*, Librairie Polytechnique Ch. Béranger, Paris, 1934.
Westlake, Aubrey T.: *The Pattern of Health*, Element Books Ltd. Dorset, 1985.
Babonneau, Bernard, Benoit Laflèche, Roland R. Martin: *Traité de Géobiologie*, Éditions de L'Aire, Lauzanne, 1987.
Catálogo – *Maison de La Radiesthésie*, Paris, France.
Catálogo – *Librairie de L'inconnu*, Paris, France.
Toda a obra de Georges W. de la Warr e dos Laboratórios Delawarr, Oxford, England.
Toda a obra de Bruce Copen – Bruce Copen Laboratories, Dane Hill, England.
Toda a obra de David Tansley, Várias Editoras – No Brasil editado pela Pensamento.
Obras de A. K. e Benoytosh Bhattacharyya, Calcutá, Índia.
Reedições da revista Les Amis de la Radiesthésie, 42 anos de publicações, Paris, France.
Cópias ou reedições no formato livro da coleção da Revista Exdocin de F. e W. Servranx, Bruxelas, Bélgica.